PRÉCIS

DE

GYNÉCOLOGIE PRATIQUE

PRINCIPAUX TRAVAUX DE L'AUTEUR

Précis d'Accouchement, 1894.

Manuel complet des Sages-Femmes, 4 vol. in-18, 1896.
I. Anatomie, physiologie et pathologie.
II. Accouchement normal.
III. Accouchement pathologique.
IV. Nouvelles accouchées et nouveau-nés.
Ouvrage ayant obtenu une mention honorable (Prix Saintour 1896) de l'Académie de médecine.

Précis de Gynécologie pratique, 1900.

Phénomènes spasmodiques musculaires consécutifs aux affections articulaires chroniques. Th. de Paris, 1889.

50 articles, dont les principaux sont : Déséquilibration mentale, 1892. — Nouveau tube utérin, 1893. — Insertions vicieuses du placenta, 1896. — Grossesses dans un utérus adhérent, 1896. — Physiologie de l'utérus gravide, 1898. — Hystéropexies abdominales, 1897. — Diagnostic et traitement des rétrodéviations, 1899. — (*Gazette médicale de Picardie :* années 1889-1899.)

Le Vertige de Menière et l'Emotivité, par MM. Peugniez et C. Fournier. (*Revue de Médecine de Paris,* 1890.)

6 articles dont : Conduite à tenir dans les bassins rachitiques. (*Nord Médical :* années 1895-96-97-98.)

L'État actuel de la science médicale. Passé et avenir de la gynécologie. *Discours de rentrée de l'Ecole de Médecine d'Amiens*, 1894.

La Nouvelle Maternité de Saint-Antoine, 1895. — Accouchement forcé et version pour insertion vicieuse du placenta, janvier 1896. — Traitement préventif des rétrécissements du bassin, juillet 1896. — (*Archives de Tocologie et de Gynécologie.*)

Dystocie dans un cas de scoliose, septembre 1897. — Accouchement forcé et version pour insertion vicieuse du placenta, septembre 1898. — (*L'Obstétrique.*)

Cinq Bassins rétrécis transversalement (*Archives de la Société Obstétricale et Gynécologique*, juin 1898.)

La Loi d'adaptation utéro-fœto-placentaire. (*Bulletin de la Société Obstétricale de France*, avril 1899.)

Action du chloroforme sur le cœur dans les grandes opérations abdominales. (*La Gynécologie*, octobre 1898.)

PRÉCIS

DE

YNÉCOLOGIE PRATIQUE

A L'USAGE

DES ÉTUDIANTS ET DES PRATICIENS

PAR

LE Dr CAMILLE FOURNIER

PROFESSEUR DE CLINIQUE OBSTÉTRICALE ET DE GYNÉCOLOGIE

A L'ÉCOLE DE MÉDECINE D'AMIENS

Avec 115 figures intercalées dans le tetxe

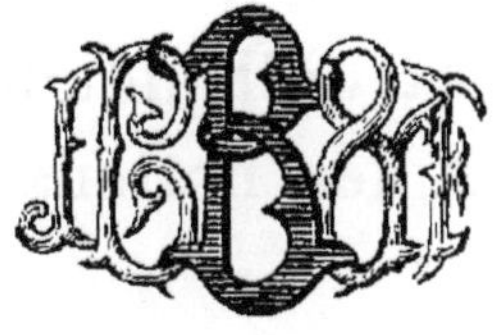

PARIS

LIBRAIRIE J.-B. BAILLIÈRE ET FILS

19, RUE HAUTEFEUILLE, 19

1900

PRÉFACE

Je réunis ici des Leçons cliniques que j'ai faites en l'année 1899 : leur ensemble constitue un véritable *Précis de Gynécologie pratique,* à l'usage des Étudiants et des Médecins praticiens.

Ni les uns ni les autres ne peuvent trouver assez de temps pour étudier la Gynécologie dans les gros traités, d'ailleurs très bien rédigés, et ces livres volumineux sont surtout consultés par des chirurgiens et des gynécologues, professant et opérant comme moi-même. Cependant tout le monde avouera qu'Étudiants et Praticiens doivent posséder des notions de Gynécologie.

Pour répondre à cette nécessité, je livre au public médical ces Leçons cliniques, en les complétant un peu et en insistant surtout sur le côté pratique de ces questions.

Les principales maladies de la femme sont les déplacements, les malformations, les inflammations, les tumeurs, l'hématocèle, la grossesse extra-utérine. Cet ouvrage, écrit sans prétention, les résume toutes; et, sauf pour les deux premiers chapitres, on verra que j'ai constamment essayé de me faire lire sans ennui et sans grand effort.

Dr C. Fournier.

Amiens, 1er janvier 1900.

I

LA GYNÉCOLOGIE USUELLE

I. — EXAMEN GYNÉCOLOGIQUE

Le but de cet ouvrage est d'exposer les grandes lignes de la Pratique gynécologique, le dispositif indispensable pour l'entreprise des grandes opérations, et surtout, et presque uniquement les notions les plus usuelles de la Gynécologie pratique et courante.

Il faut, avant tout, avant même d'entreprendre l'étude des Maladies de la femme, que nous sachions faire l'examen de cette femme ; ce sera l'objet de notre première étude. Puis nous envisagerons les soins à donner et la Thérapeutique gynécologique.

Voyons d'abord par quels moyens nous parviendrons à la connaissance de ces affections fréquentes. La perception extérieure demande un véritable apprentissage, tout aussitôt qu'elle a trait à des recherches minutieuses, toutes les fois que nous ne nous contentons plus des moyens ordinaires, suffisants dans la vie courante, toutes les fois que nous voulons radiographier, si j'ose dire, sur l'écran cérébral, l'état normal ou pathologique des organes profonds du non-moi ; mais le résultat de cet effort multiple sera d'acquérir une perspicacité, un flair, qui permettront la vue de l'invisible. Invisibles pour le public, les lésions génitales ne deviennent visibles pour le médecin que s'il connaît son métier. Par l'étude, par la pratique, par l'habitude, chacun de vous y peut parvenir.

En premier lieu, une difficulté se présente quand vous avez affaire à une *vierge* : ni le toucher, ni le palper bimanuel ne sont possibles ; il s'agit le plus souvent de jeunes filles mal réglées qui vous consultent. Des moyens médicaux suffisent d'ordinaire à combattre leur anémie, leur chlorose, leur nervosisme et l'examen direct est souvent inutile. Vous n'insisterez pas. Tout au contraire, si quelque tumeur semble probable, si une salpingite très intense paraît possible, si, à défaut d'un diagnostic bien établi, il faut craindre une terminaison fatale ou une infirmité, bref, si le pronostic paraît sérieux, alors seulement et souvent même avec l'avis de quelque confrère, vous vous permettrez de passer outre et de pratiquer le toucher vaginal quand même ; en cas de doute sur la virginité, l'inspection suffit pour démontrer l'absence ou la présence de l'hymen.

Pour les *femmes enceintes*, dont nous n'avons pas à nous occuper ici, l'examen gynécologique ne présente rien de particulier.

Pour les *femmes âgées*, il importe de se rappeler la disposition anatomique du vagin après la ménopause, l'effacement des culs-de-sac vaginaux, l'étroitesse du vagin dans sa profondeur, l'atrophie du col et même du corps de l'utérus.

D'une manière générale, il n'est pas permis d'entreprendre l'étude de la Gynécologie sans connaître l'anatomie des organes génitaux. C'est une recommandation élémentaire, mais tellement importante que je me permets de la faire, persuadé qu'il est impossible de bien observer l'état pathologique, si on ne connaît pas l'état normal : comment en effet trouver des différences, et à quoi rapporter ces différences, si on ignore la structure de ces organes ? Il faut même les avoir vus sur le cadavre, être familiarisé avec leur forme, leur volume, leurs dimensions, etc. ; c'est élémentaire.

Une précaution bien élémentaire, elle aussi, mais à laquelle on a le tort de ne pas toujours penser, c'est de faire vider la *vessie* et le *rectum* aux personnes qu'on va examiner. Quand elles ont uriné, les organes sont plus accessibles, quand les matières fécales restent dans le rectum, les sensations auxquelles elles donnent naissance peuvent tromper quelquefois. Commencez donc par là. Bien souvent il m'arrive à ma consultation de faire uriner les personnes qui veulent être examinées. Une vessie distendue ne permet pas l'exploration parfaite de l'utérus.

Positions. — On peut examiner la femme dans la *position debout :* quand il s'agit d'une grossesse ou d'une tumeur, le doigt arrive plus facilement sur cette tumeur qui descend dans l'excavation ; il perçoit de même le degré d'un prolapsus utérin avec plus de facilité.

La position la plus usitée et la plus commode est la *position dorsale*, la femme étant conchée sur le dos, sur son lit ou sur une table d'examen : la meilleure table d'examen est la plus simple, formée d'une partie relevée pour la tête et d'une autre horizontale pour le siège ; les pieds sont reçus dans des étriers pour que les jambes soient fléchies. Le *décubitus dorsal* dans le lit est très favorable à l'examen, palpation, toucher, etc. La femme est couchée sur le dos, la tête un peu relevée par un coussin ou un oreiller, de manière que les muscles de l'abdomen ne soient pas tendus ; la jambe droite sera allongée et la gauche un peu fléchie. Dans cette attitude, il importe que la résolution musculaire soit complète, afin de pouvoir bien déprimer la paroi abdominale pour la recherche des organes profonds ; vous vous placez du côté droit de la femme pour pratiquer l'examen.

La *position gynécologique* et la *position obstétricale*, qui sont synonymes, sont utiles pour le spéculum et

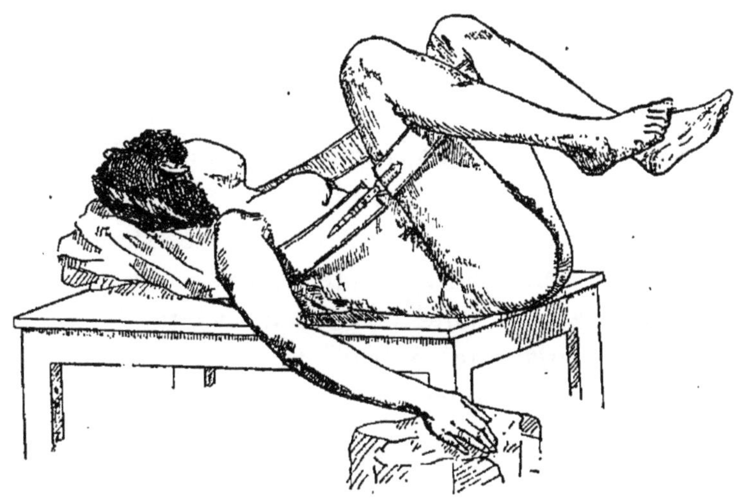

Fig. 1. — Position dorso-sacrée. (S. Bonnet et Paul Petit.)

pour les petites opérations gynécologiques, comme d'ailleurs pour tout ce qui se fait par la voie vaginale (fig. 1). La femme est couchée sur le dos, le siège au bord de son lit, ou encore au bord de la table d'examen ; la lumière d'une fenêtre doit donner en face pour éclairer le siège, afin de bien voir dans la profondeur des organes ; on s'assied sur un tabouret ou sur une chaise assez haute, juste en face, et les jambes de la malade sont relevées sur l'abdomen, ou pour mieux dire, la jambe est fléchie sur la cuisse de manière que le talon touche presque la fesse, la cuisse est fléchie sur le ventre de manière que le genou touche presque l'abdomen ; deux aides, un de chaque côté, tiennent chacun l'un des membres inférieurs. Si on pratique l'examen sur le bord d'un lit, il suffit de placer chaque aide en dehors de la jambe, de manière qu'il puisse lui-même s'asseoir sur le lit en tournant le dos à la malade et en plaçant une main sur la plante du pied de la jambe qu'il tient et l'autre main sur le genou.... Si ces aides fléchissent ainsi très fortement les membres inférieurs, le siège de la malade se relève d'autant ; au contraire, si ces aides laissent les jambes retomber un peu vers vous, le siège de la malade est moins relevé et la vulve devient verticale. L'un de ces aides peut au besoin tenir une valve. Pour éviter de souiller le parquet, on fait mettre sous le siège de la malade une toile cirée recouverte d'un drap et tombant, ainsi que ce drap, dans un seau de toilette : les liquides d'injections ou de pansements se recueillent ainsi dans le seau, en coulant le long de la toile cirée.

La *position latérale* de Sims n'est guère utilisée qu'en Angleterre et en Amérique : la femme est couchée sur le côté gauche, les jambes fléchies. On se place du côté du siège pour pratiquer le toucher et l'examen au spéculum.

La *position genu-pectorale*, dite à quatre pattes, dite prière mahométane, n'a pas besoin de vous être définie et n'est guère utilisée que pour la recherche d'un rein flottant, d'un fibrome ou d'une tumeur pédiculée et pour le redressement manuel des rétrodéviations.

Inspection. — Je vous parlerais bien de l'interrogatoire, si nous ne devions plus tard revenir tout au long sur l'étude des signes fonctionnels. Chaque malade, d'ailleurs, commence toujours par se plaindre et vous énumère quelques signes; à vous de chercher les autres, de chercher les antécédents personnels et héréditaires, de vous renseigner en un mot. Puis vous passez à l'examen que vous commencez par l'inspection. Le *volume* du ventre et sa *forme* vous intéressent au plus haut point. Les vergetures de l'abdomen vous indiquent une ancienne grossesse; l'état de la vulve, la présence de l'hymen ou des caroncules myrtiformes, toutes ces notions sont utiles.

Palpation. — La malade étant dans le *décubitus dorsal*, les bras allongés le long du corps, la résolution musculaire aussi complète que possible, vous pratiquez le palper abdominal, d'abord dans la région sous-ombilicale, puis dans la région sus-ombilicale où se trouvent l'estomac, le foie, la rate. Vous placez les mains de chaque côté de la ligne médiane, et les pulpes des doigts correspondant aux branches horizontales du pubis. Vous cherchez à faire pénétrer la pulpe des doigts derrière les branches pubiennes, de manière à déprimer la paroi et percevoir si dans les fosses iliaques il n'y a rien d'insolite : vous pouvez ainsi vous rendre compte de la présence d'une tumeur et la délimiter en la ballottant dans le sens latéral : alors vous essayez d'en faire le tour, de la séparer des organes voisins, d'en apprécier la consistance, la forme, les adhérences, les points d'attache. D'autres fois, le fond de l'*utérus*, qui, normalement, ne doit guère déborder le bord supérieur du pubis, est plus élevé ou même simplement douloureux, dans la région hypogastrique, à laquelle il correspond. Vous savez que les *ovaires* correspondent au milieu de l'arcade de Fallope et qu'il faut y rechercher la douleur un peu au-dessus de cette arcade, à distance égale de l'épine du pubis et de l'épine iliaque antéro-supérieure. Si vous avez affaire à une tumeur, vous recherchez la *fluctuation* en donnant des chiquenaudes avec les doigts d'un côté et en mettant l'autre main du côté opposé. De même, vous recherchez le ballottement céphalique, s'il y a doute de grossesse. Vous pratiquez enfin la *percussion* et devez trouver, en cas de tumeur venant des organes génitaux, une matité qui occupe la région hypogastrique et parfois l'une ou les deux fosses iliaques, remontant plus ou moins haut, suivant son volume. La sonorité qui l'entoure en haut et sur les côtés, dans les flancs, est due à la présence des intestins repoussés par cette tumeur.

Les difficultés de la palpation abdominale sont dues à trois causes principales : l'*obésité* qui, en épaississant la paroi abdominale, rend plus difficile la sensation des organes profonds, le *nervosisme* ou l'état émotif qui tendent involontairement les muscles abdominaux, la *douleur* qui produit par réflexe la contraction de ces muscles. J'ajoute, comme causes adjuvantes, la présence du corset qui pousse les viscères par en bas et fait gonfler la partie inférieure de l'abdomen, ou bien la présence de l'urine dans la vessie qui masque l'utérus. Examiner une femme qui a gardé son corset, c'est faire un examen sommaire. Pour que l'examen soit complet, il faut le lui faire ôter. Ces difficultés sont encore plus grandes pour le palper bimanuel, qui exige lui-même plus d'habitude.

Auscultation. — En gynécologie, l'auscultation de l'abdomen serait inutile, car les fibromes donnent un souffle maternel par compression : cela manque même d'intérêt pratique; mais il faut songer à la plus grosse erreur qu'on puisse commettre, à la présence d'une *grossesse* qu'on peut méconnaître. Au moyen d'un *stéthoscope*, il faut donc absolument s'assurer, dans un certain nombre de cas, s'il n'y a pas de bruits du cœur du fœtus.

Toucher. — A. *Vaginal* : Pour explorer le vagin, l'utérus et les annexes droites, l'index droit est le plus commode; pour rechercher les annexes gauches, l'index gauche vaut mieux; cependant, quand on a bien l'habitude de se servir de l'index de la main droite, on peut obtenir avec lui tous les renseignements possibles. Les autres doigts de la main droite sont pliés dans la paume de la main et, une fois l'index introduit, le pouce vient de lui-même se loger dans le sillon génito-crural du côté droit. Lorsque cette exploration est pénible, les organes étant trop élevés et difficiles à atteindre, on y parvient plus aisément en faisant soulever le siège de la malade et en plaçant, au-dessous de ce siège, un coussin, la main d'un aide ou le poing gauche; de cette manière les organes profonds deviennent plus accessibles. A l'entrée de la *vulve*, le vaginisme ou contraction du muscle constricteur est immédiatement perceptible ; les plaques muqueuses, les végétations sont mieux vues que senties. Dans le *vagin*, les notions d'étroitesse, d'élargissement, de prolapsus, les cloisonnements, les tuméfactions par quelque phlegmon voisin sont perçus ; de même, les kystes, les tumeurs.

Le *col* de l'utérus ou museau de tanche est reconnu au fond du vagin ; le doigt se promène dans le cul-de-sac antérieur, le cul-de-sac latéral gauche, le postérieur, puis le latéral droit, comparant, appuyant, cherchant des différences de consistance, de forme. Le col pointu des nullipares, le col plus épais des primipares, le col déchiré des multipares est reconnu en place, dévié, allongé, étalé, tuméfié, selon les cas. Le *corps* de l'utérus n'est reconnu que s'il appuie sur la paroi vaginale antérieure, normalement ou dans l'antéflexion ; ou bien encore dans la rétrodéviation il est perçu derrière le col. Les *annexes* ne sont senties que si elles sont prolabées soit dans un cul-de-sac latéral, soit dans le cul-de-sac postérieur. La conformation du *bassin* ne doit pas passer inaperçue et le promontoire sera recherché.

B. *Rectal.* — Ce toucher s'exerce comme complément du précédent. Il fait percevoir les fibromes du col développés dans le cul-de-sac péritonéal postérieur, encore appelé cul-de-sac de Douglas ; l'utérus rétrofléchi, les tumeurs rétro-utérines. Il est utilisé, à défaut du toucher vaginal, chez les *vierges*, en raison de la présence de l'hymen.

Examen bimanuel. — Dû à Puzos, le célèbre accoucheur, l'examen bimanuel, encore appelé *palper bimanuel*, est le moyen le plus utile auquel nous ayons recours en gynécologie. Une main, la main gauche habituellement (fig. 2), est placée sur l'abdomen au niveau de la région hypogastrique, la pulpe des doigts répondant au bord supérieur de la symphyse pubienne : elle déprime la paroi abdominale, la malade étant dans la résolution la plus complète, et elle va à la recherche de l'utérus d'abord, puis de ses annexes. L'index de la main droite est introduit, comme pour le toucher vaginal, dans la vulve et le vagin, la pulpe étant tournée en haut du côté du pubis. De cette manière, les deux mains peuvent se percevoir mutuellement derrière la symphyse, la vessie étant vide. Si on les reporte un peu plus en arrière, elles saisissent entre elles le premier organe qu'elles rencontrent, c'est-à-dire l'utérus, et, derrière l'utérus, elles saisiront encore une tumeur, s'il en existe une; elles peuvent tout aussi bien sentir

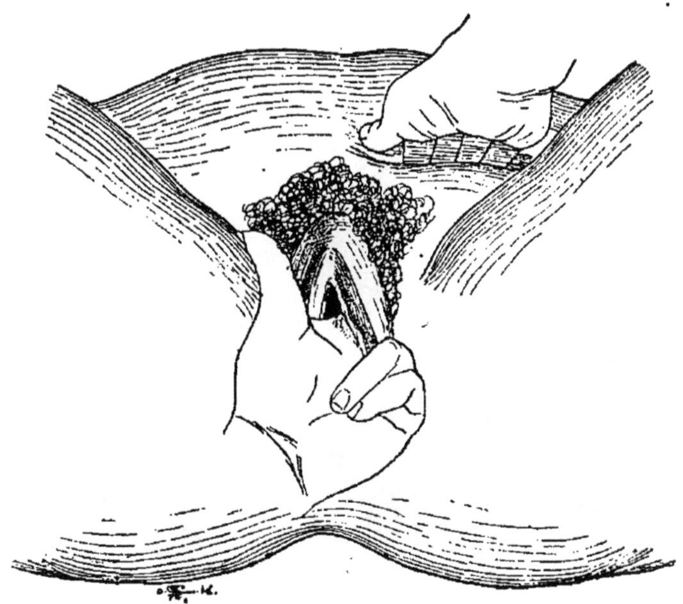

Fig. 2. — Palper combiné du flanc gauche. (S. Bonnet et Paul Petit.)

cette tumeur si elle siège latéralement. L'index droit chargera d'abord le col de l'utérus en passant en arrière et au-dessous de lui, et il imprimera à ce col quelques secousses qui, transmises au corps de l'organe, seront perçues par la main abdominale au niveau du fond de l'utérus. Ce *ballottement utérin* bimanuel sera précieux à bien des titres : il décèlera la douleur, il limitera l'utérus, il renseignera sur les notions de forme, de déviation, de consistance, de volume, il permettra d'affirmer la situation exacte de cet organe. Et, comme nous le redirons encore, dans tout examen gynécologique, ce qu'il importe d'abord de bien préciser, c'est la situation exacte de l'utérus (fig. 3).

Partant de cette première notion acquise, rien de plus simple ensuite que de rechercher de la même

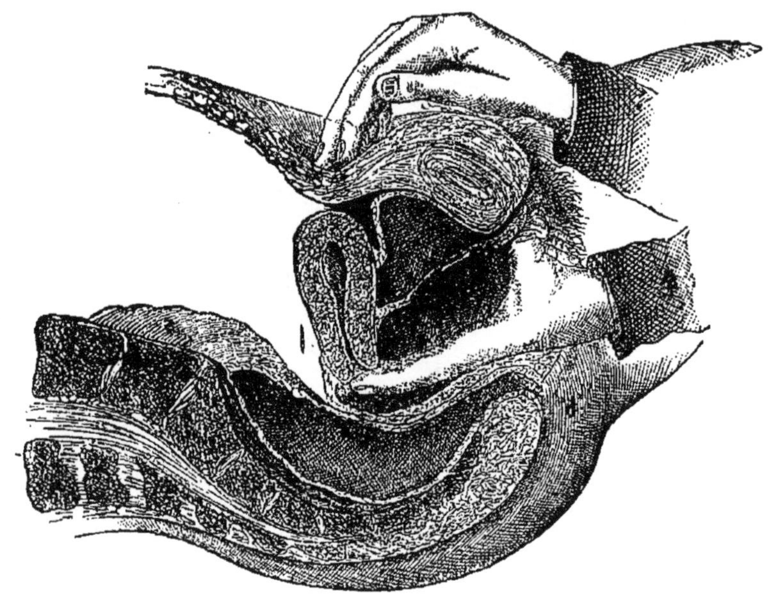

Fig. 3. — Toucher vaginal combiné à la palpation abdominale. (EMMET.)

manière les *annexes*, leur douleur, leur forme, leur volume, leur consistance, leur situation, de chercher, quand c'est possible, à distinguer la trompe de l'ovaire ; de chercher s'il n'existe pas quelque tumeur voisine et, en pareil cas, de la délimiter à son tour.

Examen instrumental. — Pour le diagnostic, on peut, dans la majorité des cas, se contenter du palper bimanuel et ne pas se servir d'instruments ; fait qui étonne toujours le public, habitué à croire qu'on voit mieux avec un instrument qu'avec les mains. Je ne crains pas cependant d'affirmer que les mains du gynécologue voient mieux que ses yeux, et qu'avec les doigts, familiarisés à de tels examens, il acquiert des notions plus précises que par tout autre moyen. Ces réserves étant faites, il ne faut pas nier toutefois que le col de l'utérus a besoin d'être examiné au speculum. Les instruments sont un complément, non toujours, mais quelquefois indispensable; ils ont, du reste, leur utilité, non seulement pour le diagnostic, mais encore pour le traitement.

Le speculum, l'hystéromètre, la pince tire-balle, les *valves* suffisent.

Le *speculum* affecte trois formes différentes : cylindrique ou speculum de Fergusson, il est surtout

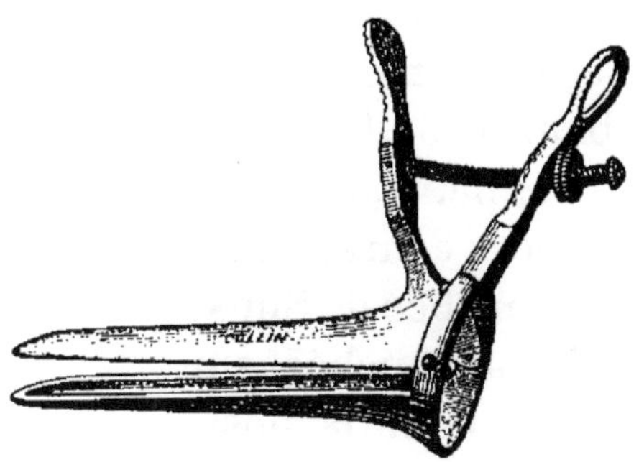

Fig. 4. — Speculum de Cusco.

employé pour éclairer davantage le col de l'utérus; *bi-valve* ou speculum de Cusco (fig. 4), c'est certainement le plus pratique, celui dont nous nous servons couramment et qui nous suffit d'ordinaire. Pour l'introduire, vous écartez avec le pouce et l'index de la main gauche les lèvres de la vulve ; de la main droite vous saisissez votre speculum fermé et vous l'introduisez, de champ, dans l'entre-bâillement des lèvres, en appuyant doucement son bord inférieur sur la fourchette vulvaire et en le poussant en bas et en arrière. Il pénètre ainsi directement vers l'utérus, et vous le retournez dans un second temps pour placer une valve en haut et une en bas. Alors, dans un troisième temps, vous l'ouvrez, en appuyant sur le montage extérieur et vous fixez avec la vis son écartement : le col apparaît au fond, dans l'écartement des valves. Pour les vulves étroites des nullipares, un speculum de petites dimensions est utile.

Deux précautions sont à prendre : placer d'abord la femme sur un fauteuil *ad hoc* ou sur le bord de son lit dans la position gynécologique ; désinfecter au préalable l'instrument employé, tout comme la main, et l'enduire d'un corps gras, dont les meilleurs sont certainement la glycérine bouillie ou l'huile de vasseline bouillie. En Angleterre, on se sert couramment de la valve recourbée de Sims ; la femme étant couchée sur le côté gauche, dans la position latérale, on se place derrière elle, et il est curieux de remarquer avec quelle facilité on peut apercevoir le col, aussitôt qu'on a introduit la valve en arrière, en déprimant la fourchette vulvaire.

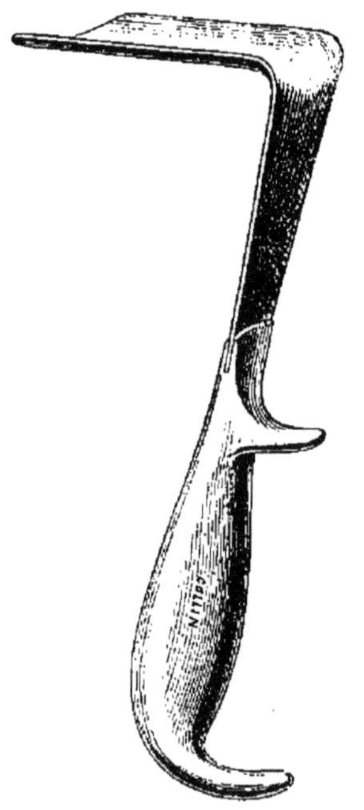

Fig. 5.
Valve du Dr Segond.

Les *valves* (fig. 5), au nombre de deux, remplacent le speculum pour certains examens et surtout pour les interventions graves ou légères. Elles doivent être presque plates, peu larges, désinfectées, enduites d'un corps gras. On introduit une première valve en arrière, en déprimant la fourchette vulvaire, et on la fait glisser, le bec en bas et en arrière, le long de la paroi postérieure du vagin ; son bec arrive ainsi dans le cul-de-sac vaginal postérieur, derrière le col. On fait tenir cette valve par l'aide qui tient la jambe droite. Alors, on introduit de la même manière la deuxième valve, le manche tourné en haut, en la faisant glisser contre la paroi vaginale antérieure. Le col apparaît entre les deux valves.

La *pince tire-balle* (fig. 6) est alors employée pour saisir le col, soit qu'on veuille abaisser l'utérus pour savoir s'il est mobile ou adhérent, soit qu'on veuille introduire dans l'utérus un instrument. Cette pince tire-balle, qui a deux griffes, doit être appliquée en pinçant la lèvre antérieure du col, en son milieu, sans remonter à plus d'un centimètre au-dessus du bord libre du col. La pince de Museux, qui a quatre dents, dilacère trop le col ; elle ne remplace la pince tire-balle que pour les gros cols ou pour ceux qui sont friables. Quand la pince tire-balle est placée, on peut supprimer la valve supérieure qui, bien souvent, ne sert plus à rien.

L'*hystéromètre*, ou tige graduée (fig. 7), est introduit dans le col, puis dans la cavité utérine qui ne doit mesurer que 7 centimètres ; en le retirant, on lit sur sa tige en quel endroit s'arrête l'extrémité libre du col, qu'on repère avec un coulant métallique. Il est difficile d'introduire l'hystéromètre dans un utérus non fixé : il vaut toujours mieux mettre en place la pince tire balle avant de pratiquer l'hystérométrie ; c'est plus facile et plus certain. De la main gauche on tient la pince tire-balle en tirant légèrement, et de la main droite on pousse doucement l'hystéromètre dans la cavité utérine. Les difficultés de l'hystérométrie se rencontrent quand l'utérus est très haut, adhé-

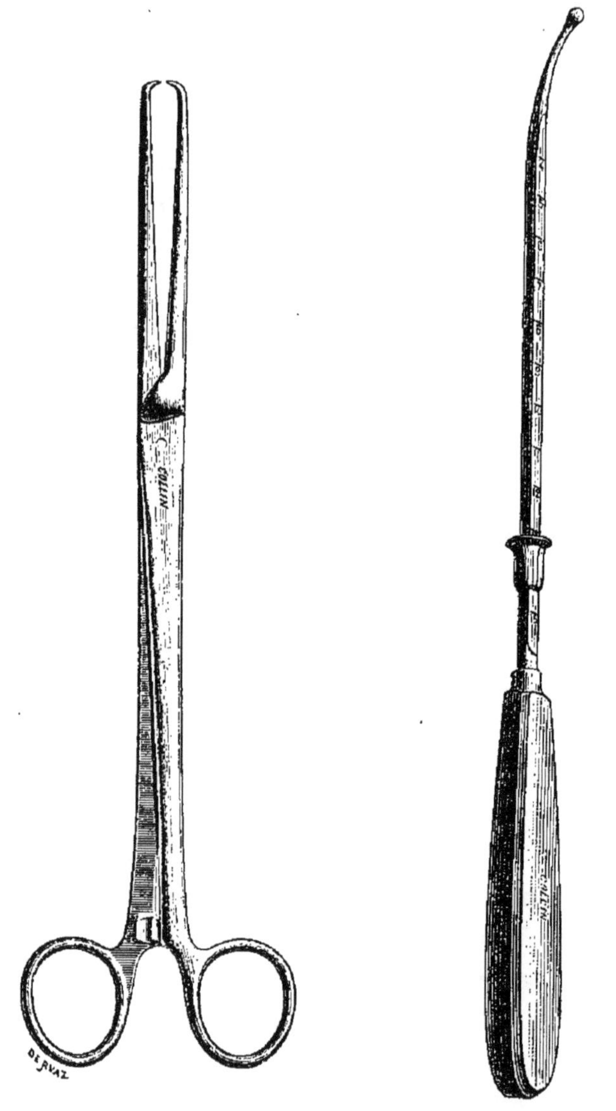

Fig. 6. — Pince à deux griffes du Dr Pozzi.

Fig. 7. — Hystéromètre.

rent, et surtout quand il est dévié, coudé en flexion. Dans ce dernier cas, il peut être utile d'avoir un hystéromètre malléable et de lui donner au préalable une direction et une coudure en rapport avec la coudure supposée de l'utérus.

Je ne saurais trop insister sur les *dangers* auxquels expose l'hystérométrie. Pour la pratiquer, il faut y être absolument contraint, il faut que toutes les variétés d'examens dont nous venons de parler aient été utilisées et que le diagnostic soit encore douteux. L'hystérométrie doit être abandonnée : 1° quand on soupçonne une *grossesse* possible, car l'introduction de l'instrument peut amener une fausse couche ; 2° quand on n'est pas certain de son antisepsie, de l'antisepsie du vagin, des valves, de l'hystéromètre lui-même. Sinon, on peut infecter un utérus jusqu'alors en bon état ; 3° quand on a affaire à une métrite du col et qu'on peut craindre au moyen de cet instrument de transporter les germes du col dans le corps. L'hystérométrie doit souvent être évitée. L'hystéromètre est un instrument d'exception pour le diagnostic : il faut éviter de s'en servir.

Aux procédés de diagnostic et d'examen que nous venons d'énumérer, il faut ajouter l'*endoscopie* et la radiographie. L'endoscopie ne rend guère encore de services dans les affections génitales. Je répète que le gynécologue voit mieux avec les doigts qu'avec les yeux ; elle est donc plus utile dans les affections urinaires. La *radiographie* n'est encore qu'un moyen tout nouveau : elle est appelée sans doute à un avenir très grand, à mesure qu'elle se perfectionnera. Pour le moment, elle ne permet de voir que les volumineuses tumeurs, faciles à reconnaître autrement. Par contre, elle rendra de grands services pour la recherche des corps étrangers.

II. — THÉRAPEUTIQUE GYNÉCOLOGIQUE

Comme les grandes interventions gynécologiques et celles qui sont délicates exigent un véritable arsenal chirurgical, comme précisément la chirurgie compte parmi ses plus difficiles interventions les opérations gynécologiques, un chapitre à part est tout indiqué pour exposer brièvement les conditions dans lesquelles se pratiquent ces opérations gynécologiques. Mais ce serait une erreur de croire que toute gynécologie exige ce déploiement de ressources opératoires : quelques chirurgiens seulement sont appelés à ce rôle tout spécial. Tous les médecins sont au contraire appelés à exercer la *petite chirurgie gynécologique*. Mon but est, m'adressant à tous les praticiens, d'exposer surtout et presque uniquement les conditions que doivent réunir ces petites interventions pour être pratiquées; puis j'envisagerai les diverses médications; enfin je vous exposerai le manuel opératoire de ces petites interventions, si souvent utiles.

ANTISEPSIE ET ASEPSIE

Par la méthode antiseptique, on se propose de détruire les germes infectieux qui se rencontrent partout, en ville et à la campagne : *antisepsie* et *désinfection* sont termes synonymes. L'*asepsie* n'est que la propreté, l'absence de microbes. Il me paraît démontré aujourd'hui que l'asepsie et l'antisepsie doivent être combinées : pour la peau, par exemple, l'antisepsie est indispensable ; pour le péritoine, l'asepsie seule doit être employée. Pour obtenir des résultats positifs, il faut toujours supposer infecté même ce qui ne l'est pas. Si, au contraire, on a confiance, si on suppose les micro-organismes absents ou négligeables, on s'expose à des mécomptes. C'est d'autant plus utile que chacun de nous est fatalement obligé de manier de temps à autre des objets contaminés et de toucher du pus. Si vous voulez pratiquer la plus petite intervention, faites donc de l'antisepsie, l'asepsie ne suffit pas. L'opérateur, la malade et le milieu sont à considérer : notez bien que je vais vous exposer uniquement les règles de l'antisepsie à la campagne et me contenter de vous donner des notions utiles dans n'importe quel milieu. Du moment, en effet, où je vous ferais la description de salles d'opérations, d'appareils compliqués, de procédés difficiles, je cesserais d'être pratique.

1° **Opérateur**. — L'opérateur doit avoir des vêtements propres, une blouse, si c'est possible, et tout au moins un tablier. Les mains et les bras qui doivent être mis à nu et doivent toucher la malade ont besoin d'une complète désinfection. Ayez donc une *brosse à ongle*, du *savon blanc* ou du savon antiseptique, une solution alcoolique de *sublimé*, de l'*alcool*, de l'*éther :* cela suffit. L'important est de savoir se laver les mains; il faut y mettre le temps, cinq à dix minutes, d'abord les savonner très longuement dans une cuvette spéciale et les brosser surtout dans les plis, dans les rainures des ongles ; puis on y fait verser de l'éther, puis de l'alcool et on les trempe longuement dans une solution de sublimé à 1/1000 que l'on fait au préalable avec un paquet de sublimé et de l'eau bouillie. Les tremper dans une solution de permanganate de potasse, puis dans une solution de bisulfite de soude avant d'y verser l'éther et l'alcool, ajoute encore à la rigueur de la désinfection ; mais je ne veux pas trop compliquer et il est certain que pour un pansement les bien savonner et brosser, puis les tremper longuement dans la solution de sublimé, suffit d'ordinaire.

2° **Malade**. — Il y a beaucoup de malades auxquelles, même pour un pansement, un grand bain, et à son défaut un bain de siège, serait très utile : notez toujours que j'ai en vue ce qui doit être fait à la campagne. Pour désinfecter les *organes génitaux externes*, il faut savonner et brosser la vulve dans ses moindres replis, puis la laver avec une solution chaude de sublimé à 1/1000 ou à 1/2000. Si une intervention opératoire doit être pratiquée, il faut la raser, la savonner et brosser, la frotter avec la solution de permanganate et de bisulfite, avec l'éther et l'alcool, puis terminer par la solution de sublimé. Pour un pansement, on simplifie. Pour désinfecter le *vagin*, on pratique une injection chaude de sublimé à 1 pour 4000. — L'*anesthésie* n'est utile que dans le cas où il faut faire quelque douloureuse opération : vous vous servez alors d'éther ou de chloroforme, mais sachez bien que vous ne devez jamais anesthésier seul, pour la plus petite opération, car l'emploi de ces anesthésiques peut être inquiétant; il faut appeler un confrère pour partager la responsabilité, et d'ailleurs il n'est pas pratique d'anesthésier et d'opérer en même temps : c'est dangereux. La cocaïne en solutions à 1/100, suivant le procédé de Reclus, peut être employée en injections intradermiques pour quelques petites interventions.

3° **Milieu.** — A la campagne et, d'une manière générale, dans les maisons particulières, le milieu constitue l'élément le plus fâcheux qu'on puisse avoir à modifier. C'est par exception, en cas d'urgence, dans des occasions rares, que les grandes opérations se pratiquent dans n'importe quel milieu : elles exigent, pour réussir, les meilleures garanties, l'installation d'un milieu spécial, la maison d'opérations. Pour la petite chirurgie gynécologique, vous êtes obligés d'accepter le milieu tel qu'il est, parfois sombre, privé de lumière, malpropre, avec des aides improvisés et insuffisants ; de même pour les opérations d'urgence dans lesquelles la malade n'est plus transportable ailleurs, et vous devez modifier, transformer le plus possible ce milieu, afin d'éloigner les mauvaises conditions qui s'y rencontrent. Vous ferez nettoyer l'appartement choisi par vous, vous le choisirez de manière à y voir clair, plaçant le lit en travers, ou une table sur laquelle on mettra la malade en face de la fenêtre ; vous vous assurez deux aides, du feu dans la pièce pour avoir une température de 15° à 18° au moins. Sur la table où vous mettrez la malade, vous faites disposer un matelas, une toile cirée, un drap, un oreiller, une couverture. Près de vous, vous placez une table sur laquelle se trouvent trois ou quatre cuvettes : une cuvette pour le savonnage de vos mains, une pour le savonnage de la malade, une pour le sublimé et les tampons d'ouate, une pour les instruments ; un plat long vaut mieux pour les instruments. Vous avez des mouchoirs et des serviettes. Un injecteur de 2 litres est à votre disposition ; vous l'accrochez à 1 mètre au-dessus du niveau du siège de la malade et le remplissez d'une solution de sublimé à 1/1000 ou à 1/4000 suivant les besoins.

Dispositif. — Le meilleur moyen pour avoir des cuvettes et un injecteur propres, c'est d'y verser de l'alcool et de les *flamber*. Les instruments et la canule sont bouillis ou flambés également. Pour une opération de quelque importance, vous *faites bouillir* quelques mouchoirs qui restent à votre disposition dans la marmite où on les a mis et vous les placez en manière de *compresses*, autour du champ opératoire et surtout sous le siège de la malade. Étuver les instruments est encore mieux; mais l'ébullition, deux ou trois fois répétée, suffit en petite chirurgie. La malade est placée dans le décubitus dorsal sur le bord de la table, en face de la fenêtre, dans la position gynécologique; deux aides tiennent les jambes et au besoin les valves. Vous êtes assis, ayant devant vous la malade, à votre gauche et suspendu au mur l'injecteur rempli de la solution chaude de sublimé à 1/4000, à votre droite la table sur laquelle se trouvent le plateau aux instruments, la cuvette de sublimé, les tampons que vous avez faits, etc. Comme objets de pansements, il vous faut encore : de l'ouate hydrophile, de la gaze iodoformée, des compresses ou des mouchoirs bouillis. Il vous faut encore du crin de Florence, de la soie bouillie, du n° 1 au n° 4 ou bien du catgut stérilisé, mêmes numéros.

L'*eau* bouillie doit être surveillée par vous, mise dans un récipient couvert et propre; après qu'elle a bouilli, il faut la laisser refroidir pour l'utiliser et veiller à ce que personne dans l'entourage n'y plonge les doigts. Rien n'est difficile comme d'obtenir de l'eau bouillie tiède.

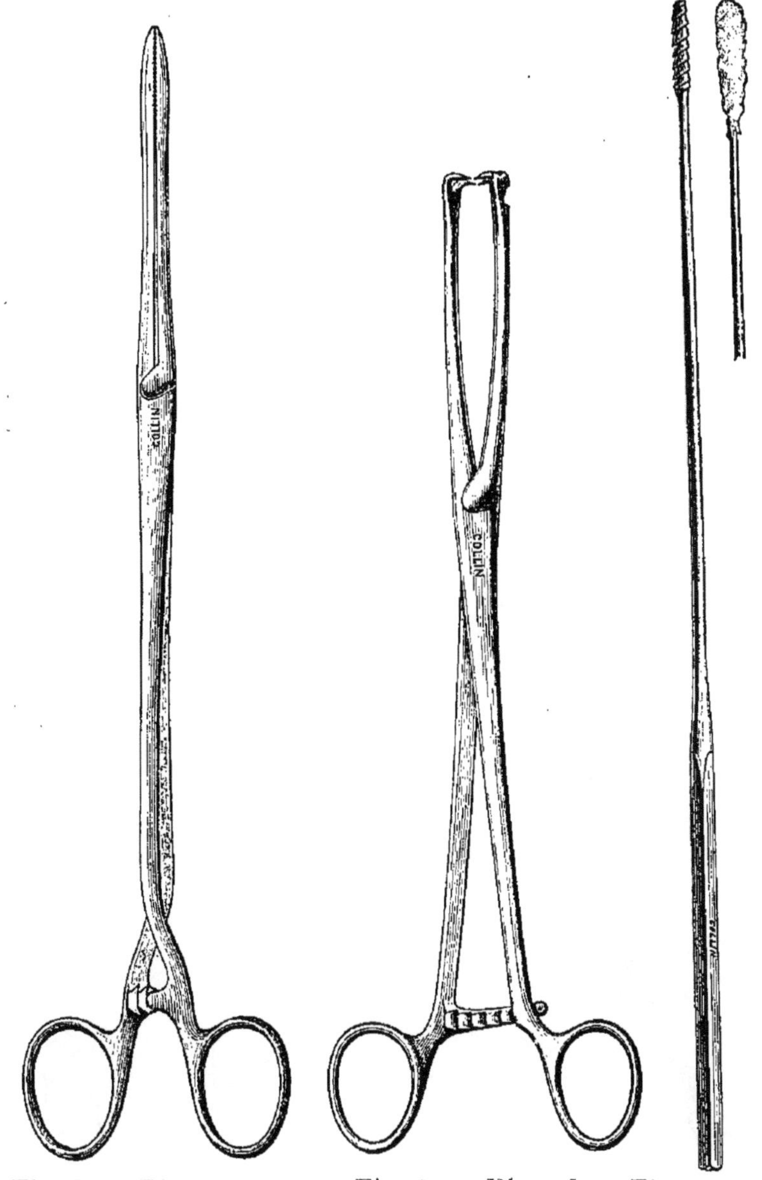

Fig. 8. — Pince à pansement de Collin.

Fig. 9. — Pince de Museux.

Fig. 10. — Tige porte-coton.

Instruments. — Les instruments principaux, utiles pour la petite chirurgie, sont :

Speculum (fig. 4) ;

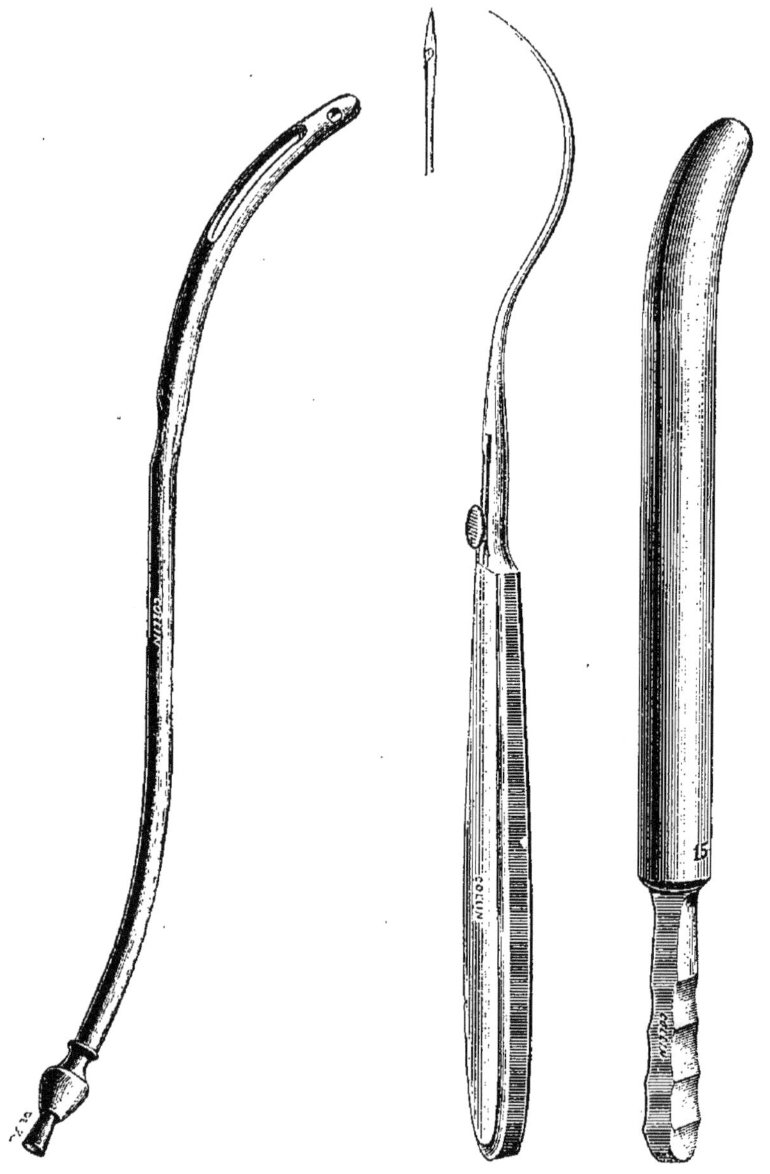

Fig. 11. — Sonde à double courant du Dr Janet pour lavages utérins.

Fig. 12. — Aiguille du Dr Reverdin à grande courbure.

Fig. 13. — Bougies d'Hégar.

2 valves de taille moyenne (fig. 5);

1 hystéromètre malléable (fig. 7);

2 pinces tire-balle (fig. 6) ;
2 pinces de Museux (fig. 9) ;
1 pince à pansement (fig. 8) ;
2 écouvillons (fig. 10) ;

Fig. 14. — Curette tranchante.

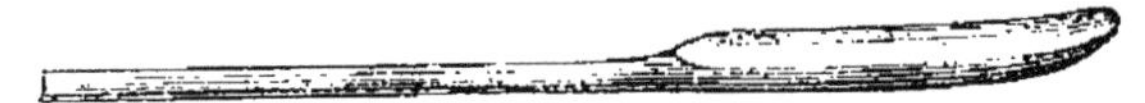

Fig. 15. — Curette mousse bords parallèles.

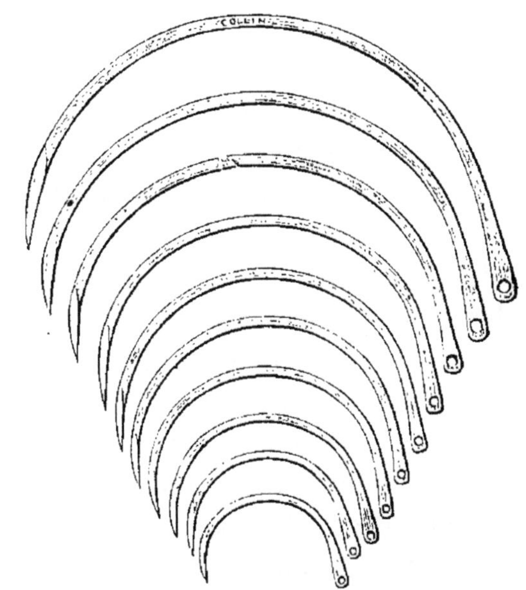

Fig. 16. — Série d'aiguilles de Hagedorn.

1 long bistouri ;
2 paires de ciseaux ;
1 sonde intra-utérine (fig. 11) ;
1 aiguille à sutures très courbe pour le périnée (fig. 12) ;

1 sonde uréthrale de femme ;
6 bougies de Hégar (fig. 13) ;
1 curette tranchante (fig. 14) ;
1 curette mousse (fig. 15) ;
12 aiguilles de Hagedorn (fig. 16).

Bien d'autres instruments sont conseillés, mais mon expérience m'a fait voir qu'avec les précédents instruments énumérés, on peut faire un très grand nombre d'interventions, pour ne rester que dans le cadre de la petite gynécologie.

MÉDICATIONS ET MÉDICAMENTS

Parmi les médications que vous aurez à instituer, beaucoup rentrent dans la thérapeutique générale et c'est en médecine que vous apprenez à les connaître. Ainsi beaucoup de malades gynécologiques sont constipées : le sel de Sedlitz, le Sedlitz Chanteaud, le podophylin, la rhubarbe, l'aloès, le calomel, les eaux purgatives de Carabaña, Rubinat, Hunyadi-Janos, etc., doivent être administrées ; c'est de la médecine courante.

Quelques médicaments semblent plus importants, plus utiles en gynécopathie : l'*hydrastis canadensis* à la dose de 10 à 20 gouttes par jour est un décongestionnant ; l'*hamamelis virginica* paraît agir de même, aux mêmes doses. L'ergot de seigle, autrefois si employé, à la dose de 1 à 3 grammes, arrête les ménorrhagies en contractant l'utérus ; pareillement l'*ergotine* à la dose de 0,50 centigrammes à 1 gramme. On l'administre même à doses continues pour réduire le volume des fibromes. Le *perchlorure de fer* est donné par gouttes. L'*apiol* est un congestionnant capable peut-être d'amener l'avortement : n'essayez jamais de faire revenir les règles, cela ne répond à aucune indication médicale. Comme calmants, l'*antipyrine* agit contre les douleurs, le *laudanum* est donné en lavements à la dose de 20 gouttes à la fois, les injections de *morphine* à la dose de 1/2 ou de 1 centig. l'extrait d'*opium* à la dose de 0,01 centigramme à la fois : ce sont tous dérivés de l'opium auxquels parfois on préfère le *viburnum prunifolium* aux doses de 30 gouttes, en lavements, ou encore le *chloral* de 2 à 4 grammes par jour.

Injections de sérum artificiel. — Elles constituent un moyen récent qu'on doit utiliser dans deux circonstances : pour suppléer aux *hémorrhagies* graves et alors on peut injecter dans l'économie 1 à 2 litres à la fois, et pour laver le sang dans les *infections* puerpérales ou opératoires, et dans ce second cas on se contente de 250 grammes par jour. La solution saline à 7 pour 1000 contient 7 grammes de chlorure de sodium pour 1 litre d'eau bouillie. On l'emploie chaude de trois manières : *intra-veineuse*, elle est pratiquée au moyen d'un trocart introduit dans la céphalique du bras à l'endroit de la saignée ; j'emploie ce moyen en cas d'hémorrhagies très graves amenant des syncopes et un pouls filiforme ; *sous-cutanée*, sous la peau de la cuisse, de l'avant-bras, de l'abdomen, à doses qui d'une seule fois ne doivent pas être trop fortes ; j'introduis un trocart rattaché au tuyau d'un injecteur qu'on laisse en place jusqu'à la fin ; en *lavements* répétés de 50 à 100 grammes à la fois, c'est-à-dire peu abondants pour qu'ils soient gardés.

Opothérapie ovarienne. — Née à la suite des castrations utérines et due à la méthode de Brown-Séquard, elle se propose de remplacer les sécrétions des ovaires enlevés, en fournissant à l'organisme les mêmes éléments, soit sous forme d'injections hypodermiques de liquide ovarique, soit sous la forme plus simple de cachets d'ovarine de 125 milligr. dont on donne 1 par jour (Jayle).

Massage. — Suivant la méthode de Thure Brandt, le massage est un procédé de lenteur qui paraît donner quelques succès dans les cas d'adhérences péri-utérines, mais il est dangereux quand les annexes sont malades et bien moins efficace que pour les muscles et les fonctions de la vie de relation.

Hydrothérapie. — Elle est certainement une adjuvance dans le traitement de l'aménorrhée, de la dysménorhée, de l'arthritisme à forme génitale et congestive, des névralgies pelviennes et peut-être des métrites et périmétrites, car elle combat l'état nerveux exalté qu'on observe chez nombre des gynécopathes et fournit à la fois l'air, l'eau et la lumière.

Eaux minérales. — Elles agissent de même. Citons Forges, Saint-Sauveur, la Bauche, Salins, Moutiers, Lamalou, La Bourboule, Châtel-Guyon, Brides-les-Bains, etc., etc. L'*électrothérapie*, comme elle est pratiquée par Chéron, Danion, Apostoli, perd plutôt de sa vogue et n'est indiquée que pour des cas très spéciaux.

Pour l'instant, avant de passer à l'étude des petites interventions gynécologiques, voyons quels sont les antiseptiques que nous devons employer, car ils ont, en toute cette affaire, une énorme importance.

Antiseptiques. — Ils sont indispensables pour l'antisepsie de l'opérateur, de la malade, de son milieu, pour le combat à livrer aux germes qui déterminent les inflammations génitales si fréquemmen rencontrées. Les antiseptiques principaux sont :

Le *sublimé corrosif* qu'on emploie en solutions à 1/1000 pour les mains, à 1/4000 pour injections e lavages. Un flacon contient 5 grammes de sublimé et 100 grammes d'alcool, et, s'il est divisé en 20 divisions, chacune de ces divisions correspond à 0,25 centigrammes : il suffit de verser l'une des divisions dans 1 litre d'eau bouillie pour avoir une solution à 1/4000.

L'*acide phénique* est employé à 20/1000. Un flacon contient 200 grammes de glycérine et 200 grammes d'acide phénique, il porte 10 divisions : chacune de ces divisions correspond à 20 grammes d'acide phénique et est versée dans un litre d'eau bouillie.

L'*acide borique* est employé couramment à 30 ou 40 pour 1000 en injections moins importantes.

Le *lysol*, le *laurénol*, le *formol*, sont utilisés.

Le *permanganate de potasse* est employé à 10/1000 pour les mains et à 0,30 ou 0,50 pour 1000 pour les injections. Le *bisulfite de soude* à 200/1000 n'est qu'une solution décolorante, destinée à effacer la couleur du permanganate qui tache les mains.

L'*alcool* à 80° suffit pour les mains et le flambage des cuvettes et plats.

L'*éther sulfurique* est utilisé pour les mains et la désinfection de la malade.

Dans les injections, on se sert encore d'une foule d'autres antiseptiques et on emploie le *bicarbonate de soude* à la dose de 20 grammes par litre pour alcaliniser le vagin.

La *teinture d'iode* pure ou iodurée est utilisée pour les cautérisations utérines.

L'*iodoforme* en poudre ou en gaze sert pour le

pansements ; il serait bon de ne se servir que de *gaze iodoformée* étuvée ; la *gaze salolée* remplace parfois la précédente.

L'*ouate hydrophile* est maintenant employée pour tous les usages : pour laver la vulve, le vagin, pour faire des tampons, pour les pansements, pour appliquer sur les organes génitaux et les protéger. Rien de plus commode et de plus propre, puisqu'on la brûle dès qu'elle est souillée.

Enfin insistons encore sur la nécessité d'avoir de l'*eau bouillie pure* et des *instruments bouillis, flambés* ou *étuvés*.

III. — PETITES OPÉRATIONS GYNÉCOLOGIQUES

I. — INJECTIONS VAGINALES

Pour donner une injection vaginale, il faut flamber l'injecteur, faire bouillir le tuyau en caoutchouc et la canule en verre, remplir l'injecteur d'eau bouillie, le soulever à 50 ou 80 centimètres au-dessus du siège de la femme et introduire doucement la canule dans le vagin de haut en bas et d'avant en arrière (fig. 17). Au-dessous du siège de la femme, on a pris la précaution de placer un bassin de la contenance de 2 à 3 litres: il est bon que le liquide passe lentement dans les organes génitaux et baigne pour ainsi dire le vagin et le col de l'utérus. Les injections *antiseptiques* renferment l'un quelconque des antiseptiques précédemment indiqués: le sublimé et l'acide phénique sont les plus efficaces. Les injections hémostatiques doivent être très chaudes; on les appelle encore *thermiques* : elles atteignent la température de 40 à 45°. Les injections *astringentes* renferment 5 pour 100 de sulfate de cuivre, ou de l'alun ou du tannin. Les injections *résolutives* sont faites avec de l'eau salée à 7/1000 ou avec du bicarbonate de soude.

II. — TAMPONNEMENT DU VAGIN

Les tampons appliqués dans le vagin doivent servir à maintenir des médicaments au contact du col, ils sont *médicamenteux* et restent en place 24 heures, rarement 2 jours. Ainsi, on applique assez fréquemment des tampons de gaze iodoformée, trempés dans une solution glycérinée de tannin, d'iode, de salol,

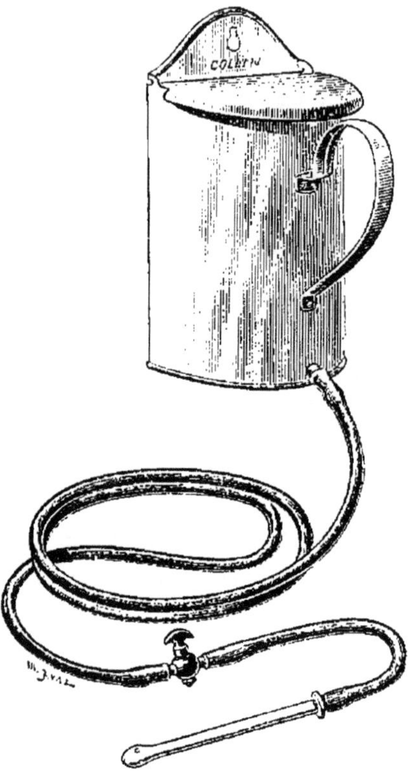

Fig. 17. — Réservoir de deux litres, en métal émaillé avec couvercle.

d'ichthyol, etc. Le tampon peut être *hémostatique*, il sert à arrêter une hémorrhagie : souvent alors on introduit une mèche de gaze iodoformée dans l'utérus; mais si on la place dans le vagin, il faut serrer le tampon fortement pour qu'il puisse apporter un véritable obstacle mécanique à l'issue du sang : les nus emploient des bourdonnets d'ouate ou de gaze reliés l'un à l'autre par un fil; c'est plus utile en obstétrique qu'en gynécologie; les autres se contentent de placer l'une sur l'autre des mèches de gaze longues de 20 à 25 centimètres, larges de 2 doigts environ, de manière que ces mèches aboutissent toutes à la vulve par leur extrémité libre; on peut ainsi les enlever toutes d'un seul coup.

Pour les placer, une valve étant appliquée en arrière et une en avant, on commence par désinfecter le vagin, puis on met un premier tampon dans le cul-de-sac postérieur, le deuxième dans le cul-de-sac antérieur, le troisième sur le col, l'autre ou les autres dans le vagin.

Le *tamponnement résolutif*, qui servirait à faire fondre les exsudats de voisinage, a reçu encore en Amérique le nom de *columnisation*; il est pratiqué comme nous venons de le dire, de manière à bourrer le vagin. Je n'aime pas beaucoup ces tamponnements forcés, car ils infectent souvent la femme; il faut les refaire fréquemment, sinon ils sont plus dangereux qu'utiles. Le tampon médicamenteux, lui, a un tout autre but : il désinfecte et décongestionne.

III. — INTERVENTIONS SUR LE COL

Scarifications, cautérisations, désinfection, tous procédés utiles, quand il y a déchirure, ectropion, métrite cervicale.

Les *scarifications*, indiquées quand le col est turgescent, consistent, avec un instrument spécial ou l pointe du bistouri (fig. 18), à faire de petites inci sions sur la muqueuse rougeâtre, sur l'érosion, o l'ulcération; très superficielles, ces petites incision sont rapprochées de 1 millimètre environ l'une d l'autre et font saigner le col comme une sangsue. On place ensuite un tampon imbibé de glycérine salolée ou contenant un antiseptique, et, comme la glycérine est avide d'eau, elle soutire par aspiration des liquides au col scarifié. Il y a là un effet favorable dans les métrites cervicales.

La *désinfection* du col est le but à poursuivre : les solutions antiseptiques faibles, mises en contact avec lui au moyen des injections qu'on fait prendre, peuvent parfois y suffire; d'autres fois, il faut, avec des solutions de sublimé, d'acide phénique, d'ichthyol, etc., badigeonner le col et, en y revenant à plusieurs reprises, on finit par désinfecter ce col enflammé. Parfois il est utile de porter la tige porte-coton, imbibée de ce liquide, jusque dans la cavité cervicale, sans toutefois dépasser l'orifice interne du col.

Les *cautérisations* ont un double but : désinfecter et modifier la muqueuse cervicale; la teinture d'iode pure, des solutions à 1/30 et 1/20 de nitrate d'argent sont placées sur le col avec l'écouvillon entouré d'ouate. D'autres fois, on cautérise avec le crayon de nitrate ou on fait avec le galvano-cautère ou le thermo-cautère des pointes de feu. Il faut se méfier de ces cautérisations trop brutales, qui, par rétraction cicatricielle tardive, peuvent fermer l'orifice externe du col, en modifier

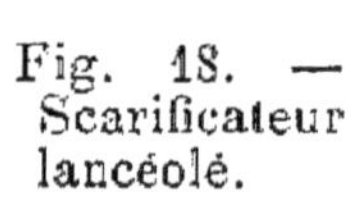

Fig. 18. — Scarificateur lancéolé.

la forme et le rendre impropre à ses fonctions : tout au plus doit-on se servir du galvano-cautère, avec lequel on ne fait souvent et facilement que des pointes de feu très superficielles, mais il faut éviter le thermo-cautère. Le *curetage* du col ne se distingue guère du curetage en général.

IV. — TAMPONNEMENT DE L'UTÉRUS

L'introduction de gaze dans l'utérus n'est indiquée que lorsqu'il y a une hémorrhagie ou quand on veut maintenir le col béant après un curetage, etc. : c'est une indication assez rare. Les valves étant placées, la lèvre antérieure du col saisie avec une pince, on enfonce progressivement une lanière de gaze découpée à l'avance ; le meilleur moyen pour la faire pénétrer est de se servir de l'extrémité mousse de l'hystéromètre.

Les *crayons* intra-utérins sont portés de la même manière jusqu'au fond de la cavité utérine, au moyen de la pince à pansement. Puis, après le tamponnement, comme après l'introduction d'un crayon à l'ichthyol, au salol, à l'iodol, etc., on met quelques tampons dans le vagin, pour que le crayon utérin ne puisse ressortir. Le principal défaut des crayons intra-utérins est de n'être pas antiseptiques ; ils ne sont guère à conseiller. Je conseille plutôt l'usage des ovules Chaumel faits à la glycérine et qu'on place dans le vagin pour faire suinter le col enflammé ; de même on place un tampon de gaze iodoformée imbibée de glycérine.

V. — INJECTIONS INTRA-UTÉRINES

Les cautérisations intra-utérines et les injections sont certainement le moyen le plus précieux pour combattre les inflammations chroniques et pour désinfecter l'utérus au cours de n'importe quelle infection. Vous placez vos valves, pincez la lèvre antérieure du col et tenez de la main gauche cette pince tire-balle. De la main droite, vous prenez un écouvillon, une tige porte-coton, à l'extrémité de laquelle vous enroulez de l'ouate hydrophile. Vous plongez ce tampon dans l'une des solutions que vous avez choisie, la teinture d'iode, la solution phéniquée à 50 0/0, dans le mélange à parties égales de créosote et glycérine, dans la solution de chlorure de zinc à 1 pour 20, vous introduisez le tampon dans le col, puis dans la cavité utérine, que vous badigeonnez. Vous retirez ce tampon et donnez une injection vaginale : la *cautérisation* est faite, disons plus exactement que vous pratiquez surtout ainsi une désinfection énergique de la muqueuse. La *seringue de Braun* (fig. 19), d'une contenance de 8 grammes, dont on se sert parfois, est moins commode. Pour les

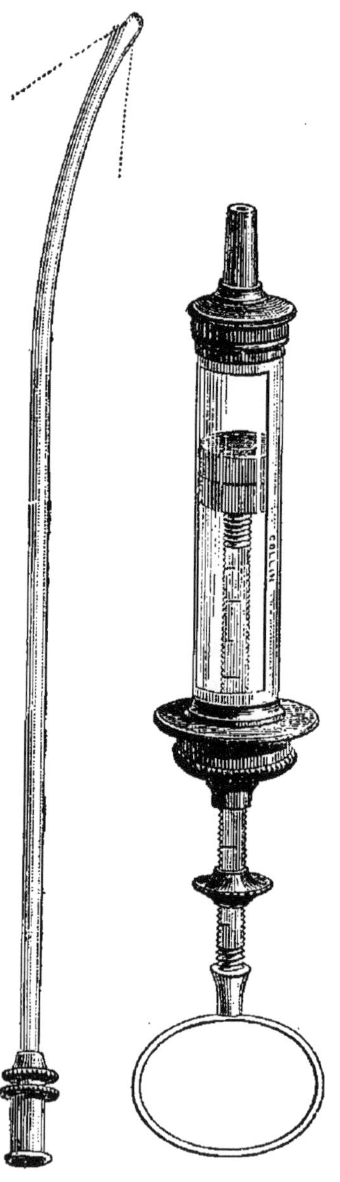

Fig. 19. — Seringue de Braun.

injections intra-utérines, vous faites de même et saisissez de la main droite une petite sonde intra-utérine de Mathieu, de Collin, de Bozemann-Fritsch, en tout cas de petit calibre, et l'introduisez doucement dans le col utérin et dans l'utérus. Vous faites soulever l'injecteur et vous donnez de la sorte une injection intra-utérine de sublimé à 1 pour 4000, de teinture d'iode à 20 pour 1000, etc. C'est un procédé excellent et très employé, non seulement pour les injections puerpérales, mais encore pour les autres injections utéro-annexielles.

VI. — IRRIGATIONS CONTINUES

Si vous laissez la sonde dans l'utérus, liez l'extrémité libre de cette sonde intra-utérine à la cuisse de la malade. Vous pouvez faire passer dans l'utérus plusieurs litres d'eau d'eau bouillie, 20, 30, 40 litres et plus : en ce cas, il faut se contenter d'eau bouillie tiède, car les antiseptiques seraient dangereux. Vous avez à votre disposition un injecteur très grand, ou encore vous le remplissez au fur et à mesure qu'il se vide, et avant qu'il ne soit vide, avec de l'eau bouillie dont vous avez une très grande quantité. Point important, il faut éviter qu'il passe de l'air dans l'utérus, c'est-à-dire éviter que l'injecteur ne se vide complètement, éviter de descendre l'injecteur à un niveau inférieur au siège de la malade. Un bon moyen pour faciliter l'écoulement des liquides qui ressortent des voies génitales, c'est de placer sur un sommier en lattes de fer deux matelas pliés chacun en deux parties, de manière qu'ils se font face et laissent entre eux un vide. Sur chacun de ces matelas on place une toile cirée ; ces deux toiles cirées tombent dans un seau ; le siège de la malade correspond à l'intervalle des deux matelas, et les liquides, glissant à la surface des toiles cirées, descendent dans le seau. Dans les injections intra-utérines et dans les irrigations continues, il faut veiller avec soin pour que le liquide qui passe dans la cavité utérine ressorte bien le long de la sonde à double courant ; si on s'aperçoit que le reflux n'a plus lieu, il faut retirer la sonde pour voir si elle fonctionne encore bien. L'accumulation des liquides dans la cavité utérine ou l'entrée de l'air peuvent déterminer des accidents de syncope, de convulsions et même de mort, dus, comme l'a démontré Tarnier, au passage du liquide dans les vaisseaux des ligaments larges.

VII. — DRAINAGE DE L'UTÉRUS

Pour le drainage de l'utérus, il faut se rappeler que tout corps étranger introduit dans cet organe est susceptible de l'infecter ; il faut donc une désinfection quotidienne, voire des injections utérines, dès qu'on

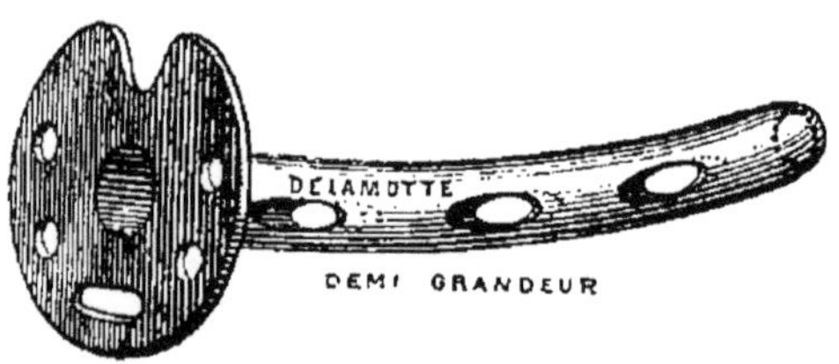

Fig. 20. — Tube du Dr Fournier pour le drainage de l'utérus. (DELAMOTTE et RONDEAU.)

a mis en demeure le drain intra-utérin. Des crins de Florence en faisceaux ont été placés dans l'utérus ; on se sert encore d'un drain en caoutchouc qu'on introduit, difficilement d'ailleurs, avec une pince à pansement. On se sert encore d'un drain en verre. Je me sers personnellement d'un drain en gomme fabriqué par Rondeau et que j'ai imaginé il y a quelques années (fig. 20). Il est perforé de trous latéraux nombreux, recourbé légèrement comme un utérus normal, cylindrique ; il en existe de différents calibres. Il présente à l'une de ses extrémités un plateau lui-même perforé et portant une échancrure. Pour l'appliquer, l'utérus étant suffisamment dilaté, la valve postérieure mise en place, la lèvre antérieure pincée avec la pince tire-balle, on charge ce drain à l'endroit du plateau avec une bougie de Hégar et on le pousse dans le col, puis au fond de la cavité utérine ; la pince tire-balle se loge d'elle-même dans l'échancrure que présente le plateau.

VIII. — DILATATION DE L'UTÉRUS

Quand la cavité utérine est trop étroite, si on veut faire un curetage, dilater dans un but thérapeutique, pratiquer une cautérisation ou une injection intra-utérine, il peut être utile de dilater. Les utérus déviés gagnent également à la dilatation qui les redresse et ramollit leurs tissus, de telle sorte que les antiseptiques en pénètrent mieux les parois. Au-dessous de la lèvre antérieure pincée avec la pince tire-balle, vous introduisez d'abord l'hystéromètre malléable, pour faire le chemin et vous assurer de la direction de la cavité utérine. Puis vous prenez tour à tour les *bougies de Hégar* en allant des plus fines aux plus grosses : pour un utérus à l'état de vacuité,

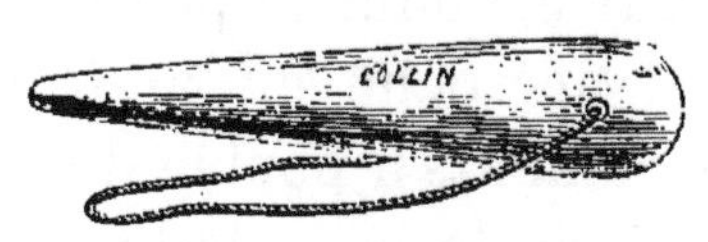

Fig. 21. — Petite éponge de laminaire.

une dilatation atteignant 0,01 centim. de calibre est déjà beaucoup et très suffisante. Ce n'est que dans des cas exceptionnels, pour un toucher intra-utérin, par exemple, que l'on dilate davantage. On se sert alors ou de grosses bougies ou de tiges de *laminaire* (fig. 21) conservées dans l'éther iodoformé. On se sert encore parfois, mais c'est brutal, de pinces-écarteurs, d'écarteurs à deux ou trois branches. La laminaire et les bougies de Hégar sont les deux procédés les meilleurs. Encore, pour ma part, je n'emploie guère que les bougies de Hégar, plus faciles à désinfecter que la laminaire.

IX. — CURETAGE

Très indiqué dans la métrite déciduale, la métrite hémorrhagique, moins dans la métrite chronique, dans laquelle la dilatation, la désinfection intra-utérine jouent un rôle plus important, le curetage est contre-indiqué dans les annexites et les fibromes. L'anesthésie générale est souvent utile. Quand il s'agit de nullipares, de femmes nerveuses, de névropathes, l'éther ou le chloroforme seront administrés. En dehors de l'aide qui s'occupe du chloroforme, deux autres aides sont placés l'un à gauche de l'opérateur, l'autre à droite et peuvent se charger des jambes et des valves. La malade est dans la position gynécologique. L'injecteur est accroché en arrière et à gauche. La table aux instruments à portée de la main droite. On s'assied en face de la malade. On fait complètement la toilette vulvo-vaginale, savonnage, permanganate, bisulfite, éther, alcool, sublimé; on place des compresses pour entourer et isoler le champ opératoire qui a été rasé au préalable.

Alors placer les deux valves, une pince tire-balle ou de Museux sur la lèvre antérieure du col, abaisser modérément l'utérus. On peut souvent retirer la valve supérieure, faire tenir la valve inférieure par l'aide du côté gauche et tenir de la main gauche la pince du col. De la main droite, on doit tout faire ou à peu près, introduire l'hystéromètre, dilater avec des bougies calibrées de Hégar, à moins qu'on n'ait mis depuis 24 ou 48 heures une tige de laminaire. On introduit alors une curette tranchante ou une curette mousse, suivant le cas, et jusqu'au fond de l'utérus, doucement, de manière à ne pas passer outre. On se sert de curettes à boucle ou en gouttière de Récamier : ce sont les meilleures. La curette mousse est plutôt réservée aux utérus puerpéraux, plus ramollis; il faut se défier également des utérus coudés. La curette doit méthodiquement gratter la paroi antérieure, puis la paroi postérieure, puis les bords droit et gauche; pour les cornes utérines, parfois une plus petite curette est utile. On obtient le cri utérin, aussitôt qu'on a enlevé la muqueuse. On pratique ensuite une injection intra-utérine au moyen de la sonde, puis une cautérisation avec la glycérine créosotée, la teinture d'iode ou la solution de chlorure de zinc.

Comme nous l'avons dit plus haut, on se sert de la tige porte-coton, pour pratiquer auparavant, si c'est utile, l'écouvillonnage. On peut encore employer des écouvillons spéciaux. Afin d'éviter que le caustique qu'on introduit dans la cavité utérine ne cautérise les parois vaginales, on peut placer un tampon derrière le col de l'utérus, ou encore aussitôt la cautérisation effectuée, se hâter de pratiquer une injection vaginale avec le sublimé. Les uns drainent ensuite la cavité utérine, au moyen de gaze iodoformée, les autres se contentent de placer ces tampons de gaze au fond du vagin. D'ailleurs cela dépend des indications. On retire ce pansement au bout de 48 heures et la malade reçoit ensuite, matin et soir, une injection vaginale de sublimé à 1 pour 4000. Dix à quinze jours de repos sont utiles pour et après le curetage. Dans cette thérapeutique utérine, le repos joue toujours un très grand rôle. Ce n'est que par exception qu'on peut permettre à une femme de se lever de suite après une simple cautérisation intra-utérine : il vaut toujours mieux lui prescrire le repos pendant tout le cours de la journée. Le repos au lit est donc indispensable dans le curetage, ainsi que pour quelques-unes des interventions précédemment décrites. Quoique légères, et le plus souvent bénignes, ces interventions exigent une certaine habitude et peuvent même amener des accidents, si elles sont pratiquées par des mains non exercées ou avec trop peu de prudence. Les organes génitaux veulent être respectés.

II

LA GYNÉCOLOGIE CHIRURGICALE

GYNÉCOLOGIE CHIRURGICALE

Pour la pratique de la Grande Gynécologie, c'est-à-dire des opérations délicates ou graves, un local quelconque ne suffit pas davantage qu'un outillage quelconque : c'est de la grande chirurgie au même titre que les interventions sur le foie, sur l'estomac et le cerveau. De là la nécessité d'installations tout à fait spéciales, qui se sont, depuis quelques années, répandues dans la plupart des grandes villes de France. Ces maisons d'opérations, ces cliniques privées, de même que les installations des hôpitaux, de ceux du moins qui ont suivi le progrès actuel, ont d'abord été construites et aménagées avec une variété d'appareils nuisibles à leur bon fonctionnement. Puis, peu à peu, tout s'est simplifié, en ce sens que l'installation la plus parfaite aujourd'hui est celle qui ne comprend ni appareils, ni meubles inutiles, mais où tout est utilisé constamment pour concourir au but final : *obtenir le maximum de sécurité dans l'œuvre opératoire.* Naturellement, une pareille organisation est nécessaire pour toutes les grandes opérations abdominales, en dehors de la gynécologie; et il est arrivé fatalement que ces installations, faites en vue de la grande gynécologie, ont profité à la grande chirurgie : aujourd'hui l'opérateur qui fait une laparotomie pour fibrome utérin, la fait également pour kystes du foie, pour lésions de l'estomac ou de l'intestin. Et c'est ainsi que ces aménagements, spéciaux à la Chirurgie, ont contribué à abaisser le taux de la mortalité opératoire. Certes les interventions moins importantes, même celles que j'ai décrites précédemment, bénéficient à leur tour de la création de ces milieux professionnels. Mais cette évolution de l'art chirurgical, sous la poussée des habitudes d'antisepsie et de la nécessité d'entreprendre de plus audacieuses tentatives avec de moindres périls, a, quand même, créé une distinction entre les chirurgiens et les médecins, ces derniers ayant à s'occuper surtout de la chirurgie et de la gynécologie courantes.

Bien que le but de ces leçons soit uniquement d'étudier le diagnostic et le traitement des affections gynécologiques courantes, il me faut dire un mot des conditions dans lesquelles ont lieu les plus graves interventions; et cela parce que tout étudiant et tout médecin doivent savoir de quelle manière et en quels endroits il faut les pratiquer.

MA CLINIQUE CHIRURGICALE

Je vais donc, rapidement, vous signaler l'organisation de ces maisons d'opérations, aujourd'hui nombreuses; et, pour vous en donner une idée très précise, je me permettrai de vous décrire ma clinique chirurgicale particulière, en me contentant d'en noter les diverses dispositions.

Ma maison d'opérations est située dans le quartier le plus élevé de la ville d'Amiens, et possède un grand jardin ; l'air s'y renouvelle alentour constamment, condition favorable, puisque nous savons aujourd'hui l'action bienfaisante de l'oxygène et de la lumière au cours des maladies chirurgicales. Cette clinique privée se compose de chambres pour les malades, logement pour les sœurs qui les soignent, cabinet de consultations, salle de bains, salles d'opérations et laboratoire.

Chambres de malades. — Plus ou moins grandes, mais toutes semblables, les chambres des malades sont bien éclairées, aérées constamment par un ventilateur, tapissées d'un papier clair qui se lave ainsi que les peintures, et contiennent un mobilier aussi simple que possible : lit en fer et table de nuit en fer, système Bonamy, en peinture émaillée, table, table de toilette, chaises et fauteuil en pitchpin. Elles sont chauffées, comme les couloirs, par un calorifère dont les bouches s'ouvrent partout. Elles sont éclairées à la lumière électrique, au moyen de lampes mobiles qui peuvent être déplacées et rapprochées à volonté de l'endroit à éclairer, en cas de besoin. Elles ont toutes un bouton électrique d'appel, placé, comme l'éclairage, à proximité du malade. Les tapis et tentures sont bannis, car ces chambres sont désinfectées dans tous les cas douteux. Chacune de ces chambres contient tout ce qui est nécessaire à chaque malade.

Personnel. — Le personnel, formé de religieuses, est divisé en deux parties : la moitie pour le service des malades et les opérations ; l'autre moitié pour les besoins courants : cuisine et grosse besogne. Le service est facilité par certaines simplifications telles que : monte-charge, tuyaux acoustiques, tableaux de sonnerie, calorifère, lumière électrique, téléphone, bref, les inventions modernes utilisées pour les besoins journaliers et grâce auxquelles le travail se trouve diminué et plus facilement réparti. Le personnel destiné aux opérations et aux pansements n'a donc pas à s'occuper des soins les plus ordinaires : il a reçu une éducation spéciale à son adaptation.

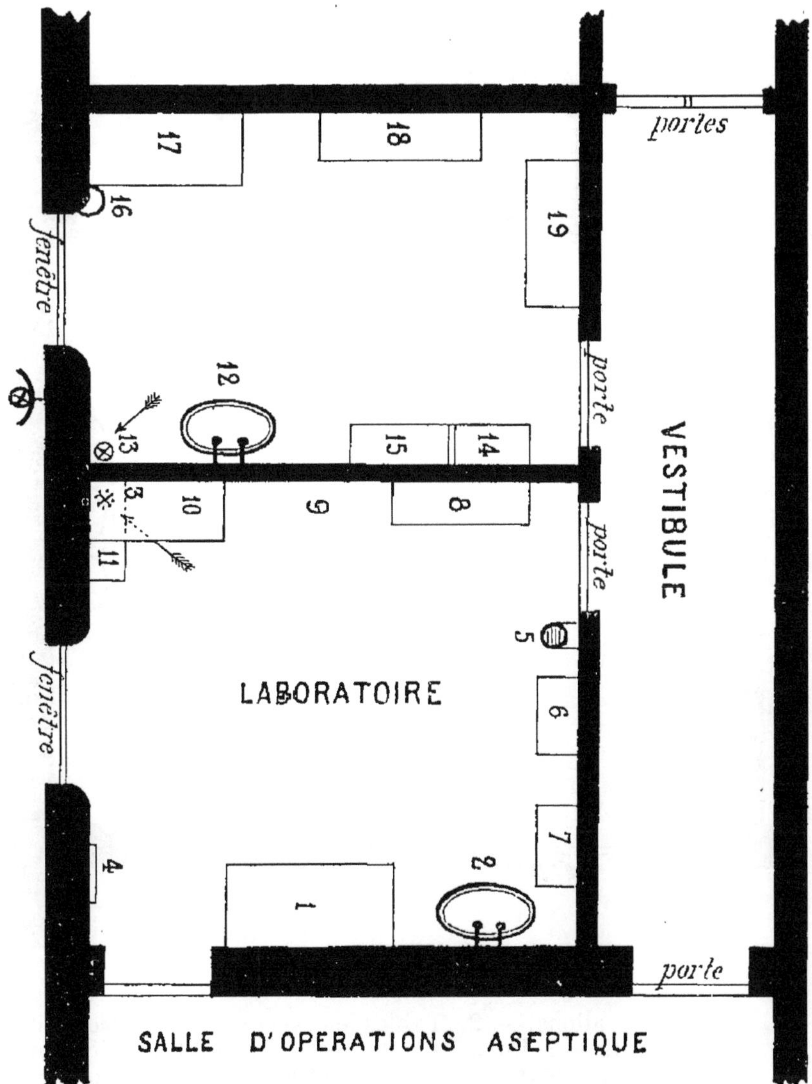

Fig. 22. — Laboratoire et petite salle d'opérations.

1. Calorifère pour la salle d'opérations. — 2. Lavabo. — 3. Ecoulement des eaux. — 4. Glace sans saillie. — 5. Filtre et tonneau pour eau filtrée. — 6. Eau bouillie chaude (appareil de Flicoteaux) (gaz). — 7. Eau bouillie froide (appareil de Flicoteaux). — 8. Tablettes pour pansements, quelques médicaments urgents : Permanganate, Bisulfite, Alcool, Ether, etc. — 9. Vitrine aux instruments. — 10. Etuve sèche et autoclave (gaz). — 11. Bouilleur d'instruments. — 12. Lavabo. — 13. Ecoulement des eaux. — 14. Bouilleur pour instruments. — 15. Eau bouillie chaude. — 16. Injecteur. — 17. Tablettes pour cuvettes. — 18. Tablettes pour instruments. — 19. Tonneaux contenant : Solutions de sublimé, Acide phénique, Acide borique.

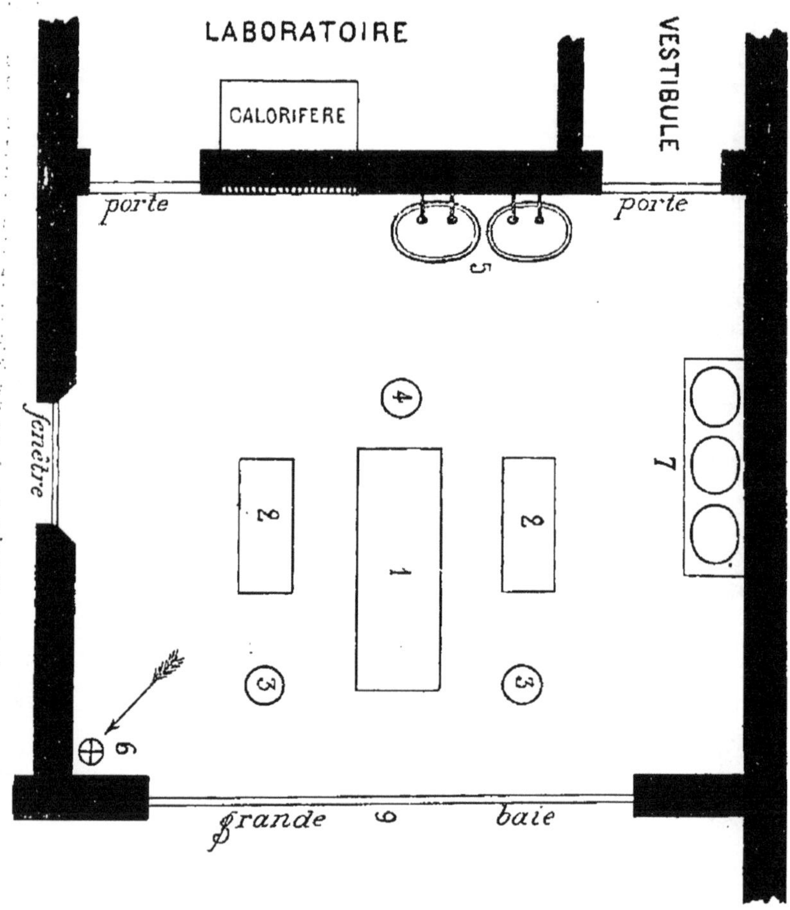

Fig. 23. — Salle d'opérations.

1. Table d'opérations. — 2. Tables en verre pour instruments et pansements. — 3. Porte-cuvettes. — 4. Tabouret du chloroformisateur. — 5. Deux lavabos donnant eau bouillie, chaude et froide. — 6. Ecoulement des eaux. — 7. Trois barils contenant : Solutions de sublimé, Eau oxygénée, Sérum. — 8. Bouche du calorifère et étuve pour linges. — 9. Baie d'éclairage, ayant 3 m. 50 sur 2 m. 40.

Salles d'opérations et laboratoire. — La seule partie intéressante à notre point de vue, c'est la partie chirurgicale, représentée ici par deux salles d'opérations et un laboratoire qui les sépare.

La figure 22 vous montre que la *petite salle d'opérations* est utilisée pour les pansements, les opérations sur les suppurants, qui n'exigent pas de préparatifs très grands : elle est éclairée au sud par une baie vitrée et contient un injecteur (16), une tablette pour les cuvettes et divers objets utiles (17), deux tablettes (18) pour quelques instruments, une autre (19) pour trois flacons d'acide borique, de sublimé et d'acide phénique, un bouilleur (15) pour vingt litres d'eau, un bouilleur (14) pour les instruments souillés, un lavabo (12). L'essentiel est que j'y trouve tout ce qui est utile pour le cas, sans avoir besoin de reporter quoi que ce soit dans le laboratoire attenant.

La *salle d'opérations ou d'asepsie* (fig. 23) proprement dite a 5 m. 15 sur 4 m. 15 et est éclairée à l'est par une large baie vitrée de 3 m. 50 sur 2 m. 40; une seule petite baie vitrée au sud est utilisée quand c'est nécessaire. Il n'y a, au milieu de cette salle, qu'une table d'opérations, deux tables pour les instruments, deux porte-cuvettes et trois tabourets. Sur les murs, pas d'autres appareils que trois tonneaux pour sublimé, acide phénique et sérum ; un lavabo à deux places (système Flicoteaux), un injecteur roulant. En somme, aucune saillie sur les parois qui sont peintes en blanc émaillé et dont les angles sont arrondis ; on peut les laver au moyen d'une lance aboutissant à un robinet qui est dans le laboratoire voisin. Cette salle d'opérations est chauffée par un calorifère, spécial pour atteindre 30°, qui se charge du côté du laboratoire, afin de ne pas souiller la salle de poussières ; la bouche de chaleur s'ouvre au-dessus d'une étuve à linge dans le mur de la salle d'opérations, sans aucune saillie sur le mur de cette salle. Le pavé est en carreaux blancs avec angles arrondis et une pente vers un des coins de la salle pour l'écoulement des eaux. Inutile de dire que l'autre salle d'opérations, le laboratoire et le couloir attenant à ces pièces sont pavés, peints au ripollin, et ont des angles arrondis, de la même manière.

Le *laboratoire* (fig. 22) contient un lavabo et un grand appareil de Flicoteaux pour l'eau filtrée, l'eau bouillie froide et l'eau bouillie chaude ; ces eaux sont portées par des tubes à travers le mur attenant à la salle d'opérations, pour leur répartition au-dessus des lavabos de cette salle. Le laboratoire contient, en outre, une petite glace encastrée dans le mur sans aucune saillie, un bouilleur pour les instruments souillés, une étuve sèche de Poupinel, un autoclave de Chamberland, la vitrine aux instruments, trois tablettes de verre pour les médicaments urgents, une table pour la préparation des pansements. Le calorifère de la salle d'opérations se charge dans ce laboratoire, comme je l'ai dit.

En résumé, tout est ici disposé pour la commodité de l'antisepsie et de l'asepsie. Pour l'asepsie, elle se pratique aisément dans la salle d'opérations dont les murs sont nus. Tout y est apporté avant chaque opération : dès qu'on est dans cette salle, opérateur, aides, sœurs, personne n'en sort plus, car on a tout à sa disposition : lavabo à eau chaude et froide bouillie, alcool, éther, permanganate, bisulfite, sublimé et sérum. On ne retourne dans le laboratoire qu'après l'opération.

Le personnel est revêtu de blouses et tabliers étuvés. Les opérés sont changés avant leur départ de la salle au moyen du linge chaud, demeuré dans l'étuve du calorifère, puis reportés dans leur lit au moyen du chariot roulant de Bonamy modifié ; de même, ces malades, anesthésiés dans leur chambre, sont apportés au moyen de ce chariot dans la salle d'opérations : pour les opérations importantes, ce transport a lieu sur le même palier du premier étage où accèdent toutes les chambres et l'opéré ne traverse que l'air chaud des couloirs sans refroidissement et sans secousses.

Je n'aurai guère omis, quand j'aurai ajouté que ces salles sont éclairées à l'électricité ; que les objets de pansement sont jetés dans une hotte émaillée qui est descendue extérieurement hors du bâtiment, qu'ils sont vidés et brûlés dans un brûloir au fond du jardin.

Enfin, si j'ajoute que cette maison chirurgicale est reliée à mon domicile particulier par le téléphone, j'aurai donné un aperçu de cette installation.

Il vous est facile de remarquer que : 1° j'ai essayé de la rendre aussi complète que possible, 2° que j'ai essayé également de la rendre aussi simple que possible, afin d'en faciliter l'entretien et l'extrême propreté.

Maintenant que nous savons comment, d'une part, se pratique la Petite Gynécologie et dans quelles conditions spéciales on doit oser la Grande Gynécologie, nous allons entrer à proprement parler dans le cœur de notre sujet et je n'aurai plus en vue que l'étude de chaque cas particulier. Nous commencerons par les déplacements génitaux et d'abord par les déviations utérines.

III

LES DÉPLACEMENTS UTÉRINS

I. — ANTÉDÉVIATIONS

Il faut distinguer l'antéversion et l'antéflexion : ce sont deux affections complètement distinctes.

I. — ANTÉVERSION

Anatomie. — L'utérus normal (fig. 24) étant placé dans l'axe du bassin, en légère antéflexion, on a de la peine à croire que l'antéversion peut être une ma-

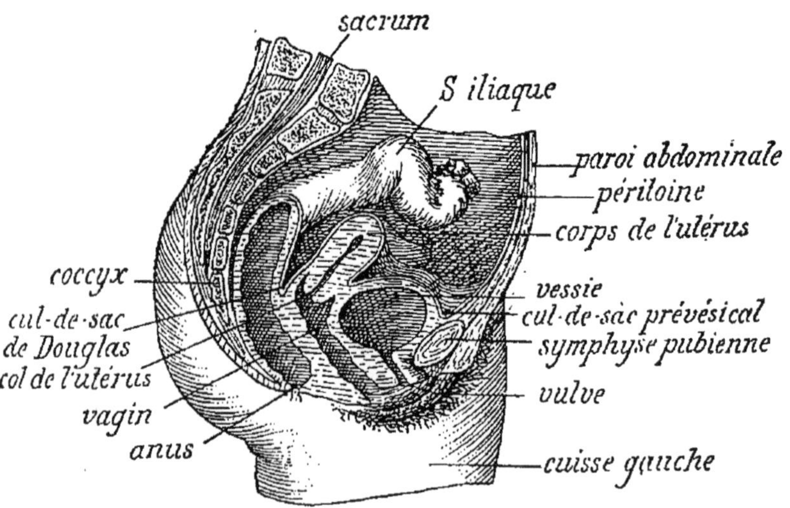

Fig. 24. — Organes génitaux de la femme, coupe antéro-postérieure.

ladie, et il faut savoir qu'en effet ce n'est une maladie que lorsqu'elle est exagérée. Dans l'antéversion-maladie, l'utérus a le fond tellement abaissé derrière la symphyse pubienne qu'il est parallèle à la paroi vaginale antérieure sur laquelle il repose, et il est *fixé* dans cette antéposition.

La métrite est la compagne obligée de cette antéposition et même souvent il y a de la paramétrite, c'est-à-dire de l'inflammation autour de l'utérus, des adhérences unissant le col (fig. 25) et surtout l'isthme au rectum ; il n'y a jamais d'adhérences en avant.

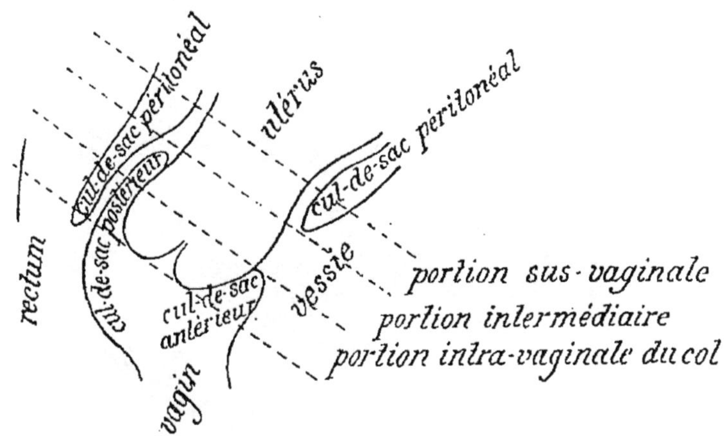

Fig. 25. — Rapports du col de l'utérus. (SCHRŒDER.)

Étiologie. — L'antéversion est une maladie *acquise :* elle n'est pas due à une malformation, elle est due à un *accouchement*; la *métrite* s'est déclarée et elle a fixé l'utérus dans cette mauvaise situation. Parfois vous trouverez un myome dans la paroi antérieure de l'utérus, et vous vous rendrez compte ainsi que l'utérus ait basculé en avant.

Symptômes. — Cela ne survient pas tout d'un coup. Quand on examine ces femmes-là, on ne s'attend pas d'ordinaire à cette déviation ; et, d'ailleurs comparée à toutes les autres déviations, l'antéversion est certainement *rare :* c'est une affection exceptionnelle.

1° *Fonctionnels*. — Le syndrome utérin, dont je parlerai plus tard : leucorrhée, métrorrhagie, douleurs utérines et réflexes, est plus ou moins complet. Mais ce qui est plus spécial, c'est le *ténesme vésical*, l'envie

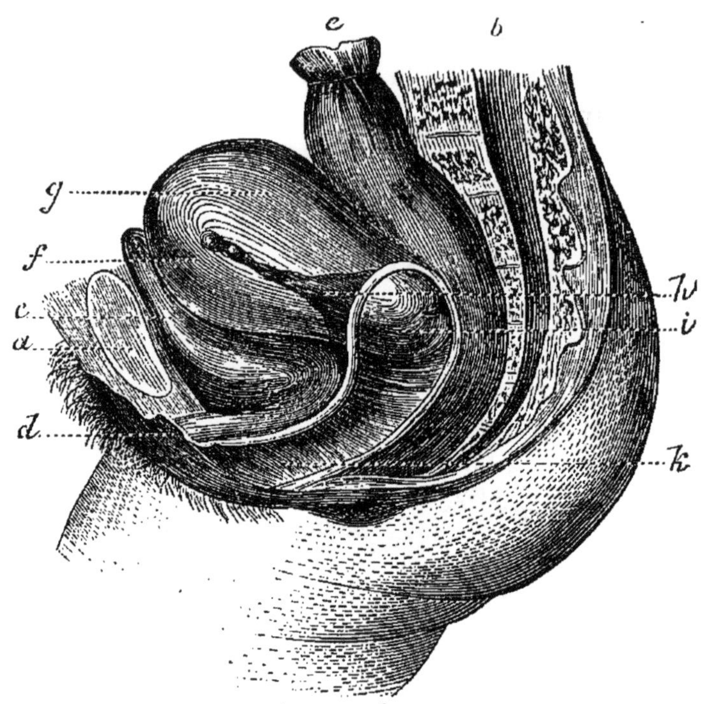

Fig. 26. — Coupe du bassin vu de profil, représentant l'antéversion de l'utérus, dans les premiers temps de la grossesse.

a, pubis droit; *b*, le sacrum; *c*, la vessie; *d*, l'urètre; *e*, le rectum; *f*, la trompe et ligament du côté gauche de l'ovaire; *g*, corps de l'utérus; *h*, portion latérale de l'utérus qui n'est point recouverte du péritoine; *i*, museau de tanche; *k*, le vagin. (Boivin et Dugès.)

trop fréquente d'uriner, la douleur en urinant, dues à la compression du fond de l'utérus sur la vessie : on croirait à une cystite, mais comme il n'y a pas de pus dans les urines, on est fixé, puisqu'il n'y a pas de cystite sans pus.

2° *Physiques*. — Le palper bimanuel vous fait sentir l'utérus renversé, couché sur la paroi vaginale antérieure. Le toucher renseigne sur la situation du col, qui est très en arrière, très loin dans le cul-de-sac postérieur, à ce point même que le doigt l'atteint difficilement et qu'en introduisant l'index on sent mieux le fond de l'utérus basculé et saillant sur la paroi vaginale antérieure qu'on ne sent le col, enfoncé très en arrière. L'utérus (fig.26) est rectiligne dans cette position : fond en avant, col en arrière ; il est fixé en arrière et il est gros par congestion ou par inflammation. Il est souvent douloureux à la pression ; il faut rechercher s'il n'y a pas de fibrome et ne pratiquer l'hystérométrie que très exceptionnellement. L'emploi du speculum ne sert à rien pour le diagnostic.

Le pronostic est celui de la métrite, d'autant moins guérissable que l'antéversion la perpétue.

Traitement. — A quoi sert de redresser l'utérus et de le masser, s'il est fixé en antéversion? Il ne bougera pas ou reviendra de suite à sa mauvaise position.

Il faut d'abord soigner et *guérir la métrite* (Voy. *Métrite*); souvent alors l'utérus pourra remonter. S'il ne remonte pas, l'*hystéropexie abdominale* est ce qu'il y a de mieux à faire.

II. — ANTÉFLEXION

Moins rare que l'antéversion, l'antéflexion constitue aussi une véritable entité ; elle est bien personnelle, l'antéflexion ! Elle est de plus fréquente.

Anatomie. — La *fixité* de l'antéflexion est la condition sans laquelle ce n'est pas une maladie. C'est facile à comprendre, puisque l'utérus normal est lui-même en antéflexion, le corps formant avec le col un angle d'environ 140° (fig. 27). Pour que l'antéflexion soit pathologique, il faut que cet angle soit plus petit, plus aigu, et il faut encore que cet angle soit fixé. Ce n'est pas l'utérus qui est fixé, ou plutôt il l'est parfois par des adhérences de l'isthme au rectum, qui

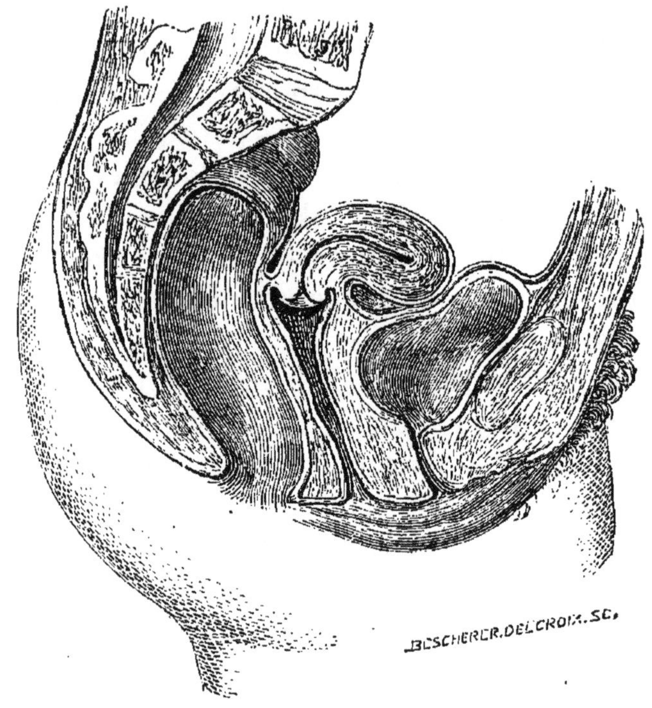

Fig. 27. — Antéflexion, degré moyen.

est en arrière ; mais ces adhérences péri-utérines manquent souvent. C'est l'angle qui est fixé ; en d'autres termes, le corps est si bien plié sur le col qu'on ne peut réduire cette plicature ; même quand l'utérus est enlevé, on ne peut pas toujours redresser l'utérus, et, si on le redresse, l'angle se reproduit aussitôt qu'on cesse l'effort de redressement. G. Thomas a donc distingué trois formes : cervicale quand le col va à la rencontre du corps ; corporelle, quand c'est le corps qui se penche sur le col, et cervico-corporelle quand l'utérus est tellement fléchi sur sa paroi antérieure que le fond touche presque le col, l'angle étant très aigu.

Trois lésions sont alors rencontrées : la paroi postérieure s'amincit au sommet de l'angle et il faut retenir ce fait, quand on introduit l'hystéromètre, crainte de perforer l'utérus; le fond se congestionne sans cesse et ne revient jamais à son volume primitif, il reste gros; l'isthme est rétréci, moins perméable, il y a de la sténose au niveau de l'angle : le même résultat se produit si on plie un drain en caoutchouc sur lui-même.

Étiologie. — L'antéflexion est congénitale ou acquise.

1° *Congénitale* est un mot inexact ; infantile vaut mieux, car c'est dans la première enfance que l'antéflexion se produit et s'exagère. Il paraît que la paroi antérieure du vagin ne s'allonge pas assez, elle reste trop courte, et elle tire en avant le fond de l'utérus ; il est constant que le col s'allonge trop, car vous n'ignorez pas que dès la naissance le col forme les 2/3 de l'utérus, le corps étant très court; cette disposition infantile a donc le tort de persister et vous vous en apercevrez : le col est allongé en cône, en museau de tapir, tapiroïde. L'allongement du col fera penser à l'origine infantile.

2° *Acquise* au moment de la puberté, quand les règles apparaissent ou dans les années qui suivent. La métrite est incriminée, parce qu'elle est fréquente, parce qu'on trouve souvent l'utérus gros, lourd, congestionné au fond, parce que parfois des adhérences postérieures unissent l'isthme et l'angle de flexion au rectum. Je crois pour ma part à l'influence du corset, à l'entéroptose, à la ptose. Nombreuses sont les jeunes filles qui se serrent avec un corset au point de déformer leurs côtes, rétrécir leur creux épigastrique, verticaliser leur estomac, ptoser le contenu de leur abdomen. Et alors l'utérus qui ne demande normalement qu'à être en antéflexion se fléchit de plus en plus sous la poussée des viscères et son fond bascule derrière le pubis : l'antéflexion normale s'exagère et devient pathologique.

Symptômes. — 1° *Fonctionnels.* — Ne croyez pas que je vais vous énumérer le syndrome utérin, les troubles du voisinage, les réflexes ; quand la métrite existe, ces signes existent. Mais la métrite manque souvent ou ne survient que très tard, après des années, et l'affection n'est pas primitivement douloureuse.

Dans l'ensemble, ces femmes-là ne souffrent pas en temps ordinaire. Elles marchent, elles s'occupent, elles ne se plaignent pas. Seulement leurs règles sont douloureuses, elles sont stériles. Voilà pourquoi elles vous consultent.

La *dysménorrhée*, ce sont les règles douloureuses, dès l'apparition de quelques gouttes de sang : coliques dans le bas-ventre, douleurs dans les reins, au creux de l'estomac, vomissements, état général simulant le péritonisme, sans ballonnement abdominal, refroidissement de tout le corps, visage grippé. C'est la migraine abdominale des arthritiques peut-être, mais sûrement tout cet ensemble de symptômes se rattache à la sténose de l'utérus antéfléchi. Après quelques heures, rarement quelques jours, tout rentre dans l'ordre, il n'y paraît plus. Et la *stérilité* est la compagne de ces lésions et de ces troubles. Santé suffisante, mariage, existence normale, et pourtant pas d'enfants : les spermatozoïdes ne franchissent pas le col, l'isthme les arrête.

2° *Physiques.* — Pas de difficultés pour établir le diagnostic. Le *col* est souvent dans l'axe du vagin, un peu épaissi ou au contraire tapiroïde. Si vous le trouvez épais, enflammé, songez à l'antéflexion ac-

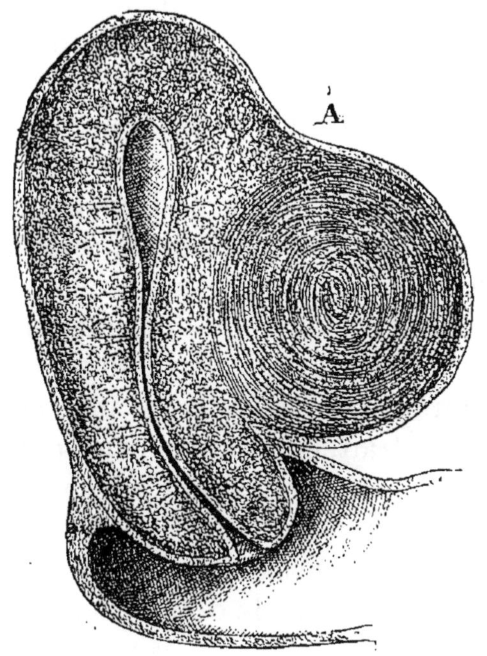

Fig. 28. — Tumeur fibreuse dans la paroi antérieure de l'utérus simulant l'antéflexion. (EMMET.)

quise, à la métrite concomitante. Si vous le trouvez effilé, pointu, tapiroïde, songez à l'antéflexion congénitale. Cherchez encore le fibrome possible au fond de l'utérus, l'annexite trop fréquente, parce que les infections génitales trouvent dans ces utérus pliés un terrain excellent de propagation. Le palper bi-manuel vous révèle le sillon qui sépare le col du *corps*, vous suivez latéralement la continuité de l'un à l'autre. Vous pensez que cela pourrait être une *trompe* ou un *ovaire* placé au-devant de l'utérus, mais vous ne faites pas la confusion, parce que l'annexe est alors douloureuse, se déplace souvent sur l'utérus et ne se continue pas avec le col; de même un *fibrome* (fig. 28) semble se déplacer sur l'utérus. Le diagnostic d'antéflexion est souvent facile.

Pronostic. — Il varie selon la cause, ainsi d'ailleurs que le traitement dont dépend ce pronostic : à part la stérilité, l'antéflexion ne serait pas grave et les règles peuvent même parfois cesser d'être douloureuses ; mais la métrite est toujours menaçante et c'est pourquoi il y a grand avantage à soigner de bonne heure cette antécoudure. J'ai soigné beaucoup de ces jeunes femmes dysménorrhéiques : la dilatation m'a souvent suffi à diminuer ou faire disparaître leurs douleurs menstruelles et à favoriser la conception. Je suis de plus en plus convaincu de la nécessité du traitement approprié, pour faire disparaître la dysménorrhée, pour amener une grossesse et pour éviter une métrite.

Traitement. — Est-ce congénital? est-ce acquis? Tout est là. Et au cas de doute, c'est une lésion acquise.

1° *Congénitale*, l'antéflexion entraîne simplement dysménorrhée et stérilité et ces deux conséquences sont dues à la sténose de l'isthme. Il faut faire la *dilatation*, 2 ou 3 fois par mois, avec de petites bougies de Hégar et plus tard une fois par mois. On met deux valves, on pince la lèvre antérieure du col avec une pince tire-balle et on introduit au-dessous dans le col une bougie de Hégar. Précaution indispensable : avoir des instruments bouillis ou flambés, un vagin désinfecté au préalable très soigneusement. Et sans cette précaution, il vaut mieux ne pas toucher à ces jeunes femmes, car on risque alors de les rendre très malades. C'est simple, mais délicat, sachez-le.

2° *Acquise*, l'antéflexion exige d'abord la *guérison de la métrite*. En même temps on dilate, on cautérise légèrement la muqueuse, on place même un drain dans l'utérus ou la tige de Lefour. Mon drain intra-utérin en gomme étuvé est très commode, et pourtant je m'en sers peu, parce que je crains la présence des corps étrangers dans l'utérus. J'ai acquis la certitude qu'ils ne sont innocents qu'à la condition d'être désinfectés *chaque jour*, tout à fait de la même manière qu'on nettoie tous les jours les fausses dents posées par les dentistes. Il s'agit de guérir et non pas d'infecter. Employez donc les drains, c'est très bien, mais à la condition que vous ayez le temps de les désinfecter chaque jour. Alors vous pourrez les laisser 8 à 15 jours, ils redresseront parfaitement l'utérus.

La cunéohystérectomie, l'hystéropexie abdominale sont des opérations tout à fait exceptionnelles pour l'antéflexion. Les pessaires sont nuisibles et le massage douteux. La dilatation reste le principal moyen.

II. — RÉTRODÉVIATIONS

La rétroversion et la rétroflexion peuvent être confondues, parce qu'elles reconnaissent mêmes

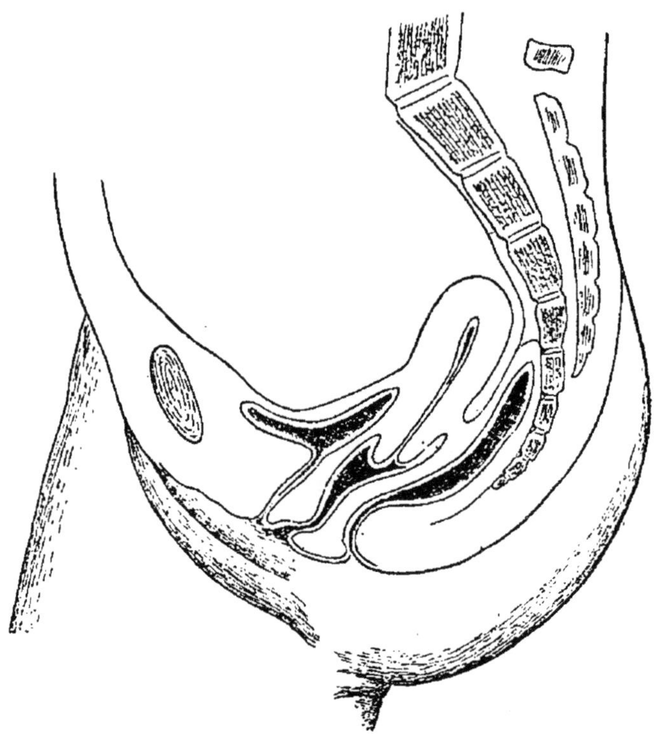

Fig. 29. — Rétroversion au premier degré.
(S. Bonnet et Paul Petit.)

causes, même évolution, même traitement. Ces rétrodéviations ne sont plus des affections rares comme l'antéversion; ce sont des affections fréquentes, car Sænger en relate 188 cas sur 700 malades gynécologiques, c'est-à-dire 15 0/0; Delbet donne 25 0/0 et Legueu 37 sur 200.

Dans ma statistique, j'ai 20 0/0.

Anatomie. — En raison de sa grande fréquence, cette maladie doit être bien connue. Il n'y a pas que

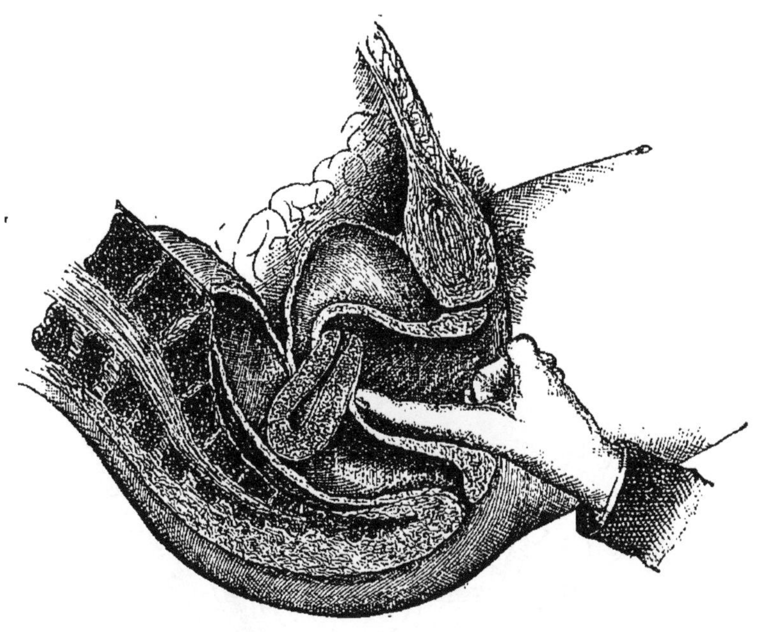

Fig. 30. — Utérus en rétroversion, au 2e degré. (Emmet).

la déviation, il y a souvent aussi des lésions concomitantes.

La *déviation* peut être une *rétroversion*, le fond de l'utérus bascule en arrière et appuie sur le rectum, tandis que le col se porte en avant derrière le pubis, l'utérus reste rectiligne. Schultze a indiqué un moyen pour juger du degré de cette version : si le fond de l'utérus repose sur les vertèbres sacrés, il s'agit d'un premier degré (fig. 29); il s'agit, au contraire, d'un degré très avancé, quand ce fond repose sur les vertèbres coccygiennes et remplit le cul-de-sac de Douglas (fig. 30). Fait très important et sur lequel je reviendrai à propos des prolapsus, l'utérus est généralement abaissé et le périnée mince ou déchiré.

La *rétroflexion* (fig. 31) consiste dans la coudure du corps sur le col de l'utérus, de sorte que ces deux

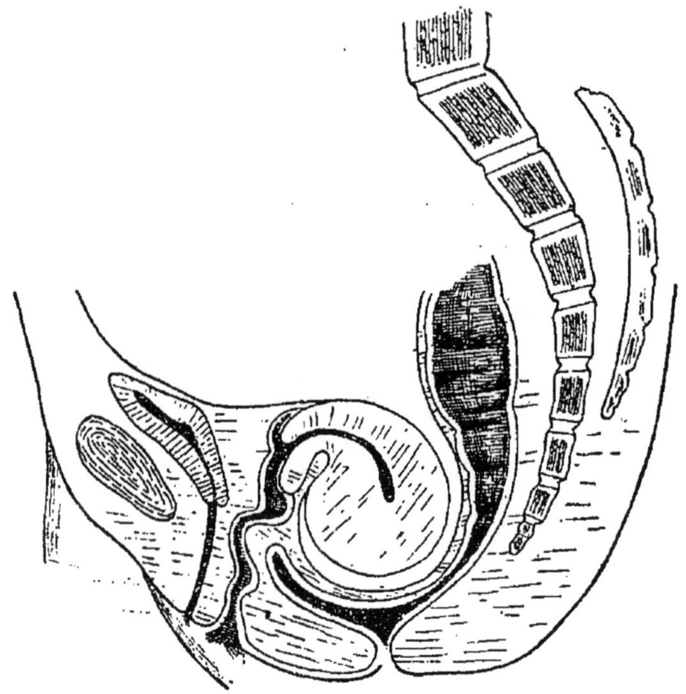

Fig. 31. — Rétroflexion. (S. BONNET et Paul PETIT.)

moitiés de l'utérus tendent à se rencontrer et forment un angle aigu ouvert en arrière et en bas.

Les *lésions concomitantes* sont fréquentes : la *métrite* est la compagne ordinaire de la rétrodéviation : l'utérus est gros, enflammé, et dans la rétroflexion le fond de cet organe est très augmenté de volume, parce qu'à chaque menstruation le sang y stagne, la congestion ne s'y résout jamais complètement, la circulation y est interrompue. Ne vous étonnez pas de trouver ceci : utérus gros par le fond, abaissé, prolapsus utérin et vaginal, annexite.

Oui, malheureusement, l'*annexite* est fréquente ; elle est habituelle lorsqu'il y a des adhérences du fond de l'utérus à la paroi postérieure de l'excavation pelvienne et au rectum. Ces adhérences sont tantôt longues, élastiques, mobilisables, tantôt courtes, fibreuses, et fixent l'utérus tout à fait en arrière. Au milieu d'elles, la salpingo-ovarite unilatérale est souvent rencontrée, avec prolapsus ovarien.

L'utérus étant ainsi rapproché de la concavité du sacrum et du périnée se trouve à un niveau inférieur à l'état normal et en outre les ligaments larges sont allongés, étirés, les ligaments ronds relâchés. Les ligaments utéro-sacrés s'allongent dans la rétroversion, ils restent normaux dans la rétroflexion.

Étiologie. — Ces lésions complexes, contemporaines de la rétrodéviation, rendent compte du mécanisme de ce déplacement. Il y en a une variété congénitale, dit-on. N'y pensons pas, c'est si rare. Considérons que la rétrodéviation est une maladie *acquise*.

Acquise, comment? Oh! d'une manière très simple, par un mécanisme très efficace : le *lever prématuré après l'accouchement ou l'avortement*. Cela se passe ainsi : la femme accouche ou avorte sans complications hémorrhagiques ni fébriles, et quatre ou cinq jours après elle se lève, elle marche, portant dans son bas-ventre un utérus qui n'a pas régressé et qui est lourd. Le périnée qui vient de se distendre au moment de l'accouchement n'est pas solide, il soutient mal le poids de la matrice. Les ligaments utérins sont tiraillés, allongés et le plus faible d'entre eux qui est le ligament rond cède le premier, de sorte que le fond de l'utérus se renverse en arrière; les replis des ligaments larges (fig. 32) cèdent à leur tour, et, quand le fond de l'utérus s'est porté en arrière, le poids de la masse intestinale tend encore à augmenter la version ou la flexion. Martin ajoute

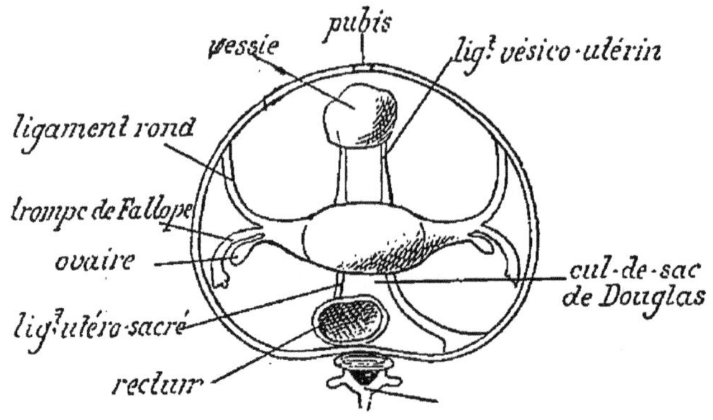

Fig. 32. — Utérus et ligaments larges, vue d'en haut.

que la paroi antérieure de l'utérus donnant insertion au placenta est plus mince et plus faible et, devenant moins résistante, laisse l'organe se plier en arrière. Vous savez que j'ai, pour ma part, constaté cette grande fréquence de l'insertion du placenta sur la face antérieure de l'utérus (1) : l'amincissement et la faiblesse de cette paroi jouent sans doute un rôle d'adjuvance.

Il se peut que les rétrodéviations qu'on rencontre, ainsi que le prolapsus, chez les femmes âgées, tiennent à une autre cause. Et quant à la rétroflexion de

(1) Fournier, La loi utérofœtoplacentaire (*Bulletin de la Société obstétricale*, avril 1899).

l'utérus gravide dont je ne veux pas parler ici, je vous rappelle qu'elle se produit dans les quatre premiers mois de la grossesse (fig. 33 et 34) lorsque l'utérus vient buter contre un promontoire saillant.

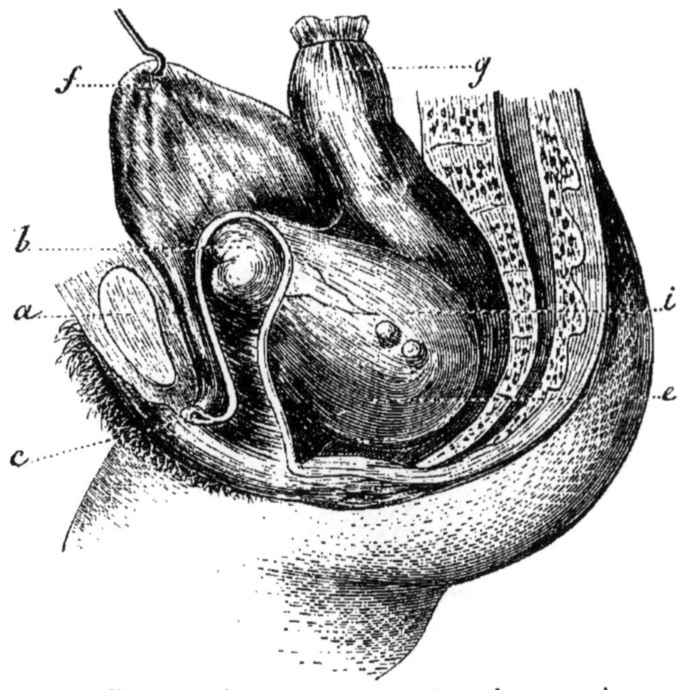

Fig. 33. — Rétroversion de l'utérus dans les premiers temps de la grossesse.

a, pubis droit; *b*, museau de tanche; *c*, canal de l'urètre; *d*, vagin; *e*, corps de l'utérus; *f*, vessie dans son plus grand développement; *g*, le rectum; *h*, angle sacro-vertébral; *i*, coupe de la trompe et du ligament de l'ovaire gauche. (Boivin et Dugès.)

Symptômes. — D'ordinaire la rétrodéviation se produit insidieusement; mais, de temps à autre, on voit une femme qui affirme qu'un déplacement s'est produit au moment où elle allait à la selle, où elle soulevait quelque fardeau.

1° *Fonctionnels.* — Le syndrome utérin est fréquemment observé, la plupart de ces femmes ayant de la métrite ; mais ce n'est pas le point essentiel à connaître. Les *douleurs lombaires* constituent un symptôme qu'il faudra fouiller, parce que souvent ces douleurs sont ressenties depuis les lombes jusqu'au coccyx, la coccygodynie étant aussi rencontrée. Réfléchissez que l'utérus est renversé et

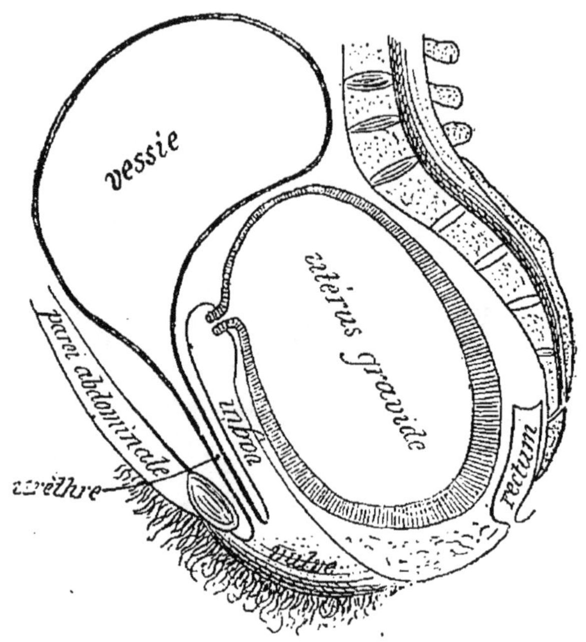

Fig. 34. — Utérus gravide en rétroversion.

appuie sur le rectum et vous vous expliquez la douleur dans la situation assise; au moment de la défécation, le passage du bol fécal entraîne parfois de vives douleurs. Certes, s'il n'y a ni métrite, ni salpingite, ni adhérences, s'il n'y a qu'une rétroversion mobile, ces douleurs peuvent manquer ; mais elles sont au contraire très accusées pour peu qu'il se produise quelque inflammation, ce qui est l'habitude. Ajoutons la *constipation*, une sensation de pesanteur à la vulve, de corps étranger à l'anus, des mictions douloureuses sans cystite. Ces signes sont parfois si bien décrits par les malades qu'on pense de suite à rétroflexion, fibrome, salpingite prolabée, en les entendant raconter.

Il y a en ce moment, dans le service, deux malades qui sont entrées pour cette raison : la première, qui a 22 ans, a eu deux grossesses terminées par des accouchements normaux, mais s'est toujours levée au quatrième jour ; à l'occasion d'une fausse couche, la voilà atteinte de métrite et elle vient nous consulter. Nous lui avons trouvé un utérus en rétroversion, un peu adhérent, pas d'annexite. Je lui ai fait un curetage et on lui désinfecte l'utérus avant de pratiquer une hystéropexie. La seconde est accouchée il y a cinq ans et ne se rappelle pas bien le début de ses douleurs lombaires : aujourd'hui elle est incapable de marcher, tant elle souffre du bas-ventre; son utérus est d'un volume double de l'état normal, la trompe gauche est prolabé, et du volume d'une mandarine ; elle a de la salpingite gauche et de la métrite. Le repos va tout calmer et dans quelques jours nous apprécierons l'importance des lésions. Je pourrais vous citer encore le cas de cette femme qui,à sa sixième grossesse,était atteinte d'une rétroflexion gravidique de trois mois, de vomissements, hyperthermie, douleurs et d'un mauvais état tel que j'ai dû provoquer l'avortement. Trois mois plus tard, je pratiquais une hystéropexie vaginale pour remédier à la rétroflexion qui persistait, et maintenant elle est complètement guérie. Bien d'autres exemples, passés sous nos yeux et par nos mains, vous démontrent la nature de cette affection encore mal connue et qu'il faut rechercher pourtant à son origine.

2° *Physiques.* — Le toucher ne suffit pas, l'hystérométrie est difficile et parfois dangereuse, simple moyen de contrôle d'ailleurs. Le palper bimanuel est tout : vous trouvez un col dans l'axe du vagin ou au contraire dévié; dans la rétroversion il est dévié en avant derrière la symphyse ; dans la rétroflexion, il est dans l'axe ou dévié en arrière à la rencontre du cul-de-sac postérieur. Derrière ce col, vous percevez une tuméfaction habituellement douloureuse, qui est le corps de l'utérus plus ou moins fléchi. Vous pensez que cette tuméfaction, occupant le cul-de-sac postérieur, peut bien être un fibrome, une salpingite, une hématocèle. Une *hématocèle*, c'est mou, fluctuant, et d'un début souvent bien brusque; nous y reviendrons plus tard. Un fibrome, une salpingite, c'est plus difficile à dire. D'abord, et notez bien ce point, il est capital : quand vous examinez une femme, cherchez l'utérus et trouvez-le, et ne soyez jamais satisfaits quand vous ne l'avez pas trouvé : il faut le percevoir et pour y parvenir, connaissant sa situation normale, vous le chercherez derrière le pubis. La main abdominale et le doigt vaginal cherchent à préciser le fond de l'utérus, à le rencontrer dans le cul-de-sac antérieur du vagin, à se le renvoyer de l'un à l'autre, à le faire ballotter, à le nettement constater à sa place. Est-il à sa place ou n'y est-il pas? En cas de *fibrome* ou de *salpingite*, il doit y être, sauf quelques exceptions. S'il n'y est pas, cherchez-le latéralement et enfin en arrière où l'a entraîné peut-être la tumeur ou l'annexite. Généralement le fibrome ou l'annexite du Douglas renvoient le corps de l'utérus en avant. — Un second moyen consiste à rechercher sur la face postérieure de l'utérus la crête médiane, signalée par Le Dentu ; mais elle manque souvent. — Un meilleur procédé est de tâcher de suivre le bord de l'utérus sur le côté, depuis le col jusqu'au fond, afin de se rendre compte si l'angle aigu que forme la flexion supposée est réellement bien dû à cette flexion. Bien que ce diagnostic soit souvent malaisé, il est possible le plus souvent et il faut y insister. Il n'y a que dans le cas où le fibrome ou l'annexite sont soudés au corps même de l'utérus et ne présentent aucune indépendance, qu'on se trouve réellement embarrassé. L'hystéromètre pourra être utilisé, en dernier lieu, s'il le faut, ou bien on pratiquera l'exploration de la paroi postérieure de l'utérus, après incision du cul-de-sac de Douglas.

Marche. — D'une manière générale, il y a des formes très distinctes de rétrodéviations.

La rétroversion mobile reste souvent ignorée. Utérus non enflammé, renversé, n'est nullement synonyme de douleur, de malaise; c'est la *première phase, indolente*. Dans une *deuxième phase, la douleur* se montre avec le siège et la persistance que nous savons : la métrite est apparue, fatale, car c'est une question de temps ; les sécrétions utérines s'accumulent au-dessus de l'isthme, au fond de la cavité utérine et ne peuvent s'écouler librement. Si donc, par hasard, vous examinez de jeunes femmes et leur trouvez une rétrodéviation mobile, soyez assurés que bien des maux les attendent dans l'avenir. Dans la seconde phase, quand existent la *métrite* et les *adhérences postérieures*, vous les voyez venir vers vous péniblement, à demi penchées comme des infirmes, comme la malade dont je vous ai rapporté le cas récent. Elles boitent de leur utérus endolori. La souffrance s'installe désormais et elles vont incarner l'éternelle douleur. Nul ne peut s'en étonner:

jamais organes génitaux ne furent plus mal situés que chez elles, l'utérus tourné et plié à l'envers, soudé contre le rectum, buté sur un ovaire endolori. Des micro-organismes ont passé dans ces organes génitaux, ainsi que dans bien d'autres; mais, trouvant le terrain excellent pour s'y développer, ils ont déterminé la métrite et les adhérences et même dans une *phase ultime l'annexite* apparaît. Et ce n'est pas tout encore : la neurasthénie est survenue par surcroît : deux maladies se rencontrent, l'état général faiblit après l'état local.

Il n'entre pas dans ce plan de vous parler de la rétroflexion de l'utérus gravide avec la rétention d'urine, la constipation, l'obstruction intestinale qu'elle provoque. Sachez seulement et retenez le pronostic de la rétrodéviation non soignée, la métrite, la paramétrite, la salpingo-ovarite, conséquences inévitables et dangereuses.

A un point de vue très pratique, Trélat divisait ces rétrodéviations en mobiles, réductibles et irréductibles par suite de la variété de leurs adhérences ; cette division doit être retenue.

Traitement. — Labadie-Lagrave et Legueu ont parfaitement donné les indications du traitement.

Cependant, si vous lisez ce traitement dans un grand nombre d'ouvrages, vous verrez figurer un traitement médical, dont la raison d'être est la nécessité où on se croit de faire quelque chose, quand la malade refuse une intervention sérieuse.

Pour mon compte, je me demande dans quel but on réduit l'utérus rétrodévié, quand on ne le fixe pas ensuite. On met la femme dans la position genu-pectorale et on réduit la rétroversion, quand elle est mobile ou quand les adhérences sont lâche et insignifiantes. Oui, certes, on le réduit, quand il y a rétroversion, soit avec les mains, ce qui peut encore aller, soit avec un hystéromètre un peu gros, moyen dangereux, parce qu'on peut perforer ; mais on ne le réduit pas, s'il est en rétroflexion, puisqu'il y a des cas où on ne peut réduire cette flexion, même quand on prend dans la main l'utérus enlevé, après une hystérectomie. On ne réduira donc que la rétroversion. Et quand on est parti, que devient l'utérus ? Il retourne au rectum ; il reprend sa courbure pathologique.

D'autres essaient de le fixer au moyen d'un tampon placé derrière le col, d'autres emploient les pessaires (fig. 35).

Terrier dit qu'il a du pessaire une « horreur instinctive ». Pessaires de Dumontpallier en anneau, de Hodge, de Schultz, de Gaillard Thomas, de n'importe qui, des gynécologues très connus et très autorisés les conseillent. Et moi, j'ai beau faire, j'ai beau désirer y croire, leur trouver des avantages, je ne le puis. S'il ne m'appartient pas d'imposer mon jugement sur eux, tant pis, je le donne tout de même : je n'y crois pas. Je ne vois pas comment ces anneaux, ces boucles peuvent maintenir un utérus redressé. Dans une rétroversion mobile, oui, à quoi sert de placer un utérus à charnière en antéversion, et de tenter de l'y maintenir avec un pessaire ? Le pessaire

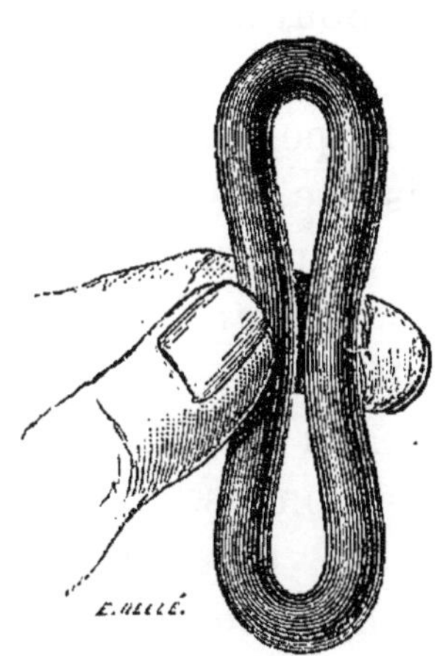

Fig. 35. — Manière de saisir le pessaire à anneau.

sera tout aussi mobile que l'utérus, il se mobilisera avec l'utérus, car il manque de point d'appui solide et efficace. Il ne s'appuie que sur des tissus mous pour remonter des tissus mous, sur la paroi vaginale antérieure pour repousser le cul-de-sac vaginal postérieur, il est tout entier contenu dans un conduit extensible et glisse constamment sur la symphyse. Il est très insuffisant. Et, ce qui est pis, il est nuisible. Tout corps étranger maintenu dans les voies génitales ne peut être indifférent que s'il peut être tous les jours nettoyé, désinfecté d'une manière complète. Or, on ne peut soutenir qu'une personne très soigneuse soit capable de chaque jour désinfecter complètement son pessaire, de n'introduire avec lui aucun germe; même exceptionnellement il faut bien que cela arrive. L'utérus est là, rétrodévié, mobile encore, qui n'attend que ce germe pour s'enflammer. Et voyez le résultat: la femme ne souffrait pas encore ou fort peu; vous avez mis un pessaire, la métrite s'installe et voici les malaises et voici venir le cortège des rétrodéviations douloureuses.

Aussi, dans les *rétrodéviations mobiles* indolores, contentez-vous de surveiller l'utérus, de faire tenir en bon état de propreté le vagin. Si quelques douleurs apparaissent, c'est qu'il y a congestion excessive, inflammation: pratiquez un curetage, une simple cautérisation, une simple dilatation de l'utérus, toujours mobile, pratiquez encore un drainage très antiseptique après le redressement de l'utérus. Ces moyens seront bons, s'ils sont employés avec prudence. Mais la plus simple et la plus rapide méthode est l'intervention. Si vous êtes certains de votre antisepsie, fixez l'utérus soit à la paroi abdominale, soit au vagin. Gardez toujours dans l'esprit cette idée que la rétrodéviation peut devenir grave. L'opération d'Alexander ou raccourcissement des ligaments ronds est spécialement proposée pour les rétrodéviations mobiles et donne de bons résultats.

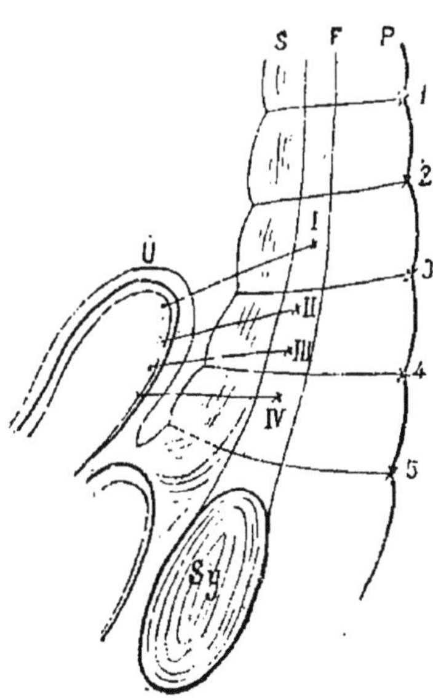

Fig. 36. — Hystéropexie abdominale : procédé de F. Terrier.

Schéma représentant le bassin en coupe verticale et médiane, et les fils serrés.) Sy, symphyse pubienne ; U, utérus ; S, séreuse péritonéale ; F, fascia sous-péritonéal, aponévroses et muscles de la paroi abdominale ; P, peau et tissu cellulaire sous-cutané ; I, II, III, IV, fils fixateurs de l'utérus ; 1, 2, 3, 4, 5, points de suture de la plaie abdominale. (BEAUDOIN.)

Dans les *rétrodéviations adhérentes*, s'il n'y a pas d'annexite, la vagino-fixation ou *hystéropexie vaginale antérieure*, opération de Schüking, Mackenrodt, Pichevin, donne une antéversion qui persiste ensuite, car on suture l'utérus à la paroi vaginale antérieure. On prétend que les grossesses consécutives sont dangereuses, je ne l'ai pas encore observé ; mais il faut attendre l'expérience de l'avenir, car cette opération, qui m'a paru efficace et non dangereuse, doit être maintenant surveillée à ce sujet.

L'*hystéropexie abdominale* (fig. 36 et 37), faite par les procédés de Laroyenne, Terrier, Pozzi, Legueu, est une bonne opération, très courte, qui attache l'utérus à la paroi abdominale, le soulève en antéversion légère. Trois ou quatre fils sont passés à travers la paroi antérieure de l'utérus et dans le péritoine pariétal et les muscles, puis la plaie abdominale est refermée.

La laparotomie nécessitée par cette intervention a l'avantage de mettre sous les yeux l'utérus et les annexes et, au cas de salpingite, on enlève la trompe et l'ovaire malades dans la même séance.

L'*opération d'Alquié Alexander* (fig. 38) ou raccourcis-

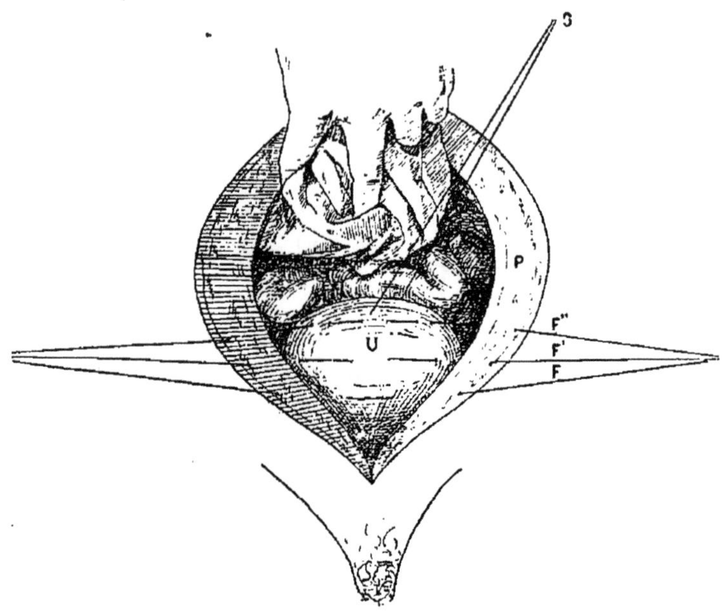

Fig. 37. — Hystéropexie abdominale : procédé de F. Terrier. U, utérus ; F F' F", fils fixateurs (anses avec points passés) ; S, fil de soie destiné à amener l'utérus en avant pendant l'opération et à le maintenir ; P, paroi abdominale. (DUMORET.)

sement des ligaments ronds nécessite deux très grandes plaies abdominales et la recherche parfois ardue des ligaments ronds dans les canaux inguinaux ; elle est plutôt utilisée dans la rétrodéviation mobile.

Inutile de s'embarrasser d'une foule d'autres opérations qui ont été proposées : ce sont là les principales, elles reconnaissent déjà chacune des indications un peu spéciales. Cependant il est certain que l'avenir précisera encore plus nettement le domaine des indications de chacune d'entre elles.

Pour ma part, j'ai grande tendance à préférer l'hystéropexie vaginale.

Et j'ajoute enfin ceci, c'est qu'avant de les employer, il faut toujours désinfecter la cavité utérine,

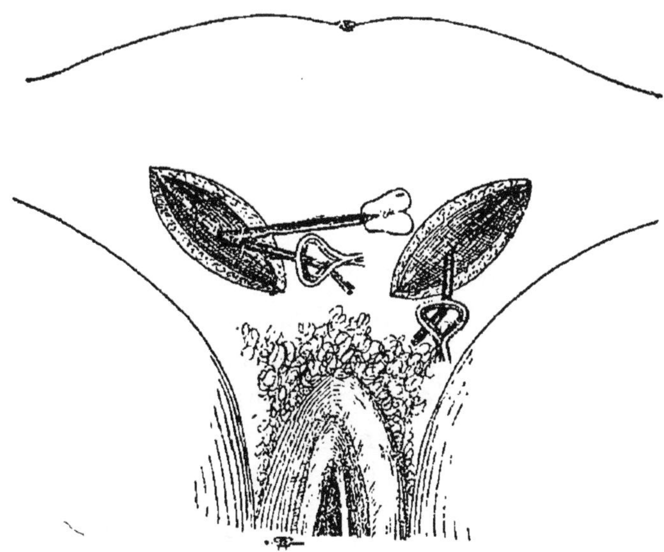

Fig. 38. — Raccourcissement extra-péritonéal des ligaments ronds : du côté gauche, la sonde cannelée, introduite dans le canal inguinal, dégage le ligament correspondant; du côté droit, le ligament est déjà suturé aux piliers. (S. BONNET et Paul PETIT.)

par un curetage ou une cautérisation, de manière à n'agir ensuite que sur un utérus moins enflammé, moins infectieux : cette condition est tellement importante *qu'elle me fait souvent préférer*, en cas de doute, l'hystéropexie vaginale à l'hystéropexie abdominale. Ces interventions ont besoin d'être bien faites ; il faut y être initié, car elles sont délicates à effectuer. Mais elles donnent aux femmes qui les subissent des garanties énormes pour l'avenir, elles leur épargnent l'annexite et l'hystérectomie totale.

III. — PROLAPSUS

Les prolapsus, c'est ce qui tombe, ovaires, utérus, vagin. Les ovaires, s'ils ne sont ni malades, ni volumineux, ni douloureux, sont arrêtés sur le plancher périnéal. Mais l'utérus et le vagin ne doivent pas tomber, sinon des troubles apparaissent.

Étiologie. — Et pourquoi cette chute, pourquoi cet abaissement du vagin et de l'utérus (fig. 39) ?

La *cause déterminante* est rarement observée. Quelques femmes, j'en ai vu, ont affirmé qu'en allant à la selle elles ont senti tout à coup une sorte de déplacement dans le bas-ventre et constaté le col de l'utérus à la vulve ; la constipation a nécessité des efforts exagérés pour l'expulsion du bol fécal; chez d'autres, pareil déplacement s'est produit en soulevant un fardeau. Faits exceptionnels, constatations rares. Les prolapsus sont plutôt des hernies de faiblesse que des hernies de force.

Les *causes prédisposantes* sont, en effet, réparties sur l'ensemble des organes génitaux. Une jeune fille atteinte, vierge encore, d'un prolapsus utérin, possède évidemment là une malformation congénitale. Une vieille femme qui perd son utérus après la ménopause pourra peut-être accuser l'âge de retour (cet âge est sans pitié !). Exceptions, raretés que ces prolapsus. La véritable, j'allais dire la seule cause, c'est l'état puerpéral, c'est cette évolution de l'utérus gravide qui augmente de volume et de poids, se vide et puis régresse aux trois phases consécutives de la gravidité qu'on appelle grossesse, accouchement, suites de couches; dans la dernière de ces phases, l'utérus ne régresse que lentement, il lui faut deux à trois mois pour revenir au poids de 45 grammes qu'il avait avant la grossesse, quand au jour de

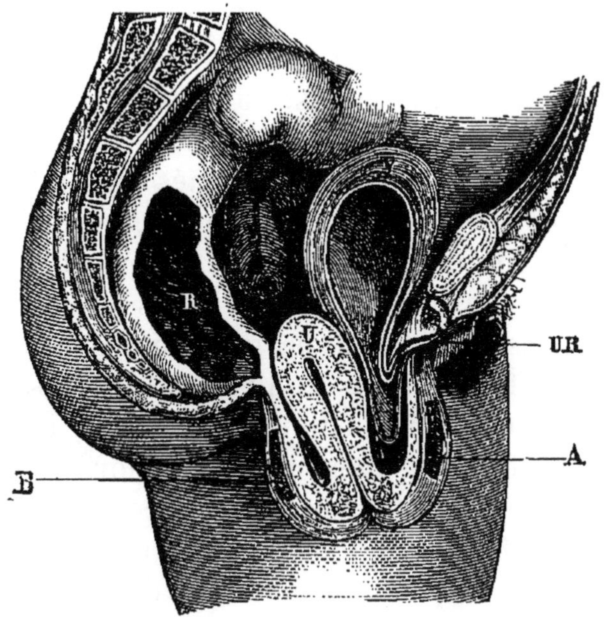

Fig. 39. — Prolapsus utéro-vaginal.

A, Paroi vaginale antérieure ; B, Paroi vaginale postérieure; U, extrémité supérieure de l'utérus ; Ur, ouverture de l'urètre.

l'accouchement il a pesé 1 kilog. A la fin de la grossesse il était abdomino-pelvien; sa chute n'était guère possible, car trop distendu pour descendre dans l'excavation, il restait forcément élevé dans le ventre. La femme est accouchée et l'utérus vidé entre en involution: doucement, lentement, progressivement il se rapetisse. Que la nouvelle accouchée se lève trop tôt, ainsi que cela arrive si souvent, il va de soi que l'utérus trop pesant va tomber au plus bas dans l'excavation, où son poids l'entraînera; il me paraît impossible qu'il en soit autrement, toutes les fois qu'une femme se lève, marche et se fatigue trop tôt après un avortement ou un accouchement.

L'influence puerpérale est plus complexe encore: chacun des tissus intéressés par l'évolution gravidique se trouve hypertrophié, allongé, étiré, humidifié, ramolli et il est nécessaire d'étudier cette influence sur les ligaments, l'utérus et le périnée.

Les *ligaments* ont un rôle de soutien. Les ligaments larges sont certainement destinés à maintenir l'utérus dans une bonne position transversale et leur rôle est minime au point de vue de l'élévation comme de l'abaissement; mais les ligaments ronds sont étirés, ils laissent parfaitement l'utérus se porter en rétroversion; les ligaments utéro-sacrés ont encore une plus haute importance, parce qu'ils maintiennent l'isthme dans une situation presque immuable en temps normal et ce sont eux qui arrêtent, dans une fixité assez grande, cet isthme qu'on peut appeler la charnière de l'utérus. Que le fond de l'utérus se porte en avant ou en arrière, l'isthme ne bouge pas, c'est bien la charnière autour de laquelle se meut un utérus normal, les utéro-sacrés et les replis de Douglas fixent ce centre de déplacement. Sont-ils relâchés, amincis, écartés, la rétroversion se produit, s'accentue et l'utérus s'abaisse.

L'*utérus* commence souvent, en effet, par se placer en rétrodéviation avant de s'abaisser, et l'altération des ligaments utéro-sacrés qui accompagne d'ordinaire cette rétrodéviation fait comprendre que le prolapsus se trouve ainsi favorisé. *Rétrodéviation et poids trop élevé* de l'utérus sont les deux raisons pour lesquelles on ne peut refuser à cet organe un rôle prépondérant dans le prolapsus génital. On objecte avec raison que le vagin descend le plus souvent avant l'utérus et on ajoute que, par conséquent, il n'y a pas à se préoccuper de l'utérus au point de vue causal. Pour ma part, je ne suis pas de cet avis. Il est certain que les parois vaginales semblent s'abaisser les premières, mais j'ai toujours trouvé l'utérus moins élevé en pareil cas qu'il ne devrait l'être. Je pense que l'utérus commence le premier à s'abaisser, parce que sa rétrodéviation ou simplement son poids l'entraînent en bas chez la femme qui se lève trop tôt après ses couches ; cette première phase constitue à peine un prolapsus utérin, l'utérus est uniquement plus bas. Mais, à la faveur de son abaissement, les parois vaginales relâchées descendent vers la vulve, parce que l'utérus ne maintient plus l'extrémité supérieure du vagin à un niveau suffisamment élevé et appuie sur ces parois vaginales, elles-mêmes privées de soutien.

Le *périnée*, en effet, joue ici un rôle capital et il faut entendre par périnée toute l'épaisseur de ses couches profondes et superficielles, ses trois aponévroses, le releveur de l'anus ou coccy-périnéal, le transverse, l'ischio-clitoridien et le sphincter anal. Si tout ce plancher est solide, rien ne tombera. Malheureusement, même quand tout paraît intact à première vue, une exploration digitale fait voir que le périnée est aminci, trop extensible, trop lâche, que les parois vaginales ne viennent plus au contact l'une de l'autre, que le vagin n'est plus fermé et que la vulve est béante ; ce sont des tissus mous et flasques, ils n'ont plus de tonicité, ils sont restés élargis après l'accouchement. C'est bien pis s'il y a une déchirure, si, au lieu de 2 1/2 à 3 centimètres, l'intervalle de la fourchette à l'anus n'a plus que 1 1/2, ou surtout si la déchirure a gagné l'anus, sans même respecter le sphincter. Alors le prolapsus est évidemment fatal : capital est donc le rôle du périnée, parce qu'il est le soutien.

Toute cette étiologie s'enchaîne ainsi qu'un mécanisme : ligaments, utérus, périnée ont pâti sous l'influence de la grossesse, de l'accouchement et du post-partum. Dans le principe, il y a trois éléments à considérer : le ligament qui retient, l'utérus qui tient et le périnée qui soutient. Ces trois éléments sont altérés : le prolapsus est survenu.

Or, il serait fastidieux, dans une courte leçon, d'énumérer minutieusement chaque variété de prolapsus. Sachez surtout que dans une première phase c'est la paroi vaginale antérieure qui descend, d'où les noms de colpocèle antérieure, uréthrocèle, cystocèle. Dans une seconde phase descend la paroi vaginale postérieure, d'où les noms de colpocèle postérieure et rectocèle ; enfin descend l'utérus, ce qui est le prolapsus utérin.

I. — URÉTROCÈLE ET CYSTOCÈLE

Urétrocèle. — L'*urétrocèle* est une tumeur du volume d'une noix apparaissant sur la paroi vaginale antérieure, immédiatement en arrière du méat urinaire : son contenu est habituellement de l'urine, sa paroi comprend une musculeuse amincie et deux muqueuses, vaginale et uréthrale, cette dernière étant usée par places. Sa forme est généralement sessile. Elle est probablement due au contact et au frottement prolongé de la tête du fœtus, au cours de l'accouchement, contre la paroi vaginale antérieure et le canal de l'urètre. Sa fréquence est minime, car on n'en trouve qu'un cas sur 2,500 malades de gynécologie.

Facile à reconnaître aux envies fréquentes d'uriner, aux sensations de brûlures qu'elle détermine pendant la miction, à l'aspect sus-indiqué, cette poche urineuse doit être explorée au moyen de la sonde introduite dans l'urètre et recherchant l'épaisseur de la paroi vaginale. La *résection avec sutures* convient comme traitement de choix.

Cystocèle. — La *cystocèle* (fig. 40) est plus fréquente et constitue le premier stade du prolapsus vaginal: c'est l'abaissement de la paroi vaginale antérieure dans la zone qui correspond au bas-fond de la vessie. Le décollement, le refoulement des parois vaginales par une tête volumineuse au moment de l'accouchement doit certainement favoriser l'apparition de cette sorte de hernie de la vessie dans le vagin, et on voit apparaître à la vulve, dont les lèvres s'écartent un peu, la paroi vaginale plissée transversalement, durcie comme de la peau, sous forme d'une *tumeur mollasse*, très facilement réductible, diminuant par le repos dans le décubitus dorsal et augmentant, au contraire, quand la femme est debout.

Habituellement, cette femme se plaint de lourdeur, de pesanteur, éprouve des *envies d'uriner* plus fréquentes, accuse du ténesme à la fin des mictions. Parfois, elle n'a rien remarqué et c'est par hasard, en l'examinant, que vous constatez cette saillie de la paroi vaginale entre les lèvres écartées. Diagnostic facile, car il suffit d'introduire doucement le doigt dans le vagin, de presser sur cette paroi molle et distendue pour la refouler en haut ; une sonde urétrale introduite dans la vessie peut être promenée le long de cette paroi et perçue par le doigt vaginal. Cette double constatation suffit pour distinguer la cystocèle d'un *kyste du vagin* ou d'une

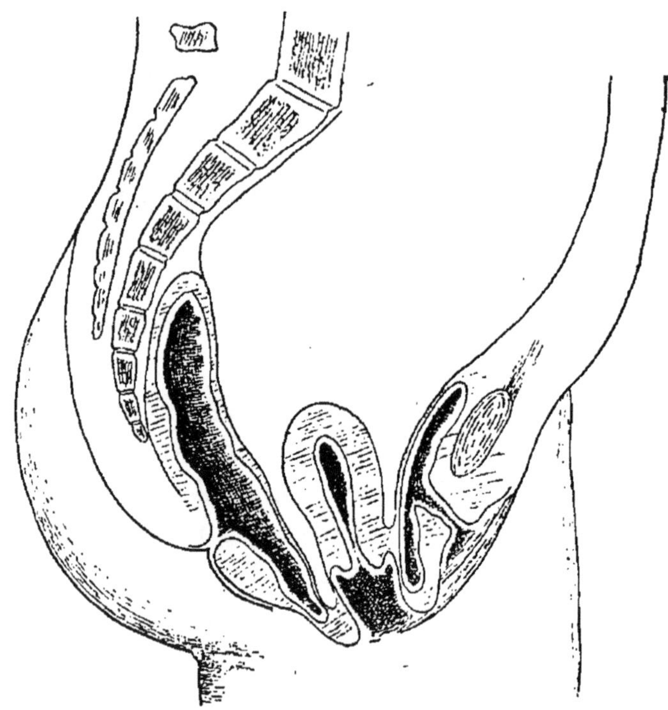

Fig. 40. — Prolapsus génital : prolapsus proprement dit avec cystocèle et rectocèle ; utérus abaissé. (S. Bonnet et Paul Petit.)

tumeur de la cloison vésico-vaginale et même d'une *urétrocèle* qui siège, non pas au niveau de cette cloison, mais plus en avant, sur le trajet de l'urètre.

Livrée à elle-même, cette infirmité s'accroît sans cesse et la tumeur peut saillir hors de la vulve, amenant des troubles généraux et nerveux assez importants, de la cystite, de la dilatation, par tiraillement, des uretères, des lésions rénales en dernier lieu.

Aussi, comme moyen de traitement, s'adressera-t-on à l'élytrorrhaphie ou *colporrhaphie antérieure* (fig. 41), dans laquelle on avive la paroi vésico-vaginale, puis on la suture, de manière à supprimer la hernie vésicale. Je n'ai fait qu'une fois la cystopexie abdominale, car c'est un complément opératoire rarement

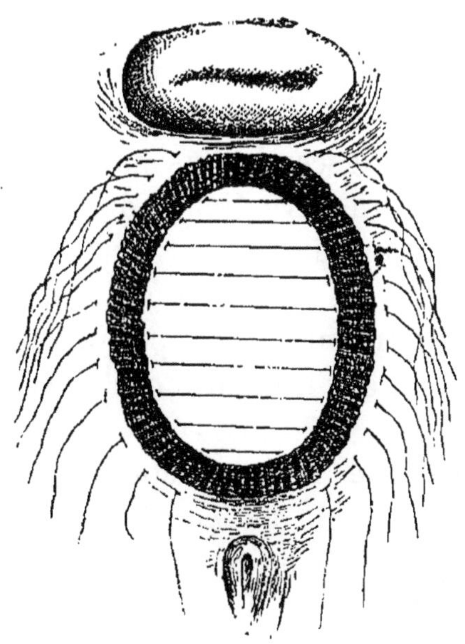

Fig. 41. — Opérations de Sims pour la cystocèle (la malade étant dans la posture génu-pectorale). (EMMET.)

utile de la colporrhaphie, que vous m'avez vu faire souvent.

II. — RECTOCÈLE

Bien souvent l'abaissement de la paroi vaginale postérieure a lieu après l'abaissement de la paroi antérieure : la rectocèle apparaît après la cystocèle et on observe deux bourrelets l'un au-dessus de l'autre, au milieu de la vulve béante (fig. 39). Mais, parfois, il arrive que la saillie de la paroi postérieure existe seule et c'est à proprement parler une *colpocèle postérieure* : la paroi vaginale s'est décollée et descend à la fourchette. Quand le rectum a suivi cet abaissement, alors il s'agit d'une *rectocèle*, parce que la saillie constatée est formée par toute l'épaisseur de la cloison rectovaginale qui fait hernie. Il est très important de distinguer ces deux variétés et pour y parvenir on place un index dans le vagin et un dans le rectum. En cas de rectocèle, l'index introduit dans le rectum descend plus bas que la fourchette vulvaire, dans un diverticule dû à la chute de la paroi recto-vaginale.

Vous devinez les signes fonctionnels : pesanteur à l'anus, tiraillements, constipation, *ténesme*, hémorroïdes rebelles, et l'infirmité qui résulte d'un pareil état.

Songez alors à ne pas confondre cette rectocèle avec l'élytrocèle ou *hernie vaginale postérieure* : dans ce cas, l'intestin, descendu dans le Douglas, puis plus bas que le Douglas dans le cul-de-sac péritonéal postérieur, qui descend lui-même très bas, repousse au-devant de lui la paroi vaginale postérieure et on a affaire à une véritable hernie intestinale, due, suivant Berger, à la persistance congénitale d'un trop long prolongement péritonéal dans l'épaisseur de la cloison recto-vaginale. Sessile ou pédiculée, cette saillie est réductible avec gargouillement et trop souvent confondue avec la rectocèle.

La *colpopérinéorrhaphie* par avivement ou par glissement est le véritable traitement de la rectocèle; ainsi que la colporrhaphie antérieure, c'est une opération que rendent délicate les soins consécutifs.

III. — PROLAPSUS UTÉRIN

Symptômes. — Un utérus qui tombe entraîne avec lui un certain nombre de complications morbides, fort variables suivant les cas : un utérus tombé entre les cuisses peut parfois ne pas entraîner des troubles trop considérables, mais en tout cas constitue une infirmité repoussante. Les *douleurs lombaires* ne manquent guère pourtant quand l'utérus est bas et tiraille les ligaments ; les troubles urinaires sont habituels, pollakiurie, incontinence ; la constipation est fréquente, la défécation pénible. La menstruation persiste, la conception est possible. Il se crée sur ces terrains à tendances déclives, chez ces ptosées, des névroses, de la neurasthénie incurable, quand elle est trop ancienne. Et d'ailleurs les douleurs, la gêne perpétuelle, l'irritation de ces organes enflammés entretiennent non seulement cet état d'hyperexcitabilité nerveuse ; mais, ce qui est pis, des complications inflammatoires, comme la péritonite et la néphrite remontante, surviennent dans nombre de cas.

Trois degrés sont admis : dans le *premier degré* (fig. 42), l'utérus est seulement abaissé, et, comme conséquence, les extrémités du vagin se trouvant rapprochées l'une de l'autre, les parois vaginales ne sont plus tendues et saillent à la vulve : la cystocèle existe, l'utérus plus bas est souvent en rétrodéviation.

Dans le *second degré*, le col est à la vulve, il sort légèrement pendant la marche, il rentre pendant le repos de la nuit.

Dans le *troisième degré* (fig. 43), l'utérus est en totalité hors de la vulve, il pend entre les cuisses comme une cloche, évasé à son extrémité inférieure, un peu rétréci par en haut; son col épaissi est tourné en arrière ou en avant, ulcéré, comme aussi la surface du corps de l'utérus; l'organe est épidermisé au contact de l'air, plus gros dans la moitié des cas;

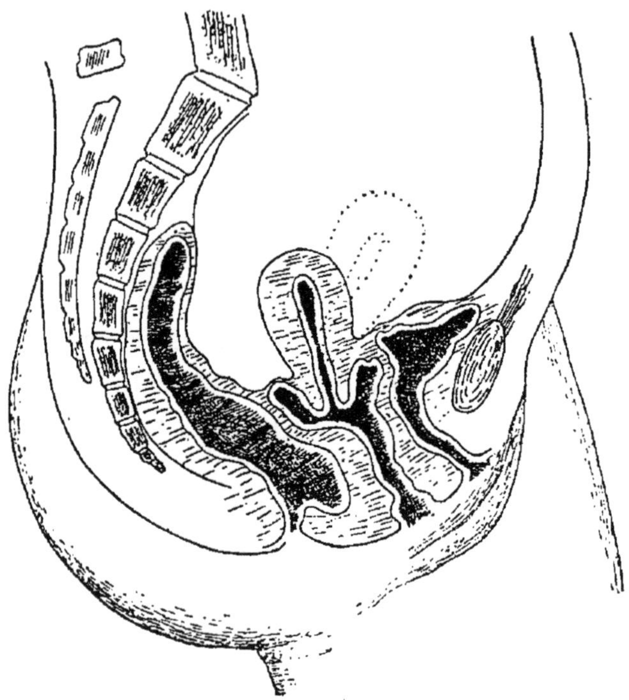

Fig. 42. — Prolapsus génital : premier degré ou abaissement simple. (S. BONNET et Paul PETIT.)

toujours enflammé, il suinte un liquide d'odeur infecte. Le vagin le recouvre, car les parois vaginales sont déplissées à sa surface, retournées en doigt de gant, allongées, étirées. Point important, Schultze, Duplay l'ont bien montré, les prolongements péritonéaux descendent très bas au contact du col entre la paroi utérine et la paroi vaginale qui l'engaine. La constante métrite, la vessie déformée, descendue ou en bissac, les uretères allongés et dilatés, le rectum parfois entraîné, les ligaments étirés, allongés, amincis, la ptose des autres viscères abdominaux et de l'intestin qui se précipite derrière l'utérus, voilà ce qu'il y a par-dessus et tout alentour de l'utérus prolabé. Vous vous attendez à trouver derrière lui un périnée très déchiré, très aminci, un

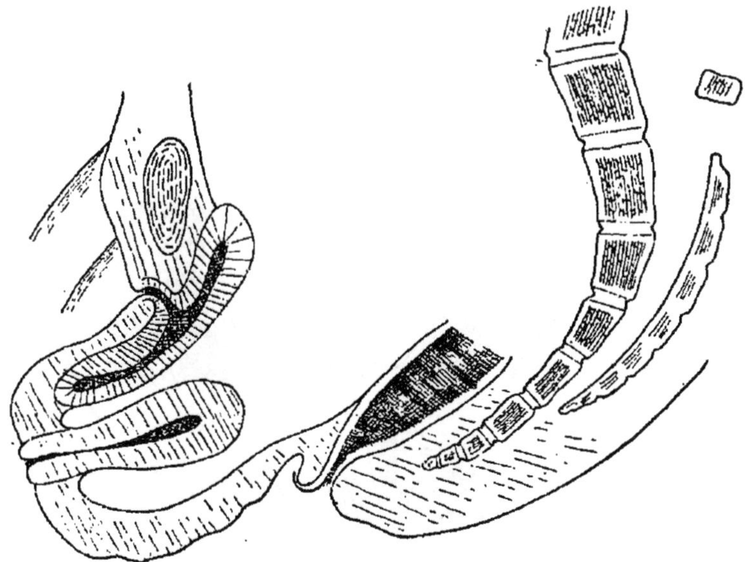

Fig. 43. — Prolapsus génital : procidence complète de l'utérus et du vagin avec cystocèle. (S. Bonnet et Paul Petit.)

cloaque peut-être ; c'est possible, mais ce n'est pas de rigueur, le périnée peut exister encore : dilaté, aminci, ruiné, il est devenu une sangle inutile et il s'est déplacé en arrière. Le col de l'utérus prolabé est, d'ordinaire, d'après Huguier, hypertrophié.

Il est certain que d'ordinaire ce col est gros comme tout l'organe enflammé ; mais Huguier a fait de l'*hypertrophie du col* (fig. 44) la cause du prolapsus et même il a affirmé que cette hypertrophie simulait souvent le prolapsus. Vous comprendrez facilement le motif de cette opinion en vous rappelant la division du col de l'utérus en trois tranches horizontales : l'inférieure est dite vaginale, la supérieure sus-vaginale et la moyenne est à la fois dans le vagin en arrière et en dehors du vagin en avant, par

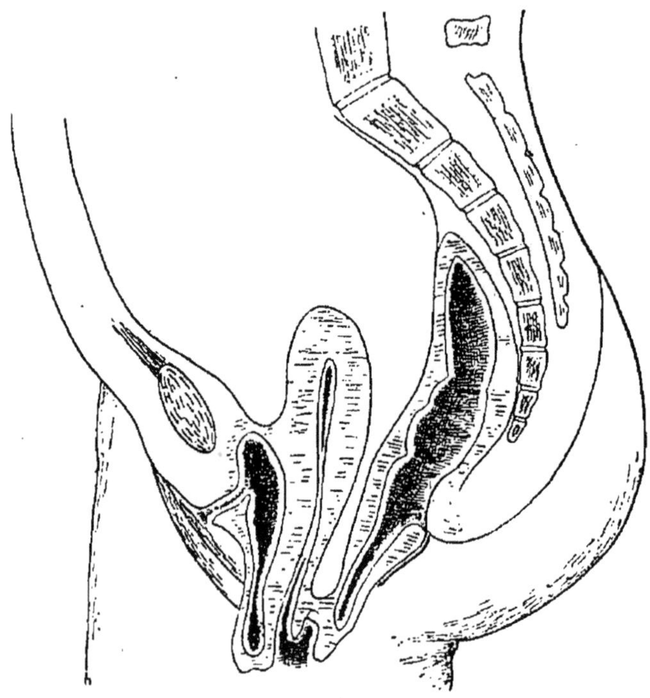

Fig. 44. — Prolapsus génital : abaissement avec allongement du segment sus-vaginal du col (les deux culs-de-sac vaginaux sont effacés) ; cystocèle et rectocèle. (D'après SCHRŒDER.)

suite de la différence d'insertion des deux parois vaginales. Or, l'allongement de la portion vaginale du col est une affection rarement rencontrée, mais cependant curieuse en ce sens que le col peut descendre à la vulve sans que l'utérus se soit abaissé. L'hypertrophie de la région moyenne a été décrite par Schrœder et l'hypertrophie de la région sus-vaginale a été surtout décrite par Huguier : dans ce cas, l'utérus s'allonge au niveau de son isthme, au-dessus de la région des culs-de-sac et ces culs-de-sac descendent très bas, au point de simuler un véritable prolapsus : on ne s'y trompera pas en remarquant que le doigt est arrêté par ces culs-de-sac descendus, mais que néanmoins la cavité utérine atteint 15 à 20 centimètres de long.

IV. — TRAITEMENT DES PROLAPSUS

Cystocèle, rectocèle, prolapsus, comment faut-il les traiter ? Les réduire et les maintenir. Réductibles, ils le sont facilement, trop facilement peut-être ; maintenus, ils ne le sont jamais bien. Il faut les soutenir à leurs débuts, le plus tôt possible, songer à eux et les supprimer. Plus tard, c'est trop difficile.

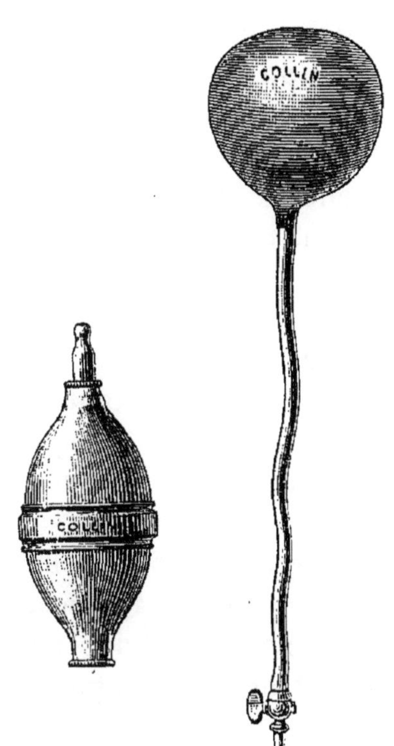

Fig. 45. — Pessaire à air de Gariel, avec sa poire insufflatrice.

Il était logique, en vérité, de chercher des appareils pour soutenir ces organes qui tombent et de suppléer ainsi un périnée défaillant. Les *pessaires* (fig. 45) furent inventés et, dure réalité, ils furent mis en place. J'ai dit plus haut combien difficilement un vagin, organe jamais aseptique, supporte un corps étranger, j'ai affirmé que l'utérus s'enflamme : qui dit pessaire, dit métrite. A l'époque où l'utérus ne fonctionne plus, après la ménopause, chez les vieilles femmes très âgées, un utérus à demi extériorisé supportera un pessaire. C'est un pis-aller, on essaie ce qu'on peut pour soulager momentanément. Dans tout autre cas, je trouve le pessaire inutile et nuisible. Inutile, car il s'appuie sur un périnée déchiré, insuffisant pour soutenir l'utérus, car un anneau déjà large ne tarde pas à tomber ; il faut le remplacer par un plus large encore. Nuisible, parce qu'il détermine la pullulation des germes et infecte l'utérus. Le pessaire est un instrument d'un autre âge. Aujourd'hui, il faut faire mieux et la gynécologie s'est enrichie d'une foule de procédés entre lesquels il y a lieu de choisir, sans recourir à ces antiques moyens, ailleurs que chez les personnes très âgées.

On n'emploie guère le cloisonnement vaginal de Le Fort, le procédé de Freund et tant d'autres opérations compliquées. Deux indications existent : le prolapsus est incomplet ou complet. Le *prolapsus incomplet*, cystocèle, rectocèle, premier et deuxième degré du prolapsus antérieur est traité suivant les cas : pour la cystocèle, colporrhaphie antérieure, (fig. 46) par avivement et sutures ; pour la rectocèle, colpopérinéorrhaphie; pour le prolapsus utérin, curetage, *amputation d'un col* souvent trop long (Huguier) ; on amène ainsi l'atrophie consécutive de l'organe total; hystéropexie abdominale, si on craint encore la chute.

M. Bouilly l'a dit nettement et c'est à retenir comme un point capital, il faut toujours restaurer le périnée, et c'est pourquoi la *périnéorrhaphie* (fig. 47) est ici la principale opération. Tout de suite après l'accouchement, quand la déchirure intéresse le périnée, suturez, c'est facile, au moyen de deux ou trois crins

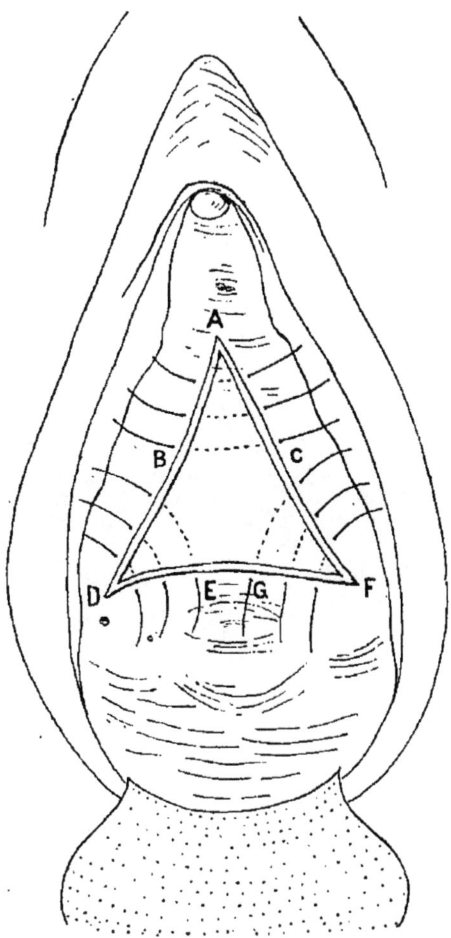

Fig. 46. — Colporrhaphie antérieure : avivement triangulaire ; trajet des sutures qui forment les trois angles BAC, BDE, CFG. (DOLÉRIS.)

de Florence profondément passés. Plus tard, la périnéorrhaphie est plus délicate. Il faut absolument qu'elle tienne sans suppuration ; avec le pus, rien ne tient. On emploiera soit le procédé par avivement, soit par glissement et dédoublement : ce dernier procédé de Lawson-Tait et celui de Doléris sont pratiques : une incision menée au milieu du périnée dédouble la cloison en un feuillet antérieur et un feuillet postérieur, des fils transversaux, crins, soie ou fils d'argent réunissent les tissus de manière à les

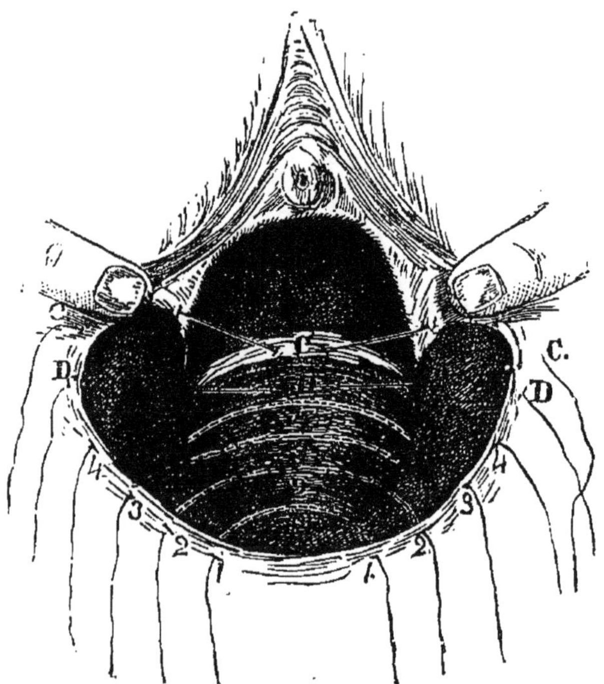

Fig. 47. — Opération d'Emmet pour diminuer l'orifice vaginal au moyen de sutures externes.

épaissir. Il faut aussi éviter d'attirer la cloison vers l'extérieur en serrant à l'extérieur des fils passés trop profondément; pour l'éviter, supprimer parfois un peu de la paroi vaginale postérieure pour faire séparément des sutures vaginales et des sutures vulvaires.

Le *prolapsus complet* chez les jeunes femmes est rare; mais néanmoins il faut essayer de réduire l'utérus, de le maintenir réduit et de le fixer par une *hystéropexie abdominale* à la paroi abdominale antérieure. On y arrivera plus sûrement en enlevant une grande partie du col pour diminuer le poids et la congestion utérine. La colpopérinéorrhaphie sera utile pour l'avenir, si la fixation n'est plus solide.

Chez les personnes âgées ou dans le prolapsus total, l'*hystérectomie* est seule indiquée et sera complétée dans les cas de laxité extrême des tissus par une périnéorrhaphie ou le cloisonnement du vagin. C'est une extrémité à laquelle on n'arrive que lorsqu'on ne peut agir autrement, car il faut toujours tenter la conservation de l'organe et le réintégrer autant que possible dans la région qu'il doit occuper.

IV

LES
INFLAMMATIONS SUPERFICIELLES

VULVITE — VAGINITE — URÉTRITE BARTHOLINITE

I. — VULVITE

L'inflammation des lèvres de la vulve (fig. 48) peut reconnaître plusieurs causes et Marfan l'a appelée, suivant son origine, familiale, scolaire, hospitalière, vénérienne, saprophytique. Mais, en dehors de ces causes indirectes, il en est deux qu'on peut appeler directes : ce sont les traumatismes et la blennorrhagie.

Symptômes. — Des démangeaisons, de la rougeur, un peu de gonflement et un écoulement fort variable comme abondance caractérisent la vulvite. Il suffit d'y regarder pour voir de quoi il s'agit et le diagnostic n'est difficile que lorsque, fait assez rare, cette vulvite devient chronique.

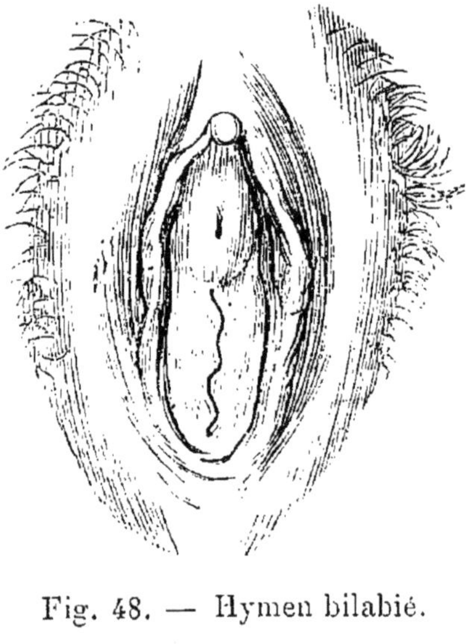

Fig. 48. — Hymen bilabié.

Je vous engage à retenir que la vulvite affecte deux types suivant l'âge.

1° *La vulvite des petites filles*, assez fréquemment blennorrhagique, peut cependant être due à une autre cause, le traumatisme, que je vous signalais tantôt et qui n'est autre que la défloration accomplie ou essayée. Après un attentat à la pudeur, vous serez parfois commis pour examiner la victime supposée et vous aurez à répondre à deux questions principales. Est-elle déflorée? est-elle contaminée? Déflorée, c'est l'état de l'hymen qui vous renseignera. Mais alors même que l'hymen ne serait pas déchiré, la tentative de défloration a pu avoir lieu et la contamination aussi, car il peut s'agir d'un sujet blennorrhagique. C'est précisément l'état de la vulve plus ou moins gonflée, éraillée, suintante, qui vous renseignera sur la réalité de l'inflammation. L'inflammation ne sera importante et tenace que s'il y a blennorrhagie, et, pour le savoir, le meilleur moyen sera de recueillir du pus et de le faire examiner au microscope, afin d'y rechercher le gonocoque, microbe de la blennorrhagie.

2° *La vulvite des femmes* peut être, en pratique, considérée comme toujours blennorrhagique, car la malpropreté est rarement la seule raison à invoquer. Les grandes lèvres peuvent devenir très volumineuses et le suintement très purulent. Il faut pourtant penser qu'une lymphangite de la vulve peut être confondue avec la vulvite, et, par suite, il faut chercher s'il n'y a pas en quelque endroit des lèvres une éraillure enflammée; cette lymphangite peut tenir à un *chancre*, à des *plaques muqueuses*, à de l'*herpès*, à une simple *écorchure*; il faut rechercher ces lésions surtout à la face interne des grandes lèvres et sur les petites lèvres.

Complications. — Le danger de la vulvite blennorrhagique consiste dans la propagation du gonocoque, qui a les plus grandes tendances à gagner les muqueuses génitales de bas en haut, de sorte qu'on observe fréquemment l'urétrite, la métrite, la bartholinite et la salpingite. C'est un point sur lequel nous aurons l'occasion de revenir.

Traitement. — L'hygiène générale à appliquer consiste surtout en grands bains et en lavages. Quand l'inflammation est récente, les lavages consistent en eau boriquée, formolée, en eau bouillie même, après chaque miction, car les urines sont fort irritantes. Après ce lavage, on saupoudre la vulve avec de la poudre formée de parties égales de sous-nitrate de bismuth et d'iodoforme, ou avec l'orthoforme qui a l'avantage d'être analgésique; puis on met un peu d'ouate entre les grandes lèvres pour les séparer l'une de l'autre et éviter les contacts irritants des surfaces enflammées. Quand l'affection est déjà un peu ancienne, il faut employer des pommades au sulfate de zinc, au tannin, à l'alun, ou bien badigeonner tous les deux ou trois jours avec une solution de nitrate d'argent à 1 pour 50.

II. — VAGINITE

La vaginite peut également tenir à la malpropreté, au port d'un pessaire, à des coïts trop fréquents, à ces causes banales des inflammations qu'autrefois on incriminait si volontiers. Mais, en pratique, vaginite est synonyme de blennorrhagie du vagin et il est inutile de songer à autre chose. Je me hâte d'ajouter que, contrairement à une opinion encore récente et courante, la vaginite est rare.

Nous le redirons encore, tant la blennorrhagie sera fréquemment invoquée dans les inflammations génitales, tant son microbe, le gonocoque de Neisser, est coupable, nous le redirons, les endroits où ce micro-organisme pullule de préférence sont : la vulve, l'urètre, le col, les trompes. Ailleurs il est plus rare. Mais comme il affecte de séjourner aux deux extrémités du vagin, à l'entrée sous forme de vulvite et au fond sous forme de métrite du col, on a toujours tendance à croire qu'il pullule également dans les parois vaginales. Détrompez-vous : la métrite du col est fréquente, mais la vaginite est rare.

Symptômes. — Elle existe cependant, cette vaginite blennorrhagique, et affecte la forme aiguë ou la forme chronique, la première étant dite catarrhale, l'autre granuleuse, exceptionnelle. Il faut dire d'ailleurs que ces inflammations du vagin étaient autrefois plus intenses et plus durables qu'aujourd'hui, car les soins de la plus élémentaire propreté étaient méconnus beaucoup plus que maintenant.

Des sensations de pesanteur, des tiraillements, de la cuisson dans le vagin, des *douleurs* irradiées constitueraient tous les signes subjectifs qu'on peut rencontrer, si ces malades n'étaient fréquemment atteintes en même temps d'*urétrite* et d'un écoulement abondant. Cette *leucorrhée* est acide, jaune, filante, ou même verdâtre, et ces liquides en s'écoulant déterminent de la *vulvite* et de l'intertrigo dans les sillons génito-cruraux, parfois aussi sur la face interne des cuisses. Il y a lieu d'hésiter à toucher quand l'affection est récente, car l'introduction du doigt est extrêmement douloureuse ; après quelques jours, l'index pénètre plus facilement et constate une telle chaleur du conduit vaginal que cela ressemble à une brûlure. Quand on peut introduire le speculum, il sort une quantité considérable de liquide et le glissement, comme l'écartement des valves de l'instrument, arrache des plaintes à la malade : il s'écoule du cul-de-sac vaginal postérieur, où s'accumulent surtout les sécrétions, une grande quantité de liquide purulent, qu'il faut éponger pour apercevoir le col.

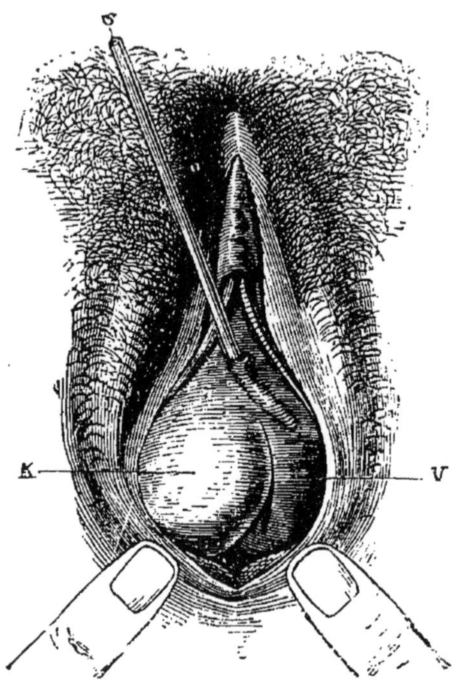

Fig. 49. — Kyste du vagin. K, sommet semi-transparent du kyste; V, abcès sous-urétral et volume antérieur du vagin enflammé. (Huguier, *Mémoires de la Société de chirurgie*, t. I, pl. vii.)

Ce *col* est habituellement infecté, comme l'urètre, et la vaginite se termine par ces complications de propagation plutôt encore que par la forme chronique. J'entends par là que la métrite et la salpingite ne tardent pas à apparaître. Toutefois la forme chronique de la vaginite est possible ; la paroi vaginale tuméfiée se couvre de papilles hypertrophiées et même parfois ulcérées, comme les granulations d'une plaie à ciel ouvert : cela s'appelle la *vaginite* folliculaire ou *granuleuse*. Dans la rougeole, la variole et surtout dans la scarlatine, on observe une autre forme la forme exsudative ou *membraneuse*, véritable desquamation de la muqueuse vaginale enflammée. Enfin existe la vaginite *phlegmoneuse*, forme grave, qui consiste en abcès développés dans les parois du vagin ou autour d'elles. Les *kystes du vagin* (fig. 49) seraient parfois dus à des inflammations anciennes : ils sont faciles à reconnaître.

Traitement. — Les moyens généraux, qui conviennent à la vulvite et à l'urétrite, conviennent aussi à la vaginite : le repos est utile.

Localement, il faut de nombreuses *injections* tièdes d'eau bouillie et il est inutile d'y mettre dès l'abord de puissants antiseptiques, l'eau boriquée à 2/100, une solution de permanganate de potasse à 0,20 pour 1000 suffisent très bien, parce que l'essentiel est de laver mécaniquement, nettoyer le conduit. Pour calmer la douleur on peut mettre un peu de laudanum dans ces injections, données très doucement. On veille encore sur la constipation qu'il faut éviter. Un peu plus tard, quand les douleurs se sont calmées, une solution d'acide picrique à 5/1000 peut être donnée en injections d'un demi-litre, ou le sulfate de cuivre à 3/1000 ou le naphtol à 0,25 pour 1000. On a tendance aujourd'hui à préférer le permanganate de potasse à 1/3000 ou 1/4000.

Les *pansements* sont souvent inutiles contre la vaginite aiguë, parce qu'elle se hâte d'atteindre le col ; mais alors ces pansements sont appliqués à la métrite cervicale. Pour la vaginite granuleuse chronique, il faut employer le sublimé ou le permanganate en injections, les pansements à la gaze iodoformée et les badigeonnages avec une solution de teinture d'iode ou de nitrate d'argent, ou même de chlorure de zinc à 1/20.

III. — URÉTRITE

En gynecologie, l'urétrite, dont on a à s'occuper, est blennorrhagique et on ne s'en occupe que parce qu'elle accompagne la vulvite, la vaginite ou la bartholinite, bref, les diverses formes d'inflammation des organes génitaux externes. C'est à ce titre seul qu'elle peut rentrer dans le cadre de la gynécopathie, et elle est un des innombrables méfaits de l'infection blennorrhagique; elle est de plus très fréquente, puisqu'on la rencontre 150 fois sur 434 blennorrhagies féminines, dans un bon tiers des cas observés. L'urétrite est plus fréquente qu'aucune autre des localisations externes dont nous traitons en ce moment.

Symptômes. — Après une incubation de deux à six jours, à peu près comme chez l'homme, la femme atteinte de blennorrhagie éprouve des *douleurs pour uriner* : le passage de l'urine est chaud et brûlant. Il y a parfois un peu de fièvre et la vulvite apparaît quelquefois alors, dès le début. Le méat est gonflé et rouge à son pourtour, entouré d'un bourrelet un peu œdémateux. L'index introduit dans le vagin et pressant par la pulpe sur le canal de l'urètre, en suivant sa paroi inférieure d'arrière en avant, détermine de la douleur et en tout cas fait apparaître au méat une *goutte de pus*. Le diagnostic est là. Il est précieux ce diagnostic, car à côté des urétrites à début franchement douloureux, il en est bien d'autres, indolentes même dans la miction, qu'on ne peut trouver qu'en les cherchant au moyen de ce procédé.

Ces urétrites sont chroniques d'emblée ou succédent à une phase aiguë. En faisant uriner dans un verre au début de la miction, on peut encore retrouver le pus au fond du verre. Mais il faut toujours examiner la malade et essayer, par l'examen, de déceler une urétrite totale ou localisée seulement à l'entrée du canal; les follicules qui se trouvent à l'entrée de ce canal, autour du méat, peuvent s'enflammer et suppurer sous forme de gouttelettes blanchâtres qu'on fait sourdre en appuyant de bas en haut avec l'index recourbé. Les follicules du vestibule participent souvent aussi, dans ces formes chroniques, à l'inflammation du canal: c'est ce qu'on appelle folliculite péri-urétrale ou encore *péri urétrite*. Ces inflammations localisées peuvent donner de petits abcès ou des fistulettes (Verchère) qui s'éternisent longtemps autour et au-dessous du méat urinaire; il faut les guérir tout comme l'urétrite, sous peine de voir se perpétuer la contagion blennorrhagique.

Traitement. — Pour éviter la cystite, la métrite, la salpingite,— l'urétrite, inflammation souvent primitive des organes infectés par la blennorrhagie, a besoin d'être traitée soigneusement.

Comme traitement général, les grands *bains*, un litre d'eau de Vichy, Vittel, Evian ou Vals, par jour, l'abstinence des mets épicés, de l'alcool, de tout ce qui peut maintenir les urines irritantes ; plus tard, quelques balsamiques, du repos, du salol, quelques antiseptiques à l'intérieur.

Localement, les *injections* de permanganate et de sublimé à doses faibles et souvent renouvelées dans le vagin, les pansements du vagin, les lavages très fréquents et, si l'urètre reste malade, de petites injections de permanganate dans ce canal qui a l'avantage sur celui de l'homme d'être très court et très accessible ; au début même, des injections de 30 ou 50 grammes d'une solution de nitrate d'argent à 1 0/0; plus tard, des *badigeonnages* avec des solutions à 1/10 de teinture d'iode dans le canal même, sur le méat et sur les glandes du pourtour. Lorsque l'urétrite est ancienne, la traiter ainsi par des attouchements directs, cautériser les *follicules périurétraux*, un à un, les faire disparaître en introduisant dans chacun d'eux la pointe fine d'un galvano-cautère.

IV. — BARTHOLINITE

L'inflammation des glandes vulvo-vaginales, dites de Bartholin (fig. 50), est, en pratique, toujours considérée comme blennorrhagique; elle siège plus souvent à gauche, et elle est rarement bi-latérale.

Aiguë, elle se déclare, au cours de la chaude-pisse, par une douleur siégeant en bas de la grande lèvre, à son tiers inférieur, puis un *gonflement* qui finit par envahir toute la lèvre ; mais, en regardant la face muqueuse de cette lèvre, on aperçoit un point rougeâtre qui correspond à l'orifice du canal excréteur de la glande. Entre le pouce et l'index on perçoit une petite masse indurée, grosse comme une noisette, parfois susceptible de grossir davantage encore. Du *pus* vient sourdre, si on comprime, au niveau de l'orifice muqueux du canal de la glande. L'abcès de la glande peut ainsi s'ouvrir seul et guérir.

Mais, d'ordinaire, il y a des alternances de gonflement et d'évacuation de la tumeur glandulaire, parce qu'après chaque émission du liquide purulent la poche se remplit. L'induration, qu'on constate souvent encore, prouve que la maladie passe à l'*état chronique.* Il faut savoir que le pus peut ainsi sourdre de lui-même hors du canal, sans que la glande puisse être perçue, sans qu'elle paraisse être le siège de ces alternatives d'augmentation et de diminution de

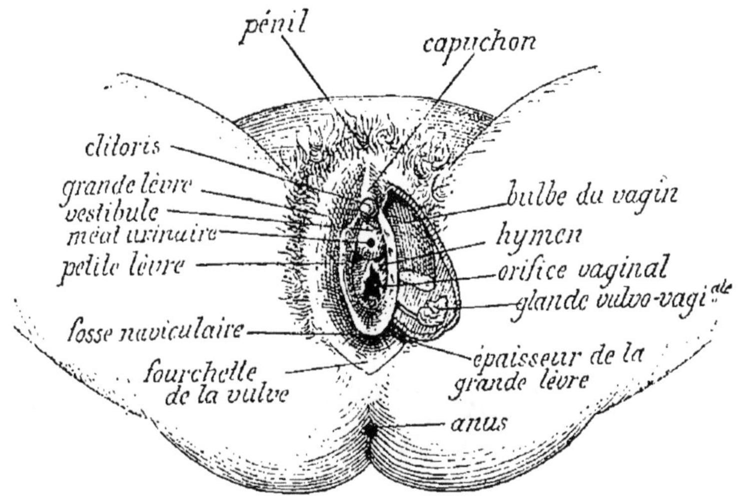

Fig. 50. — Organes génitaux externes. A droite de la femme, organes normaux. A sa gauche, la grande lèvre enlevée laisse voir la glande vulvaire de Bartholin et plus profondément le bulbe du vagin de ce côté. (C. Fournier.)

volume, et que néanmoins la bartholinite ne guérit pas et reste contagieuse.

Dans la période aiguë, une simple *incision* suffit parfois pour la guérir. Dans la phase chronique, ou quand l'affection est chronique d'emblée, les injections modificatrices et sclérosantes, qu'on peut faire dans son épaisseur, sont des procédés de lenteur et souvent inefficaces, si bien que, pour ma part, l'*excision*, c'est-à-dire l'ablation de la glande, me semble, comme à beaucoup d'autres, le seul moyen à employer pour une guérison radicale.

V

LES INFLAMMATIONS UTÉRINES

I. — CAUSES ET LÉSIONS DES MÉTRITES

Avant d'aborder l'étude des métrites, il est utile de se rappeler que tous les segments des voies génitales peuvent être atteints d'inflammation : vulvite, bartholinite, vaginite, urétrite, métrite, salpingite, ovarite, pelvi-péritonite, phlegmon des ligaments larges, périmétro-salpingite, sont les inflammations de la vulve, des glandes de Bartholin, du vagin, de l'urètre, de l'utérus, des trompes, des ovaires, du péritoine qui entoure les organes profonds, du tissu cellulaire des ligaments, etc. Toutes ces variétés peuvent être observées. Nous allons étudier la métrite et la salpingo-ovarite qui sont les vraies inflammations appartenant à la gynécologie et les plus importantes de toutes. La vulvite, la bartholinite, l'urétrite, nous en avons traité plus rapidement, comme de connaissances moins nécessaires à acquérir pour la pratique. Pour le phlegmon du ligament large, la pelvi-péritonite, la périmétro-salpingite, qui sont des accidents des suites de couches, je vous reporte aux traités d'obstétrique et vous les trouverez dans mon *Manuel des Sages-Femmes* (1).

Les *métrites* constituent déjà, à elles seules, un chapitre très vaste des connaissances du gynécologue et justifient une étude complète, que j'esquisserai simplement au point de vue pratique.

(1) *Manuel des Sages-Femmes*. Paris, 1896. T. IV : Nouvelles accouchées et nouveau-nés.

I. — ÉTIOLOGIE

On appelle métrite l'inflammation de l'utérus (fig. 51). Qui dit inflammation dit infection, et qui dit infection dit microbes.

Causes déterminantes. — La métrite est, en effet, due à l'envahissement des parois utérines par des microbes. Cela ne fait pas de doute, quand on examine

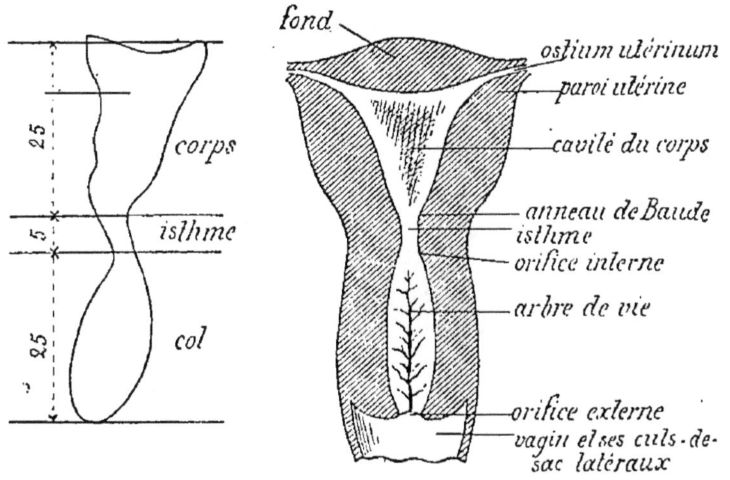

Fig. 51. — Utérus montrant sa cavité.

les sécrétions plus ou moins purulentes d'une métrite aiguë : les micro-organismes sont abondants et pathogènes ; pathogènes, c'est-à-dire spécialisés pour la maladie qu'ils procurent, le gonocoque pour la chaude-pisse, le streptocoque pour l'infection puerpérale. Mais quand on examine le pus d'une métrite chronique, trente-neuf fois sur soixante, disent Gottschalk et Immelwahr, on ne trouve rien, les sécrétions sont stériles le microbe a passé, il a enflammé la muqueuse ; il n'y est plus, mais l'inflammation continue à évoluer. Inutile de rappeler, n'est-ce pas, que l'utérus ne contient pas, en temps ordinaire, de germes nocifs, qu'il y en a peu dans le col, mais qu'on en rencontre dans le vagin. Le vagin seul, en temps ordinaire, recèle des micro-organismes, pathogènes en petite quantité, saphrophytes plus nombreux. Au contraire, au cours de la métrite, ces germes ont envahi l'utérus et si on ne les trouve pas constamment dans tous les cas, c'est qu'ils tendent à disparaître après avoir déterminé l'infection persistante de la muqueuse utérine.

Le *streptocoque* (fig. 52), microbe en chaînettes de

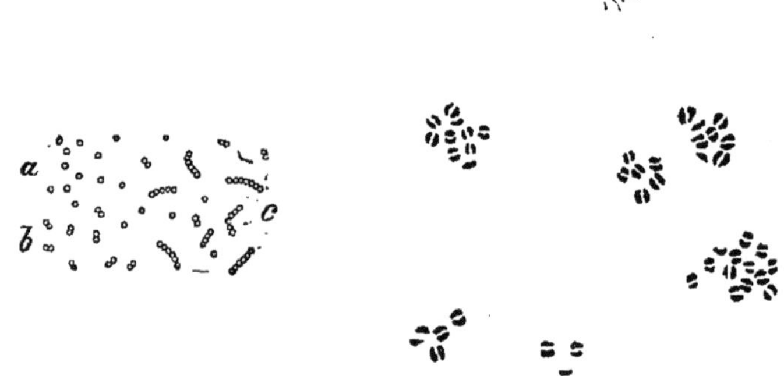

Fig. 52. — Streptocoques. Fig. 53. — Gonocoques.

l'infection puerpérale, a pénétré à la faveur des lésions du canal génital au moment de l'accouchement. Le *gonocoque* (fig. 52), microbe de la blennorrhagie, a pénétré à la faveur d'un coït infectieux. Ce sont là les deux espèces microbiennes aujourd'hui prouvées et les sources réelles des métrites habituellement observées. Ce n'est pas une raison pour nier la puissance infectieuse des *staphylocoques*, des associations microbiennes, qui peuvent réunir à la fois streptocoques, staphylocoques et *colibacilles*, pour déterminer des métrites microbiennes mixtes. Le *bacille de Koch*, lui aussi, s'introduit parfois dans les voies génitales et détermine la métrite ulcéreuse. Les fièvres éruptives, rougeole, scarlatine, variole, oreillons, etc., sont également incriminés, comme susceptibles de déterminer des métrites dues à leurs germes respectifs. Et pourtant, au milieu de cette flore microbienne qui peut envahir les voies génitales, le streptocoque et le gonocoque gardent leur importance prépondérante : *la plupart des métrites sont considérées comme puerpérales ou blennorrhagiques.*

Causes prédisposantes. — D'ailleurs il ne suffit pas de semer pour récolter : un bon grain ne germe pas dans tous les terrains. La semence peut être belle, mais le terrain trop mal préparé. Il faut une prédisposition pour la métrite, comme pour toute maladie infectieuse.

Des vierges peuvent être contaminées par un contact malpropre, mais c'est exception ; car la métrite profite plutôt des incidents génitaux, inconnus aux vierges.

Toutes les causes qui congestionnent outre mesure l'appareil génital favorisent l'envahissement microbien. Elles sont physiologiques ou pathologiques.

Physiologiques : la *menstruation*, qui amène dans l'utérus un apport de sang énorme, un sérum sanguin qui peut être considéré comme un bouillon de culture excellent pour les micro-organismes. Aussi, Bonnet disait-il que si on pouvait supprimer les règles pendant six mois, on guérirait toutes les femmes de leurs métrites ; le *coït*, qui traumatise et congestionne l'organe ; la *puberté* et la *ménopause*, âges critiques qui troublent les fonctions utérines et cérébrales ; l'*accouchement* surtout, après lequel l'organe ne revient que lentement et progressivement au volume, au poids et à la fonction antérieurs.

Pathologiques : les *traumatismes* et, dit-on, la

machine à coudre. Je reste incrédule sur le rôle de cette machine et j'en incrimine d'autres plus volontiers ; les *canules à injections* par exemple, car j'ai la conviction que bien des femmes s'infectent en prenant des injections avec des canules souillées et vous n'ignorez pas que dans certains milieux l'injecteur est devenu, en cette fin de siècle, un meuble indispensable exposé au premier plan des maisons très honnêtes et très bourgeoises, tandis que la canule se prête volontiers : des voisines généreuses se prêtent leurs microbes en se prêtant leurs canules. Les *déviations utérines*, la rétroflexion surtout, nous avons dit pourquoi, prédisposent à la métrite ; les *néoplasmes*, fibromes, cancers, s'en accompagnent volontiers. Songez encore que lorsque vous introduisez un *hystéromètre* au fond d'un utérus atteint de métrite cervicale, vous introduisez en même temps des micro-organismes dans la cavité corporelle, si vous n'avez désinfecté au préalable cette cavité cervicale. Sachez que les *déchirures du périnée* amorcent facilement l'infection après un accouchement et que les *déchirures du col* jouent un rôle énorme dans l'infection tardive du post-partum. Et quant aux *diathèses*, croyez-en ce que vous voudrez : l'arthritisme, la scrofule, la syphilis ont donné lieu fréquemment aux symptômes de la métrite : leucorrhée, douleurs, hémorrhagies, à des degrés fort variables. Pozzi et les gynécologues, en général, pensent qu'il s'agit là de fausses métrites, non dangereuses, non infectieuses, mais qu'on peut d'autant mieux confondre avec la métrite vraie qu'il n'est pas défendu à une arthritique d'avoir une vraie métrite. Avant de terminer cette étiologie touffue, rappelez-vous enfin que la blennorrhagie et l'infection puerpérale sont les deux causes principales qu'il importe toujours de rechercher dès l'abord.

II. — ANATOMIE PATHOLOGIQUE

Bien qu'il s'agisse de pratique gynécologique, je ne puis passer sous silence la nature des lésions auxquelles donnent lieu les métrites. Rapidement, les voici donc :

Deux formes : l'*endométrite aiguë*, qui ne s'observe guère en dehors de l'état puerpéral infectieux, et l'*endométrite chronique* ou subaiguë, qui est la forme habituelle : la muqueuse est d'abord enflammée, puis plus tard, c'est le parenchyme utérin, c'est-à-dire le muscle, de sorte que la métrite est *muqueuse* ou catarrhale d'abord et plus tard elle est *parenchymateuse* ou interstitielle.

Deux segments sont à considérer dans l'utérus : le col et le corps. La *métrite du col* peut exister seule ; celle *du corps* ne va pas sans l'inflammation du col, c'est une *métrite totale*.

Métrite du corps. — Deux tuniques peuvent être enflammées ; la muqueuse et le muscle. La *muqueuse* (fig. 54) est boursouflée, épaissie, molle, d'une couleur foncée, gelée de groseille, se détache facilement en lambeaux. Ses deux éléments, glandes et tissu conjonctif, sont altérés : *glandes* augmentées de longueur, de nombre, de calibre, à ce point que parfois on dirait un adénome dont les cellules cylindriques ont conservé leurs cils vibratiles ; dans leur lumière il y a des débris de cellules, du mucus, une hypersécrétion contenant des germes. Le *tissu conjonctif* est devenu embryonnaire par multiplication de ses cellules qui forment des traînées de place en place et contiennent des vaisseaux dilatés et plus nombreux. Dans la *paroi musculaire*, ces cellules con-

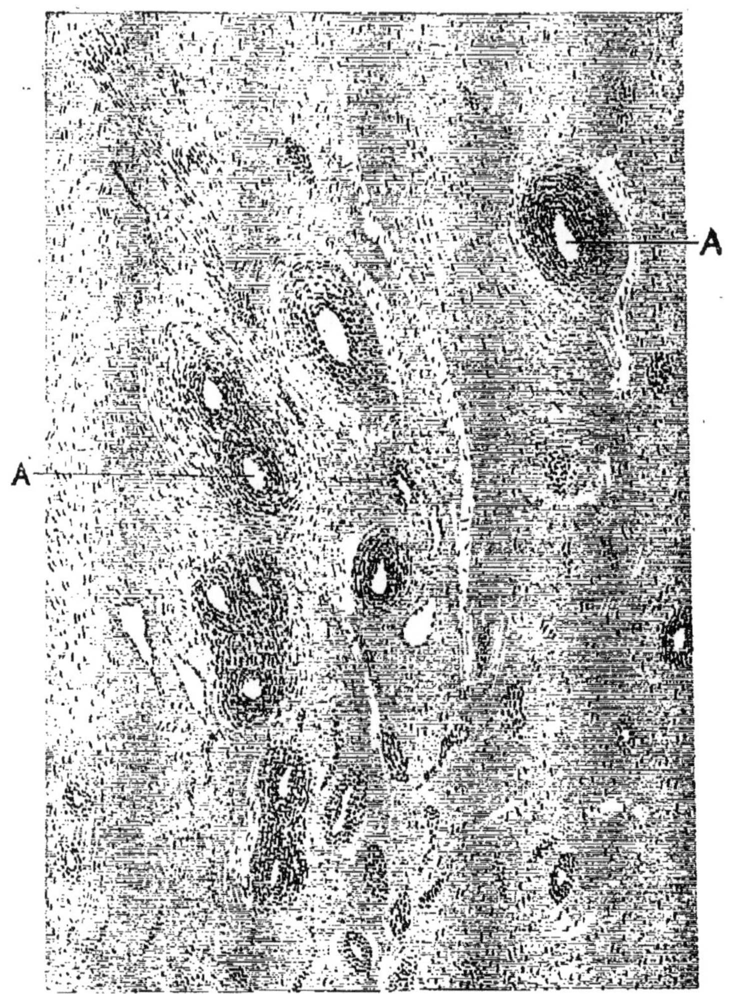

Fig. 54. — Lésions des tissus sous-muqueux dans la métrite chronique parenchymateuse. — A A, vaisseaux. (TOUPET.)

jonctives ont fait irruption sous forme de traînées écartant les fibres musculaires lisses, tout aussitôt que la métrite est un peu ancienne et devient parenchymateuse.

Deux variétés existent : récente et ancienne. Récente, l'inflammation n'atteint que la muqueuse et s'appelle endométrite. Dans l'*endométrite catarrhale*, l'épithélium est tombé de place en place, des cellules de pus sont à la surface.

Dans l'*endométrite fongueuse* ou hémorrhagique, la muqueuse est parfois épaissie de dix fois ce qu'elle doit être et forme des fongus, dont les vaisseaux très dilatés saignent facilement ; c'est une vraie nappe de bourgeons charnus.

Ancienne, l'inflammation a gagné le muscle, la métrite est *parenchymateuse et interstitielle* ; et, après une sorte d'hypertrophie de la paroi interne gonflée de tissu inflammatoire, surviennent les formations conjonctives, les cellules embryonnaires transformées en tissu fibreux qui étouffe les fibres musculaires ; la sclérose survient et l'utérus d'abord très gros se rapetisse maintenant. La *métrite exfoliante*, dans laquelle la muqueuse se trouve soulevée, puis détachée par des foyers hémorrhagiques, se rattache à l'histoire des dysménorrhées membraneuses.

Métrite du col (fig. 55). — Le processus inflammatoire le est même pour le col que pour le corps. Deux tuniques peuvent être enflammées ; la muqueuse et le tissu conjonctif. Dans la *muqueuse*, deux éléments pâtissent : l'*épithélium* qui se desquame et s'accroît, les *glandes* qui sécrètent trop et s'obturent ; en s'obturant au niveau de leurs canaux excréteurs, ces glandes en grappe deviennent saillantes sous forme de kystes qu'on appelle œufs de Naboth ou bien forment des polypes muqueux, sessiles ou pédiculés, rougeâtres et très saignants, analogues, du reste, à ceux qu'on rencontre dans le nez.

Dans le *parenchyme* s'observent les deux stades de l'inflammation, l'augmentation ou hypertrophie

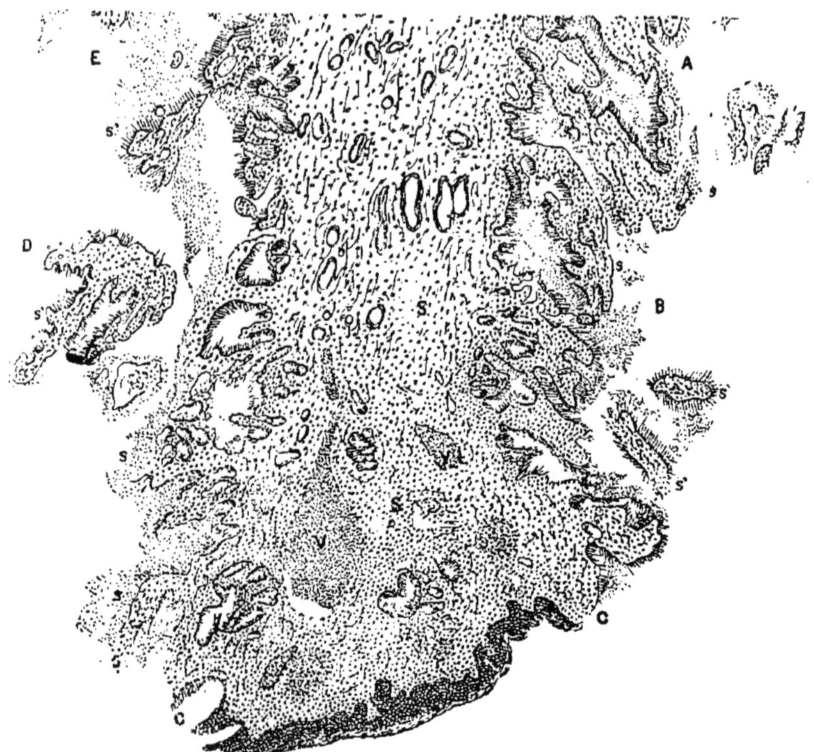

Fig. 55. — Métrite cervicale subaiguë (grossissement de 35 diamètres.) (S. BONNET et Paul PETIT.)

Coupe perpendiculaire à l'une des lèvres d'un col qui était de petit volume, conique, plutôt diminué de consistance et peu épais. ABC, surface endo-cervicale, avec les saillies de l'arbre de vie coupée en long SS, et en travers ou obliquement S'S'; GG, enfoncements glandulaires s'ouvrant entre les plicatures de l'arbre de vie; de C à C; vers l'orifice du museau de tanche, îlot d'épithélium pavimenteux; CDE, plaque catarrhale d'origine indéterminée offrant une complète analogie avec l'arbre de vie endo-cervical ABC. S, stroma infiltrée de cellules embryonnaires, surtout vers les bords de la coupe et au voisinage de l'orifice externe; VV, petits vaisseaux énormément dilatés.

(fig. 56) du col qui renferme une grande quantité de tissu conjonctif (Doléris-Keiffer), puis la sclérose qui

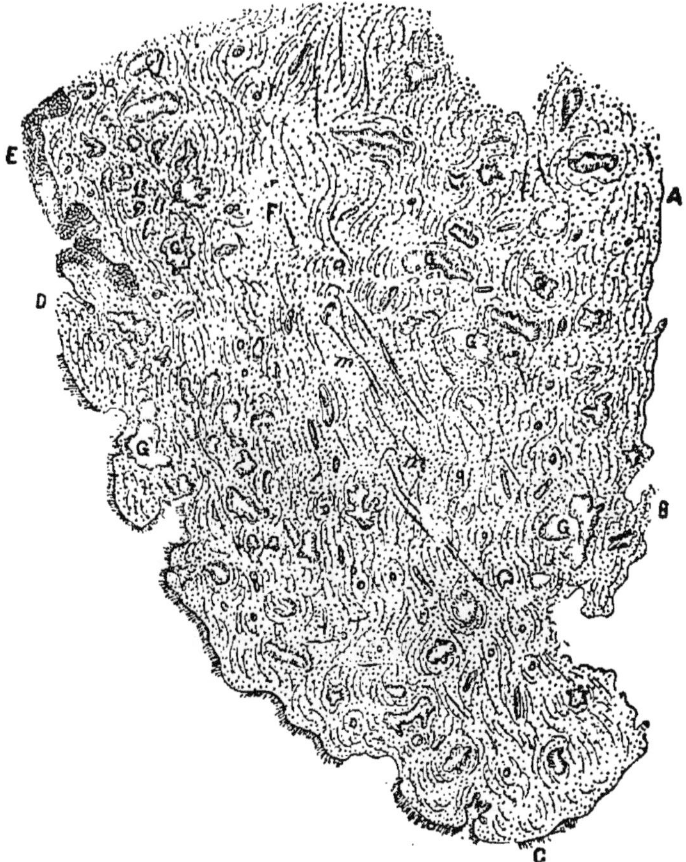

Fig. 56. — Métrite chronique parenchymateuse du col (grossissement de 43 diamètres). (S. Bonnet et Paul Petit.)

Coupe perpendiculaire à l'une des lèvres du col. ABC, surface endo-cervicale après le curetage qui a nivelé à peu près l'arbre de vie, mais n'a pu atteindre un grand nombre de glandes GG, situées dans l'épaisseur du stroma; C, niveau de l'orifice externe; CDE, ectropion de la muqueuse endo-cervicale dû à l'éversion des lèvres du col; de C à D, l'épithélium est cylindrique; de D à E, il est pavimenteux (ectropion pseudo-cicatriciel), au-dessous de cet épithélium extériorisé court une chaîne de glandes G'G' parallèles à la chaîne de glandes endo-cervicales GG; FF, stroma fibreux dans lequel se voient encore quelques faisceaux musculaires *m*, *m*.

est souvent tardive. D'ordinaire la cavité du col est agrandie dans la métrite cervicale.

Deux lésions très spéciales sont, ici, à considérer: les ulcérations et les déchirures.

Les *déchirures* du col (fig. 57) se rencontrent chez près de la moitié des femmes accouchées; elles intéressent l'orifice externe seul parfois, parfois toute la hauteur du col. Emmet les a bien décrites et leur a fait

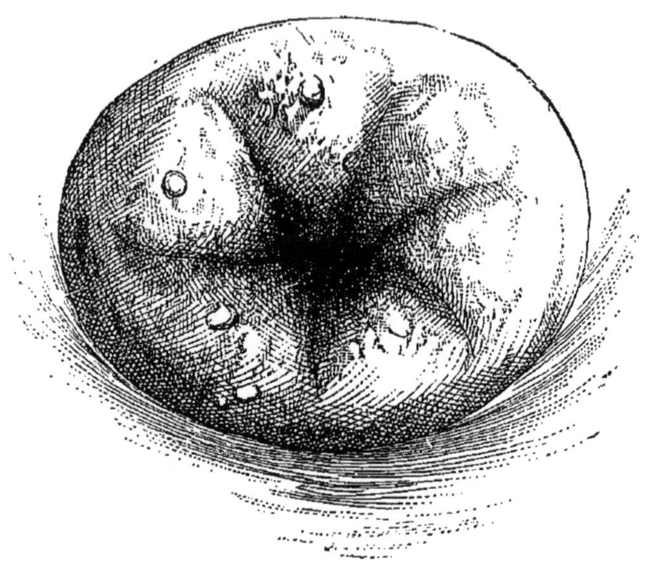

Fig. 57. — Déchirure du col multiple ou étoilée.

jouer un rôle énorme dans l'infection utérine, en considérant qu'elles constituent la porte d'entrée habituelle des germes. Aujourd'hui qu'on sait très fréquentes les infections secondaires et tardives dans les suites de couches, il faut accorder une grande importance à ces déchirures, parce qu'il n'y a guère qu'à leur niveau que puissent s'introduire tardivement les microbes. D'ordinaire, la déchirure est bilatérale et intéresse les deux commissures du col; quand elle est unilatérale, elle occupe plutôt le côté gauche. Les déchirures multiples ou étoilées sont plus rares et ne succèdent guère qu'aux accouchements dans lesquels il a fallu dilater un col rigide ou appliquer un forceps au détroit supérieur. Le doigt, introduit dans le vagin, sent au niveau de la déchirure un tissu de cicatrice très dur, en forme de bride qu'Emmet appelle la cheville cicatricielle.

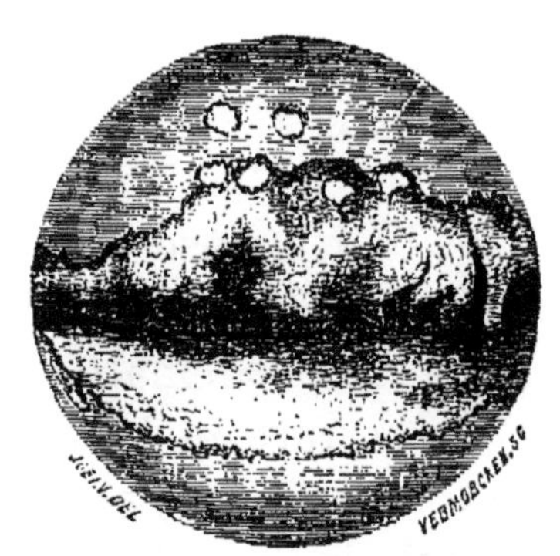

Fig. 58. — Ulcération du col chez une femme enceinte pour la deuxième fois.

L'*ulcération* du col, (fig. 58), qui accompagne cette déchirure, tient, d'après cet auteur, à ce qu'il y a eu infection et ectropion. L'*ectropion* n'est autre chose que la muqueuse de la cavité du col éversée en dehors et ramenée à la surface de ce col par les tiraillements de la cicatrice de la déchirure récente. Cependant, comme parfois on trouve entre l'ulcération et l'orifice externe du col du tissu sain, comme la déchirure peut manquer, il faut bien attribuer parfois à l'ulcération d'autres causes que la cicatrice d'Emmet. On a remarqué que l'ulcération, l'*érosion* rougeâtre du col est plus fréquente du côté où s'écoulent les liquides irritants de la métrite cervicale. On sait, d'autre part, que cette érosion n'est que très rarement creusée dans l'épithélium du col, qu'au contraire elle est formée d'un relief dû à ce que des cellules cylindriques ont remplacé en ce point les cellules pavimenteuses de la surface externe du col et donnent ainsi cet aspect ulcéré. On sait encore que chez certaines femmes peut exister à la surface externe du col un épithélium cylindrique dû à la persistance de celui qui existait dans l'enfance.

II. — SYMPTOMES, DIAGNOSTIC, PRONOSTIC DES MÉTRITES

I. — SYMPTOMES

Comme il n'est pas facile de bien exposer les symptômes des métrites, je vais vous en donner le schéma, puis l'étude clinique. Voici l'étude schématique:

La *métrite aiguë*, qui est assez rare et habituellement puerpérale ou blennorrhagique, se révèle brusquement par de la douleur dans le bas-ventre, derrière le pubis, de la douleur au ballottement utérin, un écoulement abondant de muco-pus jaunâtre ou verdâtre.

La *métrite subaiguë ou chronique*, qui est la forme habituellement observée, présente des signes fonctionnels et physiques.

Troubles fonctionnels. — Les signes locaux ont reçu de Pozzi le nom de syndrome utérin : douleur, leucorrhée, hémorrhagies, ils sont trois:

La *douleur* est ressentie dans l'hypogastre au niveau de l'utérus, derrière la symphyse pubienne ; elle s'irradie dans la région lombaire, les hanches, le pli de l'aine, le coccyx; elle augmente par la pression, la marche, les exercices.

La *leucorrhée* est un écoulement de muco-pus jaunâtre, épais qui survient par crises excrétoires, car la cavité utérine s'en remplit et s'en vide, quand l'isthme s'entr'ouvre de temps à autre.

L'*hémorrhagie* n'est pas constante, car quelques femmes ont les règles assez régulières et dans les vieilles métrites il y a plutôt aménorrhée. Lorsqu'il y a suintement sanguin ou hémorrhagie trop prolongée au moment des règles, on dit qu'il y a *métrorrhagie*, et on dit qu'il y a *ménorrhagie* quand le sang reparaît dans les intervalles menstruels.

Les signes généraux font aussi partie du syndrome utérin. La *vessie* peut fonctionner mal, trop fréquemment d'où pollakiurie, péniblement d'où dysurie, et le *rectum* s'en ressent d'où constipation, ténesme, douleurs. Le *tube digestif* est rarement en bon état; on observe : gastralgie, atonie intestinale d'où météorisme, lenteurs de digestion, nausées, anorexie, constipation et Doléris a signalé l'infection intestinale due, d'après lui, à la résorption du pus des vieilles inflammations utérines. Le *système nerveux* subit le contre-coup de ces troubles multiples : névralgies dentaires, intercostales, toux utérine, palpitations, chloro-anémie, voire même l'hystérie. Il faut surtout signaler la neurasthénie comme la manifestation la plus commune de ces troubles nerveux.

Troubles physiques. — Palper, toucher, palper bimanuel, catéthérisme de l'utérus, speculum sont utilisés ; le palper bimanuel est le moyen le plus précieux.

Le *volume* de l'utérus n'est augmenté que dans quelques formes.

La *sensibilité* est plus accusée dans la métrite hémorrhagique.

La *consistance* est irrégulière, généralement plus molle pour le corps.

La *mobilité* est conservée quand il n'y a pas de complications. On obtient le ballottement de l'organe entre la main abdominale et le doigt vaginal. Gosselin a signalé que ce ballottement est douloureux.

Tel est le schéma des symptômes. En voici maintenant l'étude clinique que nous ne pouvons faire qu'en comparant les diverses formes de la métrite ; mais cette comparaison est pratique et instructive.

1° **Métrite puerpérale.** — Une accouchée, qui pendant les deux ou trois semaines des suites de couches se portait bien, est prise tout à coup de douleurs dans le bas-ventre, et d'un nouvel écoulement d'odeur fétide. Vous constatez une température de 38° à 39°, un utérus exquisement douloureux par le ballottement et aucune autre lésion voisine : *métrite aiguë* puerpérale, forme rare dans sa pureté, car d'ordinaire elle s'accompagne de lésions annexielles. N'importe, ce type existe.

2° **Métrite blennorrhagique.** — Pareillement, mais sans accouchement, sans avortement, une jeune femme a été prise de douleurs vives dans l'hypogastre, s'irradiant dans les reins et les cuisses, et s'est couchée sous l'intensité de la douleur. Température à 38° ou même normale, introduction du doigt dans les parties extraordinairement douloureuse, à ce point qu'on arrive difficilement sur le col.

Examinez la vulve : elle est rouge, œdématiée depuis quelques jours, le vagin est douloureux, rouge, érodé, chaud ; il existe depuis quelques jours des cuissons au passage de l'urine dans le canal de l'urètre : urétrite, vaginite, métrite, tout cela à la fois et à l'état aigu, c'est la chaude-pisse.

Seulement, le gonocoque a plus fréquemment des allures moins bruyantes et s'installe en sournois dans l'utérus. La métrite succède aux premiers accidents, huit jours, trois semaines, deux mois seulement après le début de l'infection blennorrhagique.

Il y a eu d'abord de l'échauffement, vulvite, urétrite; pressez d'arrière en avant sur le canal de l'urèthre, vous ferez peut-être encore sourdre une goutte de pus au niveau du méat. Le speculum vous fait voir un vagin rougi et parsemé d'éraillures, un suintement très laiteux, un peu jaunâtre, très liquide : il y a de la vaginite. Le col utérin baigne dans ce pus, il est gros, rouge, suintant, l'utérus est infecté et la métrite, reconnue à la douleur du ballottement, est installée à l'état chronique ; la salpingite va succéder, car la marche envahissante et remontante du gonocoque est aujourd'hui parfaitement connue. Dans toutes les étapes qu'il franchit, il a des lieux d'élection. Il préfère l'urètre, le cul-de-sac vaginal postérieur, le col et la trompe et c'est là surtout qu'il se cantonne et détermine des lésions qui sont : l'urétrite, la métrite et la salpingite, les lésions qu'il préfère !

Vous observerez encore des formes plus lentes, dans lesquelles le gonocoque met des mois avant de manifester sa présence dans l'utérus et dans les trompes. Toutes ces formes chroniques sont les plus habituelles. Nombre de femmes sont atteintes de métrite d'origine inconnue : la blennorrhagie est la cause la plus vraisemblable.

3° **Métrite catarrhale.** — Un faible degré d'inflammation, dû sans doute à des staphylocoques, plutôt qu'à des streptocoques ou à des gonocoques, caractérise une forme légère de métrite qu'on appelle catarrhale et dans laquelle la leucorrhée jaunâtre est presque le seul signe. Il faut s'entendre d'ailleurs sur l'importance de cette leucorrhée, car la plupart des femmes ont de la leucorrhée sans avoir de métrite: leur vagin n'a pas de glandes, mais leur utérus en a, et par conséquent il sécrète. Hippocrate a dit que la femme est molle et humide. Humidité nécessaire et qu'il faut accepter comme normale. La leucorrhée normale ou sécrétion glandulaire de l'utérus consiste en un liquide tout à fait analogue au blanc d'œuf non cuit; elle est filante, onctueuse, transparente ou blanchâtre, alcaline. La leucorrhée morbide est, au contraire, jaunâtre comme un crachat de bronchite ancienne, verdâtre plus rarement; elle dépose sur la chemise des taches nettement jaunes et souvent abondantes. Quand ce liquide est acide et très laiteux, très fluide, on admet qu'il s'agit d'une *leucorrhée vaginale;* quand il est épais, alcalin, on peut affirmer qu'il vient de l'utérus et plus spécialement du *col;* on peut, d'ailleurs, le faire sourdre de ce col en le trayant au moyen des valves d'un speculum. Quant à distinguer s'il provient du col ou du corps, bien qu'il soit plus épais quand il émane du col, il est difficile d'établir toujours cette distinction.

Afin de savoir si la *métrite* légère qu'on reconnaît est *corporelle* ou cervicale, on pratique le palper bimanuel et si on ne trouve ni augmentation de volume, ni douleur au niveau du corps de l'utérus, par contre le col est volumineux, douloureux, déchiré latéralement. Si on ne trouve pas dans les commémoratifs de la malade d'antécédents blennorrhagiques (car la blennorrhagie ne reste guère cantonnée au col et remonte vite vers les trompes), alors on porte le diagnostic infiniment probable de *métrite cervicale.* Le speculum est d'un grand secours dans ce cas, parce qu'il fait voir un col épais, hypertrophié, rouge ou violacé, présentant des irrégularités des lèvres, des déchirures, une érosion ou une ulcération rougeâtre et comme creusée; il est suintant, kystique, polypeux. Vous basant sur ce que nous avons dit des ulcérations du col, vous recherchez si elles sont dues à une couche d'épithélium cylindrique, simple érosion alors; ou bien s'il s'agit d'un ectropion de la muqueuse intra-cervicale.

Dans mon service, nous avons si rarement l'occasion d'observer des métrites purement cervicales que beaucoup d'entre vous doivent se demander si elles existent réellement. Oui, en ville, cela existe et je ne les crois pas toujours dues au gonocoque. Par contre, ici, la blennorrhagie est la cause habituelle des inflammations génitales, et c'est pourquoi les métrites que vous observez sont corporelles.

4° **Métrite parenchymateuse**. — Une femme qui souffre depuis longtemps de son bas-ventre, dont les digestions sont malaisées, le système nerveux souvent pénible, qui présente ce facies utérin fait uniquement de l'altération des traits, de l'aspect endolori, n'évoque-t-elle pas en vous, par sa seule démarche lente et mesurée, sa mine inquiète, la difficulté qu'elle paraît éprouver à se tenir bien droite, tout un passé misérable de souffrances génitales! Vous ne vous y trompez pas: elle souffre de la douleur des autres « éternelles blessées », ses règles sont irrégulières ; sa leucorrhée tenace reparaît, dit-elle, chaque fois qu'elle ne prend pas d'injections.

Le palper bimanuel peut vous révéler deux états morbides tout différents: Dans une *première étape*, la métrite n'est pas encore trop ancienne et l'*hyperplasie* de l'organe atteint son maximum : vous le trouvez gros du double même de son volume normal, col et corps à la fois, douloureux à des degrés divers à la pression directe et au ballottement; le col déformé suinte encore du muco-pus. Les annexes sont douloureuses, mais il est difficile de dire si c'est de leur propre douleur ou de celle de l'utérus ; ces annexes ont le volume normal. Métrite parenchymateuse bien nette que vous reconnaissez.

Dans une *seconde étape*, vieilles sont les douleurs, vieilles les lésions, vieux les accidents génitaux, vieille souvent même la femme. Petit utérus qui fait encore souffrir, d'un volume ordinaire, mais dur partout, *sclérose utérine* et souvent annexite ; parfois aussi des adhérences qui soudent la matrice en arrière. Métrite interstitielle, ancienne de plusieurs années.

5° **Métrite gravidique.** — Je ne crois pas que les nullipares puissent devenir enceintes avec une métrite préalable ; mais je crois que les multipares ne s'en gênent pas. Malheureusement pour elles l'évolution de la grossesse est pénible : elles souffrent constamment du ventre, leur utérus est douloureux, et bien qu'on n'observe guère, comme jadis, de gros ulcères putrides de leur col, ce col néanmoins est en mauvais état, ulcéré, énorme et suintant. La leucorrhée est plus abondante que dans une grossesse normale et ne cède guère à l'antisepsie. Les vomissements incoercibles sont parfois dus à cette inflammation utérine, l'hydrorrhée déciduale aussi ; mais il est certain que l'*avortement* survient souvent comme conséquence de la métrite ; l'utérus ne supporte plus son contenu et il l'expulse dans les premiers mois de la grossesse. Que la métrite précède ou succède à la conception, dès qu'elle est remontée du col dans le corps, la fausse-couche est infiniment probable.

6° **Métrite déciduale.** — C'est une forme très simple, très fréquente et très connue de métrite hémorrhagique, qui succède aux délivrances incomplètes. L'avortement aux troisième et quatrième mois y prédispose assurément, parce qu'il se fait en trois temps et laisse dans la cavité utérine de la caduque et parfois des débris placentaires. Quelques auteurs pensent que cette rétention de quelques débris, que la curette a peine à retrouver, suffit toujours à déterminer des hémorrhagies, ou, pour mieux dire, ce *suintement sanguin* persistant qui dure encore un mois ou six semaines après le début de la fausse-couche; ils admettent que ces pertes sanguines se font en dehors de toute cause infectieuse. Moi, je ne le crois pas. Les femmes que j'ai observées dans ces conditions ont toujours eu un léger degré d'infection, 38°, douleur utérine ou lochies fétides, ne serait-ce qu'un seul jour et cela suffit pour prouver la réalité de cette infection. Je fais donc de ces hémorrhagies persistantes le synonyme d'infection intra-utérine et je ne vois d'exception que dans le cas où un utérus adhérent saigne parce qu'il ne peut régresser comme un utérus mobile.

7° **Métrite hémorrhagique.** — La véritable métrite *hémorrhagique* apparaît plusieurs mois après l'accouchement, à la suite d'une infection secondaire et peut même succéder à l'infection blennorrhagique. Rien de plus simple que de la reconnaître. Ces femmes-là perdent du sang en abondance deux fois par mois, pendant quinze jours à la fois, avec une telle irrégularité qu'elles ignorent bientôt la date réelle de leurs règles. Les unes ne souffrent pas. D'autres ont des *douleurs* terribles, tenaces et continues à ce point que Pozzi fait de cette variété la forme douloureuse chronique. La muqueuse utérine épaissie, fongueuse, saillante, irrégulière, saigne presque constamment et si, dans le début, il y a encore de longs intervalles, sans pertes, celles-ci finissent toujours par se rapprocher et bientôt se confondre. La plupart des cas que nous avons observés ensemble succédaient à un mauvais état puerpéral.

8° **Dysménorrhée membraneuse**. — J'ai dit que les jeunes femmes, souffrantes au moment de leurs règles, sont souvent atteintes d'antéflexion et que nombre d'entre elles n'ont jamais que de la dysménorrhée. D'autres cependant deviennent infectées et présentent de la dysménorrhée membraneuse, c'est-à-dire de la métrite exfoliante. A chaque menstruation, elles éliminent d'un seul bloc ou par lambeaux la muqueuse de leur utérus qui se desquame ; les douleurs se rapprochent, apparaissent dans leurs intervalles menstruels, durent chaque fois plus longtemps ; l'endolorissement de l'utérus finit par persister en tout temps : la métrite n'est plus douteuse.

9° **Métrite sénile**. — La ménopause guérit plutôt les métrites qu'elle ne les installe ; l'utérus s'atrophie, l'inflammation diminue parce qu'elle a moins d'éléments. La métrite sénile n'est donc pas une métrite de la ménopause ; c'est une métrite après la ménopause, un an, deux ans, quelques années plus tard. L'utérus est tantôt petit, tantôt il est gros, peu sensible ; mais, fait capital, il sécrète un liquide d'une odeur infecte, jaunâtre ou même roussâtre et on se demande toujours s'il ne s'agit pas du début d'un épithélioma. Ces sécrétions fétides excorient les parties génitales externes.

10° **Métrite tuberculeuse**. — Le microscope seul peut dénoncer la nature tuberculeuse des débris d'une muqueuse utérine atteinte de métrite ; car, en clinique, quels signes rechercher ? Si le col présentait des lésions tuberculeuses, ce serait déjà bien difficile à affirmer, et, d'ailleurs, la tuberculose a encore plus de préférence pour les annexes que pour l'utérus. Il n'y a jamais que chez une tuberculeuse avérée des poumons qu'il est possible d'y songer.

II. — PRONOSTIC

Scanzoni prétendait n'avoir jamais vu guérir une métrite chronique. Un état général mauvais, des lésions salpingiennes, l'ancienneté des lésions sont certes de fâcheuses conditions pour la thérapeutique. Mais encore les infections aiguës, prises de bonne heure, cèdent assez bien, la métrite catarrhale est très accessible ; la déciduale, la gravidique, l'hémorrhagique cèdent aux curetages. Et, en somme, il n'y a que la métrite parenchymateuse qui résiste.

III. — DIAGNOSTIC

Les précédents détails dans lesquels je suis entré me dispensent d'insister sur le diagnostic.

1° La *métrite cervicale* peut être confondue avec syphilis, chancre, tuberculose, herpès et cancer du col.

L'*herpès* du col peut être contemporain de la métrite : de petites bulles affectant la disposition polycyclique sur une des lèvres et souvent d'autres vésicules transparentes sur la vulve feront penser à cette dermatose très particulière.

La *tuberculose* prendra la forme d'un lupus avec des taches de la couleur du sucre d'orge ou la forme d'ulcérations, impossibles à distinguer des ulcérations syphilitiques tertiaires.

La *syphilis* peut donner lieu à un chancre dur sous forme d'une induration très limitée, tandis que le *chancre mou* envahit et creuse davantage. Le *cancer*, au début, est bien difficile à distinguer de ces lésions et, en réalité, le mieux est encore d'exciser un peu de ce col et de demander à un histologiste s'il s'agit de cancer, syphilis ou tuberculose. En pratique, on observe surtout le cancer, mais il faut le reconnaître de bonne heure.

2° La *métrite totale* peut se confondre avec congestion, grossesse, avortement, fibromes, cancer.

Les *congestions utérines* s'accompagnent de pertes sanguines qui ne viennent guère en dehors des règles qu'elles prolongent ; elles remplacent d'autres hémorrhagies, n'entraînent ni douleurs, ni syndrome utérin. Il n'y a d'autres antécédents que la névropathie ou l'arthritisme, pas d'éléments infectieux. Les très arthritiques seules ont de ces congestions à la puberté, à la ménopause.

La *grossesse*, à son début, quand la menstruation n'a pas paru cesser, s'accompagne de sécrétions exagérées, de ramollissement du col, parfois de douleurs ; le volume de l'utérus à la fin du premier mois n'est pas plus considérable que s'il s'agissait d'une métrite hypertrophiante. Si on est embarrassé, il faut savoir attendre et surtout ne jamais pratiquer l'hystérométrie, car l'introduction de l'hystéromètre déterminerait un avortement.

L'*avortement* des premières semaines ressemble d'autant mieux à une métrite par les douleurs et les pertes sanguines qu'il est souvent lui-même la conséquence d'une métrite ; le diagnostic n'est facile que si on peut examiner le sang perdu, dans lequel on doit trouver un œuf.

Pour le diagnostic des *fibromes*, du *cancer* et des *salpingites*, nous y reviendrons.

III. — TRAITEMENT DES MÉTRITES

La simple énumération des traitements préconisés pour les métrites suffirait à nous retenir bien longtemps sur ce chapitre. Après avoir signalé l'action des *Eaux minérales* sur l'état général fâcheux des femmes atteintes de métrites, je m'en tiendrai, pour les moyens employés à ceux qui ont vraiment fait leurs preuves.

I. — TRAITEMENT GÉNÉRAL

Le *repos* de l'organe malade doit être réalisé complètement dans les métrites aiguës par le séjour au lit; le repos relatif suffit dans les métrites chroniques et il faut entendre par là l'abstinence du coït, des exercices corporels, de l'usage de la bicyclette, du cheval, de la machine à coudre, des voyages trop longs ; autant de recommandations à faire. Le repos est utile pour l'utérus comme pour les jointures atteintes d'arthrite. On n'insistera jamais assez sur ce point.

Les *douleurs* seront calmées par des lavements laudanisés, des suppositoires à l'opium et à la belladone, des lavements au chloral, des injections vaginales très chaudes, tous moyens qu'on n'utilise que pour les métrites aiguës et qu'il faut négliger pour les métrites chroniques et peu douloureuses. Pour ma part, je n'aime pas calmer les douleurs au moyen des narcotiques, parce que ce procédé est aveugle ; et le seul vrai moyen de les faire disparaître, c'est de s'adresser à la cause, c'est-à-dire à l'utérus lui-même. Traitez donc la cause.

Les *injections* sont déjà un procédé très logique, car par elles vous vous proposez de désinfecter le vagin, par leur contact tiède de diminuer les souffrances, et vous baignez le col utérin dans un liquide antiseptique. L'injecteur, vous le connaissez : c'est le réservoir émaillé contenant deux litres de liquide avec ou sans couvercle, qui fait partie aujourd'hui du mobilier de la femme ; on le remplit de deux litres d'eau bouillie et on y met un antiseptique.

On le soulève à 60 ou 80 centimètres, pas davantage, au-dessus du siège de la femme, couchée dans le décubitus dorsal, sur un bassin plat. La canule en verre de l'injecteur, ayant été bouillie, est introduite dans le vagin de haut en bas et pénètre dans le cul-de-sac postérieur.

Dans le liquide à injecter, vous ferez mettre, suivant les indications particulières, 30 grammes d'acide borique par litre, 0,25 centigrammes de sublimé corrosif, 10 grammes d'acide phénique par litre, 0,50 centigrammes de permanganate de potasse, 1 gramme de naphtol B par litre, une cuillerée à café de lysol, de laurénol, 1 gramme de thymol par cinq litres, etc.

La *constipation* sera évitée au moyen de cascara, cascarine, podophylle, Sedlitz, pruneaux, miel, raisiné, lavements avec miel de mercuriale, avec glycérine, etc. Contre l'entérite muco-membraneuse, 4 à 6 grammes de chlorate de potasse en lavement.

Les *troubles digestifs* sont combattus par les alcalins, bicarbonate de soude, eau de Vichy, teinture de noix vomique avant le repas, hydrastis, colombo, etc.

L'*état nerveux* est combattu par la valériane, le KBr, les eaux minérales.

II. — TRAITEMENT DES FORMES

Il va sans dire que, pour aboutir à un résultat, il faut s'attaquer à l'organe enflammé. Le traitement gynécologique est donc le seul qui donnera vraiment des améliorations et des guérisons.

Métrites aiguës. — Puerpérales ou blennorrhagiques, les inflammations aiguës seront combattues par le repos absolu, les calmants si les douleurs sont trop intenses, les laxatifs comme adjuvants, la glace sur le ventre, les antifébriles si l'hyperthermie s'observe, les injections abondantes, répétées, bien faites ; et pour qu'elles soient bien faites, il faut que l'injecteur ne soit pas levé bien haut, que la malade ne fasse aucun mouvement, que tout soit bien propre, l'eau surtout, l'eau qui contiendra très peu d'antiseptique, mais sera soigneusement bouillie, employée tiède s'il n'y a que métrite, très chaude s'il y a des engorgements voisins, et passera au contact des parties profondes doucement, longuement, abondamment : six à dix litres en trois ou quatre injections par jour ne sont pas trop.

Métrite du col. — Quand la métrite est assez récente et qu'il paraît très probable qu'elle se localise au col, on ne soigne que le col et le vagin. Les précédentes injections faites avec l'acide phénique, le lysol, le permanganate ou le sublimé, suffisent une ou deux fois par jour.

Les *scarifications*, faites au moyen de la pointe d'un

bistouri sur les deux lèvres du col, superficiellement, de manière à soustraire une petite quantité de sang, répétées deux fois par semaine et au total quatre à cinq fois, décongestionnent et rapetissent ce col. On applique ensuite un *tampon* de gaze iodoformée ou salolée, trempé dans la glycérine et maintenu au contact du col. La glycérine est pure et renferme de l'iodoforme, du tanin, du salol, de la résorcine, de l'ichthyol à 5 ou 10 % ; elle fait suinter le col, car elle aspire l'eau des sécrétions glandulaires et amène cette décongestion qui est un premier stade de guérison. Ce tampon de gaze ou d'ouate doit sortir un peu au niveau de la vulve, afin d'être enlevé le soir même par la malade. Le mot *cautérisation* est consacré pour les attouchements que l'on fait au niveau du col avec diverses substances. Les pointes de feu au thermocautère, l'emploi de l'acide nitrique, du nitrate de mercure, du nitrate d'argent, justifient cette appellation ; mais je vous conseille d'éviter ces agents dangereux, qui déterminent des cicatrices dont les conséquences peuvent être graves. Exception à faire pour le crayon de nitrate d'argent, à la condition que vous sachiez bien qu'il doit agir comme antiseptique et non comme caustique, c'est-à-dire qu'il faut toucher très légèrement, car cela suffit, afin de ne pas amener d'atrésies du col. La teinture d'iode est utilisée avec beaucoup de raison ; de même la solution glycérinée d'ichthyol à 10 %, la glycérine créosotée dans les mêmes proportions. Quand ces pansements, faits deux fois par semaine, n'ont pas suffi à diminuer le volume du col, à supprimer les kystes de Naboth, les érosions, les ulcérations, l'ectropion, il faut faire la *dilatation* du col avec de petites bougies de Hégar, afin de diminuer cette sténose de l'orifice externe du col, qui détermine l'accumulation des sécrétions morbides dans la cavité intra-cervicale. En même temps une curette enlèvera la muqueuse du col ectropiée et on touchera ensuite la surface avec de faibles antiseptiques.

Ces petites interventions ne seront justifiées que si elles sont faites très proprement, très régulièrement, très soigneusement. Dans leur apparente simplicité, elles exigent par suite une certaine pratique de la petite chirurgie gynécologique. Le *Schrœder* et l'*Emmet* sont réservés aux cas rebelles à cette pratique sus-indiquée.

Métrite catarrhale. — Pour la métrite totale, il faut décidément abandonner l'usage des crayons médicamenteux qui ne peuvent être bien préparés; la seringue de Braun n'est pas souvent utile. Il n'en est pas de même des *injections intra-utérines*. Que de métrites anciennes un bon praticien pourrait guérir s'il savait donner avec assez de soins et de constance des injections intra-utérines bien propres ? Tenant la lèvre antérieure du col avec une pince à griffes, ne lui est-il pas facile d'introduire dans le col une sonde de petit calibre, celle de Bozemann-Fritsch, par exemple, et de faire passer dans cet utérus un à deux litres de liquide tiède antiseptique, contenant 3 gr. par litre d'iode pur ou d'ichthyol, ou 0,30 centigrammes de permanganate de potasse? Seulement, bien entendu, il lui faudrait d'abord désinfecter le vagin au moyen d'injections et d'essuyages, puis recommencer les injections intra-utérines deux ou trois fois par semaine. De la même manière, il peut, avec un écouvillon, *cautériser* la muqueuse utérine au moyen de teinture d'iode, de glycérine ichthyolée ou créosotée; de même encore il peut employer un *drain intra-utérin*, à la condition de nettoyer tous les jours — et j'insiste beaucoup sur cette condition — le drain qu'il laissera huit à dix jours dans la cavité utérine; il donnera en même temps et quotidiennement aussi une injection intra-utérine.

Du *tamponnement* de la cavité utérine au moyen de lanières de gaze iodoformée, je ne parle pas, parce je crois personnellement que c'est un moyen très douloureux et parfois plus infectant que désinfectant. Et voilà bien l'ennui de toutes ces manœuvres utérines qui en principe sont excellentes : non seulement elles exigent une antisepsie suffisante, mais encore elles sont difficiles à supporter : nombre de femmes les appréhendent, s'y refusent et on termine par un *curetage*. Excellent le curetage, moyen supérieur aux autres, mais dont le très gros inconvénient est de ne pas suffire, si on ne continue pas, dans les métrites déjà vieillies, à faire encore de l'antisepsie intra-utérine. Retenez cette expression antisepsie intra-utérine, car c'est là ce qu'il faut faire pour guérir l'utérus et il faut y arriver par n'importe quels moyens : la persistance des soins est indispensable, il faut les prolonger.

Métrite parenchymateuse. — A quoi sert maintenant de vous dire que pour la métrite parenchymateuse vous n'arriverez jamais à rien si vous ne prolongez vos soins intra-utérins : injections utérines, écouvillonnage, curetage, cautérisation, drainage, mettez tout en œuvre pour réaliser deux buts : *faire souffrir le moins possible*, et *désinfecter*, pour aboutir à la fin recherchée : guérir. Revenez à la charge de temps à autre. La guérison serait plus fréquente si la patience ne manquait trop souvent, tantôt à l'opérée, tantôt à l'opérateur.

Un Emmet ou un Schrœder peuvent être indispensables. (Voir plus loin.)

Métrite gravidique. — Je signale simplement en passant que, dans la métrite accompagnée de grossesse, il faut s'en tenir à peu près exclusivement aux *injections vaginales* et n'intervenir plus complètement qu'après l'accouchement ou l'avortement.

Métrite déciduale. — La rétention de caduque ou de débris de placenta ou de membranes indique assez la nécessité de les enlever par un *curetage* ou un *écouvillonnage*. L'écouvillonnage consiste dans l'introduction dans la cavité utérine d'un porte-coton ou d'une tige longue recouverte de crins au moyen de laquelle on cherche à enrouler les membranes qui sont restées dans la matrice ; l'écouvillonnage ne suffit que dans ce cas. Dans le cas de rétention de placenta ou de cotylédon, il faut pratiquer le curetage avec l'index introduit dans l'utérus, ou mieux avec une curette mousse.

Métrite hémorrhagique. — Ainsi que dans la forme précédente, c'est le *curetage* qui enlève les fongosités de la trop épaisse muqueuse, qui racle les productions inflammatoires, les fongosités, de sorte qu'une muqueuse nouvelle la remplacera plus tard. Bien qu'un seul curetage suffise parfois pour faire cesser les hémorrhagies et amener la guérison, il vaut mieux compléter cette intervention plus tard par quelques cautérisations de la cavité utérine. Je ne dirai rien de l'eau bouillante à 80 ou 85° essayée au moyen de la sonde de Bozeman, moyen délicat et qu'on tend à considérer même comme dangereux.

Métrite sénile. — La crainte dans laquelle on se

trouve en face de cette variété de l'apparition d'une dégénérescence cancéreuse, la difficulté qu'il y a de désinfecter un semblable utérus, font qu'après une intervention, généralement couronnée de peu de succès, on doit proposer l'hystérectomie vaginale totale.

Métrite tuberculeuse. — Dans le même but encore et pour éviter la généralisation de la maladie, on pratiquera l'hystérectomie pour la métrite tuberculeuse.

Dysménorrhée membraneuse. — Pour la métrite exfoliante, reportez-vous à ce que nous avons dit à propos des flexions utérines ; le traitement de cette forme se résume en trois mots : *dilatation*, *curetage*, *cautérisation*. La dilatation sera recommencée, s'il y a lieu, quelques fois.

J'insisterai, pour finir, sur les interventions chirurgicales principales, déjà signalées, mais sur lesquelles quelques notions vous sont utiles.

III. — TRAITEMENT CHIRURGICAL

Opération de Schrœder. — Indiquée pour deux circonstances : le col gros, ulcéré de la métrite cervicale et le col gros et suintant de la métrite parenchymateuse chronique : cette intervention assure la guérison de l'ectropion et atrophie l'utérus hypertrophié (fig. 59.)

Un coup de ciseaux au niveau de la commissure gauche, un autre à droite, permettent d'écarter les deux lèvres. La lèvre antérieure est excisée de manière à en enlever au bistouri une tranche en forme de coin, en empiétant le plus possible du côté de la cavité cervicale. Les deux bords de cette lèvre dédoublée sont réunis au moyen de fils de catgut à points séparés. Même excision sur la lèvre postérieure ; même réunion au catgut. Puis un catgut est passé sur chaque commissure sectionnée, à droite et à gauche, pour réunir les deux lèvres du col sur le côté de son orifice.

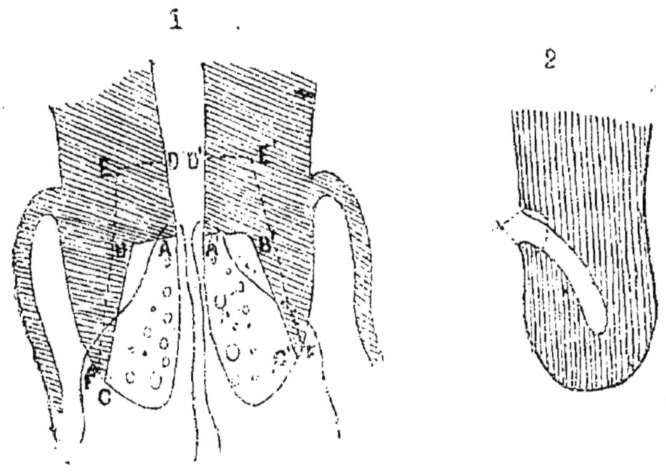

Fig. 59. — Schéma figurant le col et l'amputation cunéiforme de Schrœder. 1, ABC, A'B'C', surface cruentée des lambeaux taillés sur les deux lèvres ; AF, A'F', passage des fils ; DEF, D'E'F', tracé de l'incision supra-vaginale ; 2, affrontement du lambeau. (S. Bonnet et Paul Petit.)

Opération d'Emmet. — Encore appelée *trachélorrhaphie*, elle consiste dans la réparation des déchirures du col et est, comme la précédente, combinée au curetage. C'est un avivement de chacune des deux lèvres du col, fait au niveau seulement de chaque commissure, de manière à supprimer le tissu de cicatrice qui existe à ce niveau. Des fils sont ensuite passés pour réunir les surfaces avivées, d'abord du côté gauche, puis du côté droit. (fig. 60.)

Amputation du col. — Ici plus d'avivement, plus

de dédoublement; mais l'abrasion du col lui-même, de chacune de ses deux lèvres aussi haut que possible, puis la suture de chacune des portions restantes de ces deux lèvres (fig. 61). Opération uniquement indiquée au cas d'hypertrophie du col, maladie de Huguier, souvent rencontrée avec le prolapsus.

Curetage. — Imaginé par Récamier en 1844, le curetage n'a pris que dans ces derniers temps une grande extension. Après quelques exagérations, voici qu'aujourd'hui on tend à l'abandonner davantage. Cependant c'est le meilleur procédé à employer dans les métrites déciduale, hémorrhagique, sénile; et même, dans la métrite chronique, il est parfois utile pour mettre à nu la paroi musculeuse et permettre ensuite, grâce à l'abrasion de la muqueuse, la pénétration des antiseptiques dans cette paroi utérine. Cependant il est contre-indiqué dans les métrites aiguës et les métrites très légères.

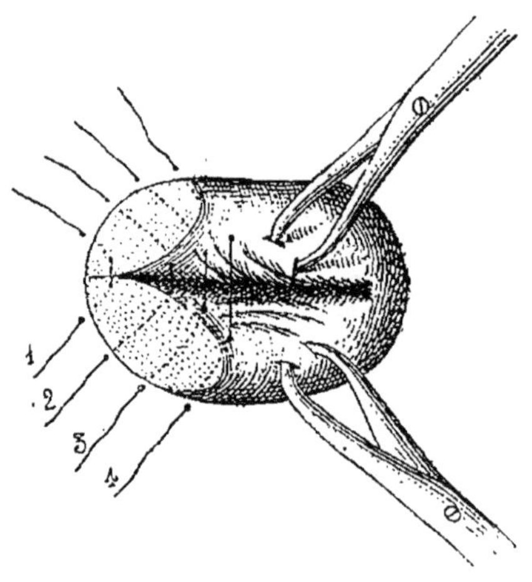

Fig. 60. — Opération d'Emmet. (Pozzi.)

Pour le pratiquer, la femme étant dans la position gynécologique, bien désinfectée, rasée jusqu'au pubis, ayant reçu une injection vaginale au sublimé, on met à sa portée une cuvette de sublimé pour y plonger les mains et un plateau contenant des instruments étuvés ou bouillis. On place une valve sur la paroi postérieure du vagin, une sur la paroi antérieure et, dans l'écartement des deux valves qu'on fait tenir, on aperçoit le col, dont on saisit la lèvre antérieure avec la pince tire-balle. Des bougies de Hégar sont introduites successivement dans le col et jusqu'au fond de l'utérus, dont l'hystéromètre a noté déjà la profondeur. Quand le calibre obtenu est suffisant, on passe la curette mousse ou tranchante (fig. 62) et on racle avec elle successivement et méthodiquement la paroi antérieure, la postérieure, les deux bords et les angles des cornes. Les débris placentaires, s'il y en a, sont le plus ordinairement en avant et à droite (1). Un écouvillon enlève les débris qui restent dans la cavité, après l'action de la curette.

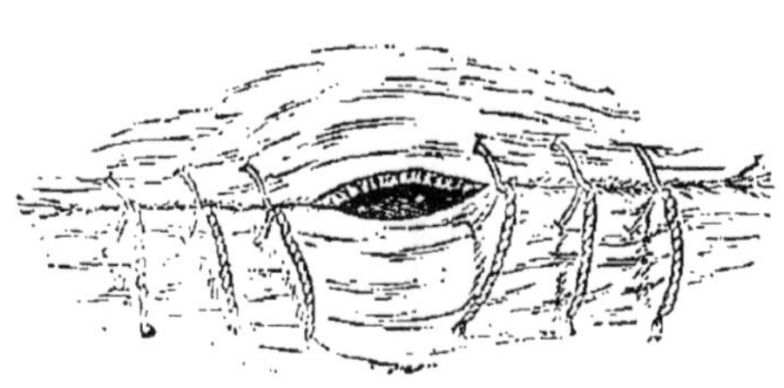

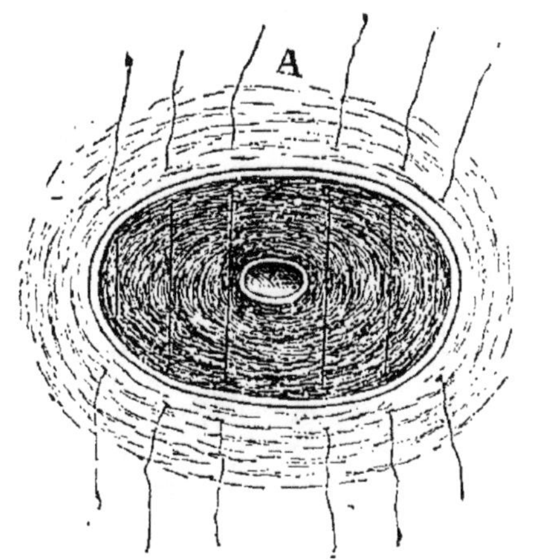

Fig. 61. — Amputation de la portion vaginale du col. Le moignon après l'amputation circulaire du col, lambeaux réunis par des sutures suivant le procédé de Sims. (S. BONNET et Paul PETIT.)

La sonde intra-utérine est introduite pour laver la cavité avec une solution de teinture d'iode à 3 %. Un nouvel écouvillon, trempé dans la teinture d'iode ou dans la glycérine créosotée à parties égales, est porté dans la cavité utérine qu'il cautérise. On essuie le

(1) Voir FOURNIER, *La loi utéro-fœto-placentaire.* Société obstétricale de France, avril 1899.

col avec de l'ouate et on lave le vagin. On applique un tampon de gaze iodoformée, qui est renouvelé au

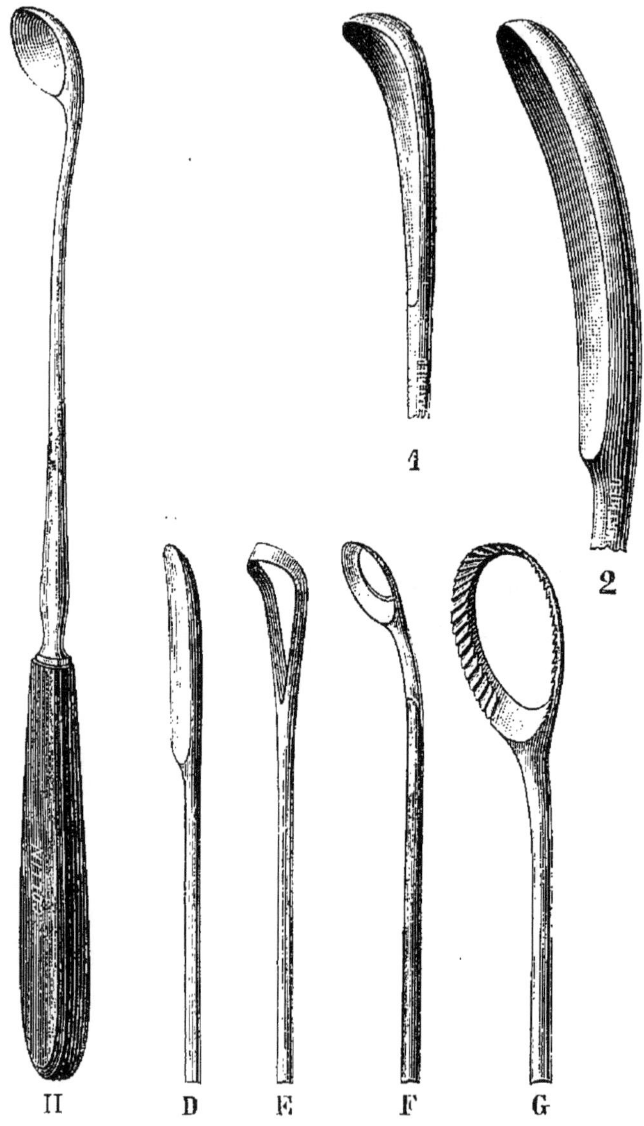

Fig. 62. — Modèles divers de curettes.

bout de deux jours, puis définitivement enlevé au quatrième jour, et on fait ensuite des injections vaginales quotidiennes avec la solution de sublimé à 1 pour 4000. La malade se lève au quinzième jour. La muqueuse se régénère au bout de vingt-cinq jours, et les grossesses consécutives sont habituellement observées. Cette dernière remarque suffit à faire penser que le curetage n'est vraiment pas une mauvaise opération et qu'il faut lui rendre justice.

Très simple en apparence, cette opération présente quelques complications assez sérieuses ou même graves qu'il faut connaître. En cas de salpingite suppurée, une trompe peut se rompre dans le péritoine au cours de l'intervention. Les *hémorrhagies* sont combattues par le tamponnement direct de la cavité utérine au moyen de gaze iodoformée, mais elles peuvent être très sérieuses. La *perforation* de la paroi utérine est assez fréquente dans deux cas : quand l'utérus est trop fléchi, la paroi étant amincie à l'angle de coudure ; quand on a affaire aux suites de couches ou de fausses couches, il ne faut surtout pas se servir de curette tranchante, car il est si facile de passer à travers la paroi utérine que, parfois même, on la perfore sans brutalité avec l'hystéromètre ou avec la sonde intra-utérine. Heureusement, cette perforation ne donne pas toujours lieu à des accidents. La *péritonite* consécutive au curetage s'observe précisément en cas de perforation et aussi au cas d'annexite suppurée qui se rompt. C'est une complication qu'on n'observe qu'en des cas exceptionnels.

VI

LES INFLAMMATIONS ANNEXIELLES

I. — CAUSES ET LESIONS DES SALPINGO-OVARITES

I. — ÉTIOLOGIE

Si Hégar et Lawson Tait n'avaient pas, dès 1872, enlevé des trompes et des ovaires (fig. 63 et 64), nous ne saurions peut-être pas grand'chose des salpingites. Aujourd'hui que ces lésions sont bien connues, il est

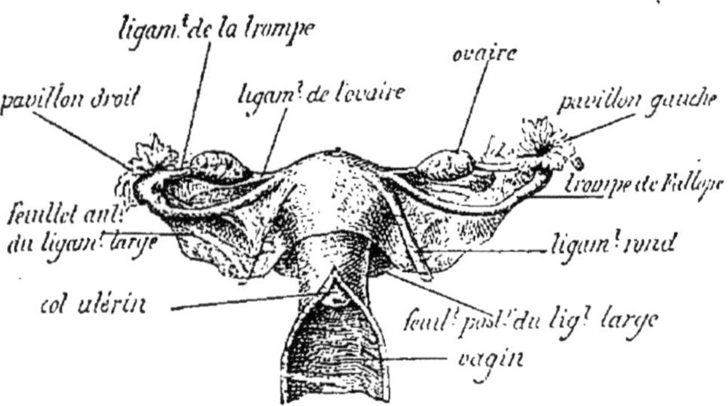

Fig. 63. — Ligaments larges, vus en avant ; ovaires relevés en haut pour les montrer, car ils devraient être plus bas, en arrière et au-dessous des trompes.

facile de les étudier, car leur fréquence est toujours au moins de 4 % autopsies (Galabin). Comme elles succèdent habituellement aux métrites, leurs causes sont à peu près les mêmes. Il suffirait de vous reporter à ce que nous disions des métrites pour connaître ces causes, car, ici comme là, ce sont la *puerpéralité* et la *blennorrhagie* les agents les plus coupables, et deux éléments sont à considérer : les causes déterminantes qui sont les germes et les prédisposantes qui constituent le terrain.

Terrain. — Vingt à trente-cinq ans, une malpropreté relative qui suffit pour souiller les organes génitaux même chez des vierges et des jeunes filles, l'influence déprimante et congestionnante d'un traumatisme, d'une balistique sexuelle exagérée, d'un avortement,

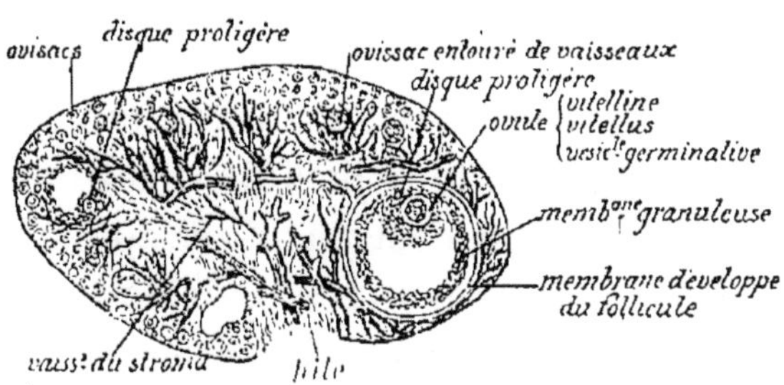

Fig. 64. — Ovaire et follicule de Graaf à maturité, section verticale.

d'un accouchement; une débilitation générale au cours d'une métrite ; cette métrite, déjà ancienne et menaçante, un fâcheux catéthérisme de l'utérus, un drainage mal fait, des interventions intempestives : voilà bien des conditions qui vont devenir propices à l'envahissement des conduits tubaires par les germes. Il faut que ces germes existent déjà à l'entrée des voies vaginales, et c'est pourquoi la *métrite* précède ordinairement la salpingite ; une métrite du col suffit d'ailleurs. Mais, pour que les trompes soient infectées, il faut certainement qu'elles soient un *locus minoris resistentiæ*, par suite d'une déviation, d'un prolapsus, d'une tumeur utérine qui les déplacent, peut-être, d'après Lawson Tait, par suite d'une malformation primitive de ces organes. Autant que la métrite première, la *situation pathologique* de la trompe paraît utile pour l'infection. Un troisième élément présente enfin une importance de premier ordre dans cette étiologie : c'est que certains germes font de la trompe leur siège d'élection, ces germes sont les *gonocoques*. Aucun autre microbe ne paraît rechercher, au même degré, ce terrain tout spécial de la muqueuse salpingienne.

Germes. — Toutes infectieuses, les salpingo-ovarites ne succèdent guère, autant qu'on le sache du moins, aux maladies infectieuses : fièvre typhoïde, variole, scarlatine, rougeole, pneumonie, choléra, etc. La syphilis (Bouchard) a été reconnue dans deux cas, les oreillons parfois, l'actinomycose rarement (Lehman). Ce n'est pas de ce côté que vous tournerez vos recherches investigatrices, et trois origines surtout vous paraîtront intéressantes à connaître : la blennorrhagie, la puerpéralité et l'origine intestinale.

D'ailleurs, sur 33 pyosalpinx, Hartmann et Morax en ont trouvé 13 stériles, 13 fois le gonocoque, 4 fois le streptocoque, 2 fois le pneumocoque et 3 fois le coli-bacille. Sur 30 suppurations pelviennes, Jayle en trouve 12 stériles, 4 gonocoques, 10 streptocoques, 2 staphylocoques, 5 coli-bacilles. Sur 39 pyosalpinx, Witte trouve 7 fois le gonocoque et 5 stériles ; Sænger croit qu'habituellement le gonocoque doit être incriminé, et, pour lui, dans la proportion de 99 fois sur 100 : exagération peut-être, mais à laquelle semblent se rattacher les Allemands. Et Fritsch expose dans son Traité que d'ordinaire la salpingite débute par la culture des gonocoques dans une trompe qui s'obture, puis d'autres micro-organismes y pénètrent à leur tour : streptocoques à l'occasion d'un accouchement, staphylocoques pour des causes multiples, coli-bacilles venant de l'intestin ; puis le pus se stérilise, et il arrive toujours un moment, quand la trompe ne se rompt pas, pour que cette stérilisation du pus sur place soit suffisante et qu'on ne trouve plus aucun microbe dans ces pyosalpinx. Pozzi rattache l'origine de certaines salpingites au coli-bacille, et, à cette occasion, on a décrit le ligament appendiculo-ovarien dont les lymphatiques, communs à la fois à l'appendice et à l'ovaire,

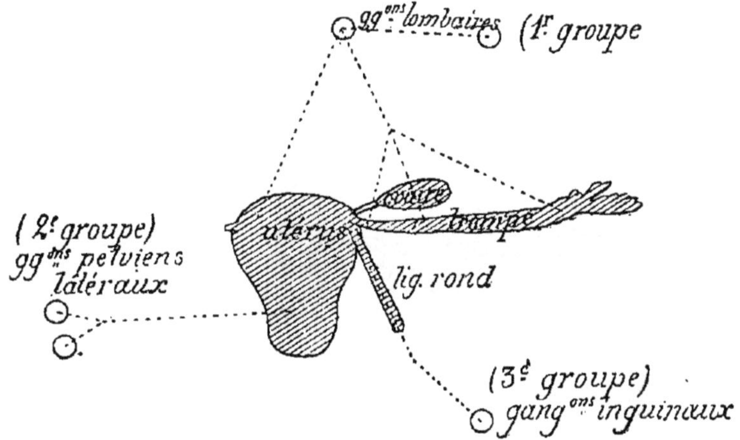

Fig. 65. — Lymphatiques génitaux, schéma.

seraient capables de transporter les coli-bacilles de l'intestin aux trompes. Dans ces derniers temps, d'ailleurs, nous avons enlevé des trompes et des appendices adhérents l'un à l'autre, du côté droit évidemment. J'ai encore une malade qui souffre à la fois de la région du cæcum et de ses annexes droites : coïncidences ou conséquences, je ne sais.

Voies de l'infection. — Puisque microbes il y a, quel chemin suivent-ils ? Il est possible que, parfois, il n'existe de métrite à aucun degré et que le *trajet intestinal* soit le seul réellement suivi par eux, qui ont été dès l'abord des coli-bacilles, venant soit de l'appendice, soit d'une anse intestinale adhérente à la trompe et à l'ovaire. Mais ce trajet est certainement exceptionnel, et il faut considérer la métrite comme nécessaire, de coutume, à l'origine de ces lésions profondes. Qu'il s'agisse de suites de couches infectieuses ou qu'il s'agisse de l'infection blennorrhagique la plus pure, deux voies sont suivies par les germes, la voie muqueuse et la voie lymphatique. Cheminant le long de la *muqueuse* utérine jusqu'à

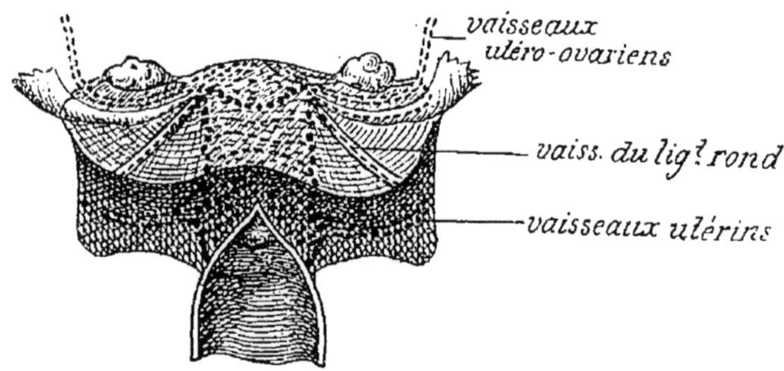

Fig. 66. — Vaisseaux lymphatiques, 3 groupes. (POIRIER.)

l'orifice des trompes, les germes dans le premier cas, suivent ensuite la muqueuse tubaire et s'y multiplient. Dans le deuxième cas, la métrite cervicale existe seule et les *lymphatiques* (fig. 65 et 66), qui remontent le long de l'utérus, transportent, dans la trompe, les germes dont ils se chargent au niveau du col. Enfin, lorsque c'est le bacille de Koch qui a pénétré dans les trompes, lorsque la pyosalpingite est *tuberculeuse*, il est bien difficile d'expliquer comment ce bacille a pu se rendre dans les voies génitales, car on sait que les tuberculeux n'ont pas de bacilles de Koch dans leur sperme, quand leurs organes génitaux ne sont pas malades, et on ne peut guère soupçonner leur coït d'être la cause de cette grave infection.

Variétés microbiennes. — A peine si j'ai besoin de vous dire maintenant que Reymond a ébauché une classification causale contenant huit variétés : la salpingo-ovarite gonococcique, capable de donner toutes les formes et surtout l'ovaire micro-kystique; la streptococcique,qui atteindrait surtout l'ovaire; la pneumococcique, qui atteindrait surtout la trompe; la staphylococcique,qui serait très rare; celle à colibacilles, qui s'accompagnerait toujours d'adhérences à l'intestin ; la tuberculeuse, véritable abcès froid atteignant également la trompe et l'ovaire ; la syphilitique et l'actinomycosique, formes exceptionnelles. Retenez surtout la grande fréquence de l'origine blennorrhagique,et,sur le terrain clinique,la distinction de ces diverses causes vous sera, du reste, presque toujours inutile.

II. — ANATOMIE PATHOLOGIQUE

Il faut savoir ce que c'est qu'une salpingo-ovarite.

Lésions de la trompe. — Ne commencez jamais l'étude des lésions de la trompe si, au préalable, vous ne connaissez l'anatomie exacte de ces organes : ces lésions sont minimes à leur début ; comment les reconnaître, si on ne sait à fond la structure et les rapports des annexes ? Ces lésions salpingiennes sont les plus importantes, car, on le conçoit, la trompe est le chemin qui conduit de l'utérus à l'ovaire : elle est donc plus atteinte que l'ovaire lui-même. Grosse d'ordinaire comme le petit doigt, malade elle n'atteint que rarement le volume d'une poire ; elle a la forme d'un boudin, d'un chapelet formé de renflements qui séparent des zones rétrécies et on la dit moniliforme, ces irrégularités de calibres tenant aux tiraillements du mésosalpinx, aux adhérences qui la déforment ou à la faiblesse de ses parois enflammées. Il suffit qu'elle ait le volume du petit doigt et l'aspect moniliforme pour être malade. Nous la trouvons souvent

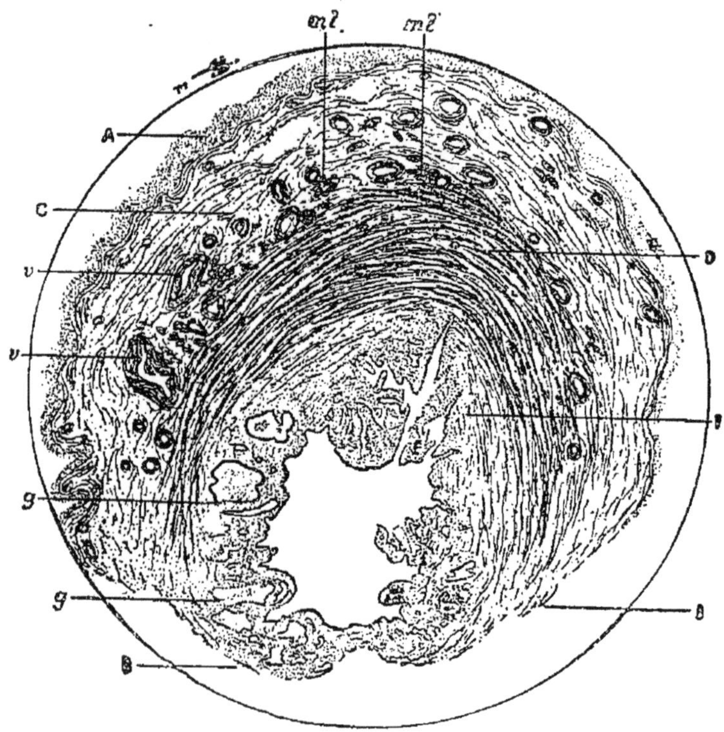

Fig. 67. — Salpingite chronique hypertrophique (grossissement 35 diamètres). S. BONNET et Paul PETIT.)

A, fausses membranes; BB, ligne de section chirurgicale, répondant à l'aileron moyen du ligament large; C, couche fibreuse, parsemée de quelques faisceaux musculaires; D, couche épaisse de fibres lisses, la plupart à direction circulaire; E, muqueuse; *gg*, pseudo-glandes à épithélium cylindrique, dues à la soudure des villosités.

repliée sur elle-même, changée de place, descendue dans le Douglas, derrière l'utérus. Son calibre est augmenté surtout dans son extrémité externe, mais ses extrémités cessent d'être perméables, l'orifice utérin est oblitéré neuf fois sur trente-cinq, l'orifice abdominal fermé à la base ou au sommet du pavillon. Ce pavillon est déformé de très bonne heure; ses franges recourbées, collées sur l'ovaire ou simplement soudées ensemble, rouges, cruentées, sont à peine reconnaissables.

Vous rappellerai-je que la muqueuse est épaissie dans l'ampoule, que son épithélium se desquame, que ses replis forment des végétations parfois soudées l'une à l'autre, très nombreuses et encombrant le calibre de la trompe, que le chorion se remplit de leucocytes comme dans tout tissu enflammé, que la musculeuse finit par s'hypertrophier à son tour, que les vaisseaux se congestionnent, se thrombosent, s'oblitèrent, et qu'après un processus hypertrophiant (fig. 66), survient un processus atrophiant : histoire de tous les tissus enflammés, utérus, trompe, ovaire, les autres aussi.

Les salpingites ont été divisées très justement par Pozzi en salpingites kystiques et non kystiques ; les formes catarrhale et purulente sont non kystiques, les autres kystiques.

La *salpingite catarrhale végétante* est une trompe grosse comme le petit doigt, moniliforme, déformée au niveau du pavillon, souvent recourbée en arrière, attirée vers le Douglas. Dans sa lumière, au milieu des végétations nombreuses de sa muqueuse, suinte un liquide séreux et séro-purulent, d'aspect louche.

La *salpingite purulente* n'est autre que l'exagération des déformations et des lésions précédentes et elle contient quelques grammes de pus.

Le *pyosalpinx* consiste en un véritable kyste purulent, une poche de pus. Les orifices, abdominal et utérin, étant oblitérés, ce pus s'accumule surtout dans le tiers externe de la trompe, qui ressemble tantôt à un œuf, tantôt à un intestin gonflé, tantôt présente la forme d'un croissant, tantôt se soude à l'ovaire avec lequel elle communique.

L'*hydrosalpinx*, dû également à l'oblitération des orifices, affecte les formes précédentes, mais ne ren-

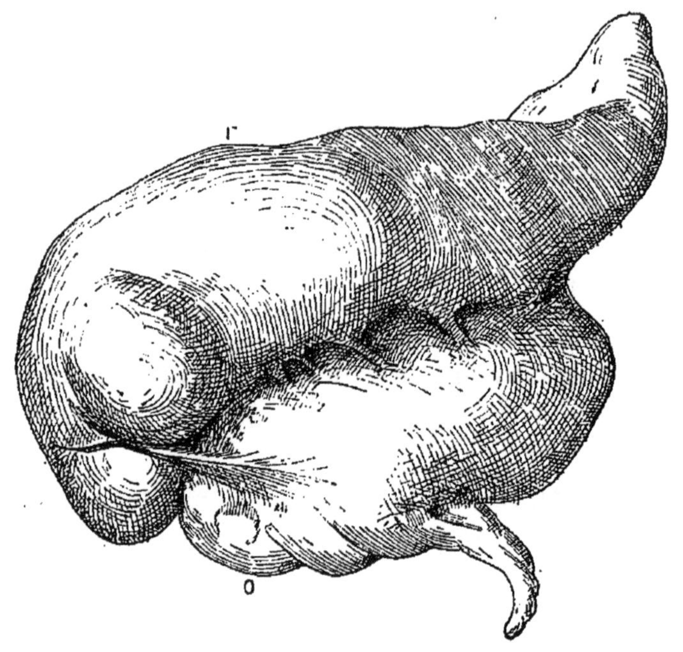

Fig. 68. — Salpingite kystique T, trompe oblitérée et remplie de sang; O, ovaire. (TERRILLON.)

ferme qu'un liquide aqueux et louche, dû à la stérilisation sur place d'un pyosalpinx.

L'*hématosalpinx* (fig. 68) renferme du sang, sous forme d'un liquide rosé ou brunâtre, limpide ou en caillots, dû à la rétention du sang menstruel, ou bien à une hémorrhagie qui s'est produite dans la trompe enflammée, ou bien — et nous y reviendrons, car cette origine est la plus fréquente de toutes — à une grossesse tubaire qui n'est pas toujours facile à reconnaître.

Vous vous demandez, évidemment, ce que devient

le pus qui se collecte dans une trompe. Il s'évacue par l'orifice utérin quand celui-ci redevient perméable, mais cette pyorrhée salpingienne est une terminaison des plus rares; il se transforme en hydro ou en hematosalpinx; cette transformation du pyo en hématosalpinx survient encore quand, à la manière d'un kyste de l'ovaire, le pédicule de la trompe se tord et interrompt la circulation à sa base: terminaisons sur lesquelles il ne faut pas trop compter dans les salpingites kystiques. Quelques auteurs affirment que la rupture de la trompe purulente est rare aussi. Delbet en a réuni trente cas, et, pour ma part, je crois cette terminaison plus fréquente qu'on ne le dit. Toutes les fois que nous nous trouvons en face d'une trompe gonflée de pus et distendue à l'excès, ne savons-nous pas malheureusement que la moindre tentative de décollement la rompt de suite. Comment peut-on supposer qu'un heurt, un tiraillement d'adhérences, un froissement quelconque n'amènera pas ce que nos tentatives prudentes n'arrivent pas toujours à éviter ? Et combien de péritonites de causes ignorées?

Lésions de l'ovaire. — Bien décrites par Petit (1888), les lésions de l'ovaire, qui sont concomitantes, peuvent être ramenées à trois types : l'ovarite aiguë, l'ovarite chronique non kystique et l'ovarite chronique kystique.

L'*ovarite aiguë* serait corticale dans la blennorrhagie et la couche ovigène en partie détruite ; interstitielle dans la puerpéralité et l'infiltration embryonnaire, affectant la forme d'un œdème ou d'une suppuration, aurait lieu dans le parenchyme même de l'ovaire, amenant tantôt l'hypertrophie, tantôt la sclérose.

L'*ovarite chronique non kystique* est, elle aussi, tantôt corticale, localisée à la couche ovigène, tantôt disséminée dans tout le tissu ovarien.

Elle amène l'hypertrophie de l'organe, dont le poids

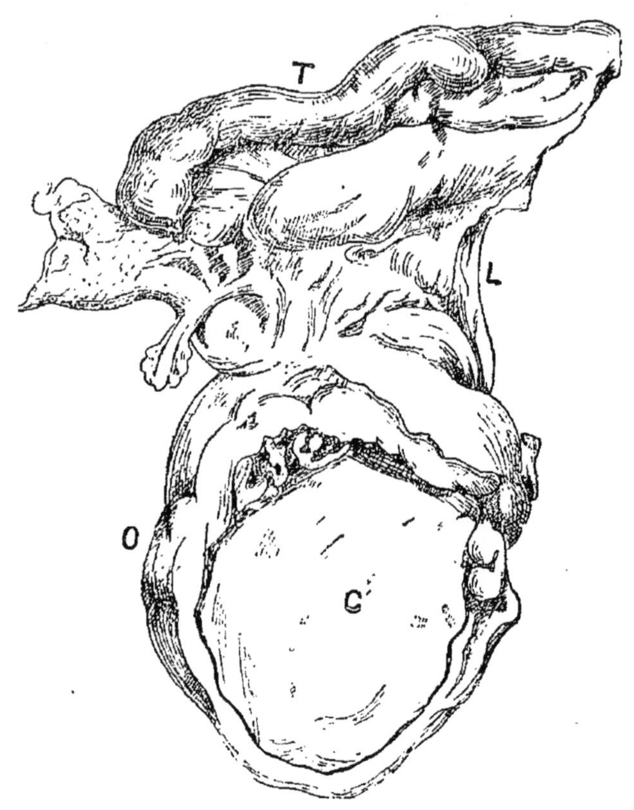

Fig. 69. — Ovarite chronique hémato-kystique. O, ovaire; T. trompe; C. cavité d'un kyste sanguin dont la paroi a été en partie excisée; L, ailerons de la trompe et de l'ovaire. (D'après A. DORAN.)

peut atteindre 70 grammes et le volume devenir triple de l'état normal.

En d'autres cas, elle aboutit à la sclérose avec diminution de volume et suppression de la fonction.

L'*ovarite chronique kystique* (fig. 69) prend les formes hydro-kystique, hémato-kystique, pyo-kystique, suivant que s'accumulent, dans son épaisseur, une ou plusieurs poches contenant un liquide aqueux, sanguin ou purulent.

Dans la forme hydro-kystique, qu'on appelle encore *scléro-kystique*, la surface de l'ovaire est parsemée de petits kystes qui sont généralement folliculaires, c'est-à-dire dus à l'accumulation de liquide dans les follicules de Graaf ; parfois cependant ce liquide s'accumule dans les mailles du stroma.

Dans la forme pyo-kystique, la suppuration des follicules peut former parfois de vastes abcès qui s'ouvrent, dans les membranes voisines, dans l'intestin, la vessie, le vagin ou même dans le pavillon de la trompe soudée.

Pelvipéritonite. — Sous ce nom, il ne faut pas entendre l'inflammation de tout le péritoine qui recouvre tous les organes génitaux ; cette forme de pelvipéritonite n'appartient qu'aux complications puerpérales, rarement aux autres maladies, et noie dans de multiples adhérences les annexes des deux côtés.

Dans l'immense majorité des cas, l'inflammation du péritoine est moins généralisée et ne se produit qu'autour de la trompe et de l'ovaire malades : c'est assez pour souder ces organes au péritoine pariétal voisin, c'est-à-dire au sacrum, derrière l'utérus, dans le Douglas.

C'est généralement derrière l'utérus que les adhérences se forment et attirent vers elles les annexes d'un côté ; neuf fois sur dix, on les trouve dans le Douglas ; une fois sur dix on les trouve en avant dans le cul-de-sac vésico-utérin.

Il importe encore de savoir que les annexites sont bi-latérales, selon Martin, 45 fois sur 77.

Les adhérences, dues à l'inflammation du péritoine voisin, soudent le pavillon à l'ovaire, coudent la trompe, amènent ces organes dans des positions vicieuses et gênent par cela même leur fonction physiologique, en sorte que parfois les douleurs tiennent davantage aux adhérences de l'organe lésé qu'aux lésions même de cet organe ; l'utérus se dévie, lui aussi, sous la même influence. Et on trouve tantôt de la sérosité, tantôt du pus parmi les brides de ce tissu de nouvelle formation : il faut y prendre garde en décollant ces néo-membranes.

II. — SYMPTOMES, DIAGNOSTIC ET TRAITEMENT DES SALPINGO-OVARITES

I. — SYMPTOMES

La salpingo-ovarite débute de deux manières : *brusquement*, par des douleurs dans le bas-ventre, un peu de ballonnement, des nausées ou des vomissements, comme une pelvi-péritonite, et, à ce moment, la fluxion péri-utérine est souvent telle qu'on ne trouve qu'un empâtement très douloureux à droite ou à gauche, à la suite d'un accouchement ou d'une blennorrhagie rapidement envahissante. Un repos au lit de quelques jours et, au bout de dix jours ou trois semaines, tout semble rentrer dans l'ordre. *Insidieusement*, le début est bien plus fréquent de la sorte, car il s'agit d'une maladie dont la marche est chronique. Les antécédents de métrite peuvent manquer, la malade n'ayant pas accordé d'attention aux signes peu accusés d'une métrite légère.

Signes fonctionnels. — Une fois constituée, l'affection dure longtemps et se révèle, comme la métrite, par le syndrome utérin. Les *douleurs* siègent surtout dans le côté et plus souvent à gauche, s'irradient aux reins, au sacrum, au coccyx, à la hanche, reviennent de temps à autre sous la forme de coliques tubaires, et parfois il se fait une débâcle, une vomique du pus dans la cavité utérine : j'en ai observé un cas il y a quelques mois. C'est, en somme, dans le côté, un peu au-dessus du milieu de l'arcade de Fallope, que les malades accusent leur douleur, dès qu'elles fatiguent, dès qu'elles marchent, ou descendent un escalier. La *menstruation* est modifiée d'une manière assez inconstante : dysménorrhée, puis métrorrhagies, puis aménorrhée ; ce n'est pas là une succession toujours bien observée. La *leucorrhée* n'est pas beaucoup plus caractéristique, parce qu'elle tient davantage à la métrite concomitante et s'il y a parfois un flot de pus, il est difficile de dire s'il vient de la trompe ou de l'utérus. Les *troubles à distance*, dyspepsie, névralgies, constipation, dysurie, diarrhée glaireuse, neurasthénie même, n'ont pas encore une signification énorme, car nous savons que la rétrodéviation les détermine souvent et qu'une simple métrite peut y suffire. Si bien que, de tous ces signes, c'est encore la douleur, quand elle est précisée par la malade, qui est le meilleur, et encore combien infidèle !

Signes physiques. — N'accordez aux signes fonctionnels qu'une importance pronostique, n'y croyez pas trop au point de vue du diagnostic. Il faut vous mettre à la recherche de l'organe malade, et je crois pouvoir affirmer que ce diagnostic n'est pas très facile, si on n'a une très grande habitude des examens gynécologiques. Le speculum, l'hystéromètre ne servent à rien ici, c'est une question de mains. Le gynécologue doit être familiarisé avec les organes génitaux pour parvenir à préciser son diagnostic. La *palpation* peut parfaitement vous révéler une douleur qui siège juste au milieu d'une ligne allant, au-dessus du ligament de Poupart, du pubis à l'épine iliaque antéro-supérieure ; c'est là qu'est l'ovaire. Parfois même, vous percevez à ce niveau une tuméfaction évidente. Il m'est arrivé d'y sentir un gonflement dû à la défense musculaire comme dans la salpingite ; mais combien souvent la douleur provoquée sur ce point est douteuse, nulle, parce que les annexes sont prolabés ! Le *toucher* vaginal au moyen de l'index peut vous révéler un empâtement de l'un des culs-de-sac, vous faire percevoir un cordon tendu qui est la trompe abaissée, un ovoïde qui est l'ovaire. Soit, tout cela est précieux à constater, mais il ne faut pas trop compter sur cette constatation. Et le vrai, le seul, l'unique moyen pourrait-on dire, c'est le palper bimanuel.

Le *palper bimanuel*, c'est la palpation et le toucher combinés. Premier point, délimitez bien l'utérus ; votre index vaginal sent le col, le relève, le pousse en tous sens ; votre main abdominale doit reconnaître ces oscillations que vous imprimez à l'utérus par l'intermédiaire de son col. Après avoir bien nettement constaté sa situation, sa forme, son état inflammatoire, son volume, passez au second point, recherchez les annexes, d'abord d'un côté, puis de l'autre : l'index gauche renseignera parfois mieux sur les annexes gauches.

Il est bon aussi que vous les délimitiez entre ces deux mains. La *salpingite catarrhale* mobile est une trompe douloureuse, trop grosse à son extrémité externe, souvent recourbée, moniliforme, déplacée ; l'ovaire adjacent est très sensible, augmenté de volume et irrégulier. Un ovaire normal n'étant pas beaucoup plus gros qu'une grosse amande, voyez si celui-ci est du volume normal ; reconnaissez la trompe à ce que, par l'une de ses extrémités, elle fait suite à une corne utérine. La *salpingite kystique* est nettement une petite tumeur, comme un œuf plus ou moins gros, séparée de l'utérus par un sillon, en apparence indépendant de cet utérus. Qu'elle contienne du sang, de l'eau ou du pus, ne comptez pas sur la sensation de fluctuation, parce que vos mains sont séparées de ces organes par trop d'autres tissus pour que vous puissiez affirmer ce flot; ne comptez pas davantage sur la douleur, parce que les kystes tubaires sont rarement douloureux, mais cherchez bien si cette tumeur se rattache à l'utérus par un prolongement. Les *adhérences* voisines de périmétrite et de périsalpingite sont utiles à reconnaître parce que vous saurez ainsi s'il y a de l'inflammation concomitante du péritoine. L'*ovaire* malade est moins facile à délimiter que la trompe : d'abord parce que souvent la trompe gonflée ou kystique se présente avant lui, puis parce que, si son volume est normal et si même il est prolabé, il est difficile de dire s'il est ou non sclérokystique; il faut néanmoins tâcher de le reconnaître et, avec une certaine habitude, on le trouvera bientôt.

Mais il existe une condition sans laquelle la reconnaissance d'une salpingo-ovarite est impossible : c'est que la malade se prête à votre examen et puisse physiologiquement s'y prêter. Trois fois vous chercherez inutilement : quand la malade sera rebelle, trop pudique ou pusillanime; quand elle est trop nerveuse et qu'à son insu les muscles abdominaux se tendent; quand elle est obèse et présente une paroi abdominale trop épaisse. Dans l'un quelconque de ces trois cas, vous pourrez pratiquer l'examen sous le chloroforme.

Marche et terminaisons. — Un chapitre pronostique est inutile : Lawson Tait pensait que la moitié de ces femmes succombaient par *rupture* de leurs trompes. Aujourd'hui d'aucuns affirment le contraire, que la trompe ne se rompt pas. J'ai dit que je crois fermement à cette rupture, tellement certaines trompes gonflées de pus semblent bien en imminence de rupture. J'ajoute que je connais nombre d'accidents de ce genre dont quelques-uns se sont terminés par la mort ; j'ajoute encore que les femmes qui y succombent sont d'ordinaire accusées d'être mortes de toute autre chose, anévrysme, maladies de cœur, etc., qu'on n'a pas constatées d'ailleurs. Si le pus s'est parfois stérilisé sur place suffisamment pour que cette rupture soit sans danger, cependant je n'apprendrai rien aux laparotomistes en leur rappelant qu'une goutte de pus ayant souillé l'intestin au cours d'une salpingectomie suffit pour tuer par péritonite ; pourquoi alors la péritonite n'éclaterait-elle jamais quand la rupture est spontanée? C'est le tort de nos tendances que de croire tout d'un coup extraordinairement grave la moindre salpingite et quelques années plus tard de lui refuser cette gravité. Vous vous rappelez peut-être le cas d'une femme âgée à laquelle j'enlevai une trompe et un ovaire très douloureux, mais scléreux et petits, et vous disant que cela ne pouvait plus être infectieux ; en conséquence, je ne cautérisai pas le pédicule. La fièvre au troisième jour, les douleurs dans le ventre, l'accumulation du pus dans le Douglas ont démontré que ce pédicule était parfaitement infectieux et cette femme n'a guéri que grâce au drainage de son cul-de-sac postérieur. Bien d'autres exemples prouvent cet état d'infection latent de certaines annexes. La rupture dans le péritoine est, certes, à craindre, dangereuse, méconnue en nombre de cas ; les adhérences protectrices qui entourent souvent les annexes ne sont malheureusement pas toujours capables d'arrêter le pus au passage. Moins grave assurément est la rupture dans l'intestin, le vagin, à la paroi abdominale ; dans la vessie, elle amène des suites très fâcheuses.

La stérilité des femmes atteintes de salpingite n'est que le moindre des inconvénients à redouter. Il faut savoir que ces femmes sont, comme celles qui ont de la rétrodéviation, de vraies infirmes. L'*infirmité* tient à ce qu'elles ne peuvent marcher sans éprouver de douleurs et à ce qu'elles sont condamnées au repos pour se guérir. C'est de tout point, d'ailleurs, le tableau que je vous ai esquissé au sujet de la rétrodéviation : douleur, nervosisme, neurasthénie, la vie empoisonnée. Je ne veux pas y revenir : vous savez trop à quoi vous en tenir, puisque dans ce service les malades atteintes de salpingo-ovarite sont extrêmement nombreuses. La *résolution* des salpingites est rare sans aucun traitement ; mais, ainsi que nous le verrons bientôt, un traitement approprié chez des malades qui ont les moyens et le temps de se soigner peut, dans certains cas, amener cette résolution ou une amélioration, très voisine d'une guérison complète : ce dernier résultat sera la conséquence d'une salpingectomie.

II. — DIAGNOSTIC

1° **Avec d'autres lésions génitales.** — Une *métrite* est un utérus douloureux au palper bimanuel ; les trompes n'y sont pas intéressées dès le principe. Un *prolapsus* des ovaires et trompes n'entraîne pas toujours la salpingite et, dans ce cas, les annexes ne sont ni volumineuses ni douloureuses. Une *rétroflexion* est plus difficile à reconnaître, parce qu'on peut prendre le fond de l'utérus pour des annexes prolabées et enflammées : bien suivre sur les côtés le bord utérin qui se coude au niveau de l'isthme, délimiter le col, constater l'absence de corps, en avant, à la place habituelle; percevoir la continuité sur la face postérieure entre corps et col ou, au contraire, en cas de salpingite prolabée, percevoir le sillon de séparation; mobiliser, si c'est possible, les annexes sur l'utérus : voilà ce qu'il faut faire. Les *fibromes* du col siégeant en arrière sont mobiles, reliés au col. Les *kystes* de l'ovaire qui sont petits, sont facilement confondus avec la salpingite; mais ils sont fluctuants et indolores. L'*hématocèle rétro-utérine* ne devient dure que tardivement.

2° **Avec des lésions d'organes voisins.** — L'*entérocèle adhésive* (Doléris) est une anse intestinale descendant derrière le cul-de-sac postérieur du vagin et qu'on peut confondre avec la trompe et l'ovaire tombés en cet endroit. La *psoïtis* est très douloureuse et d'un siège plus élevé. L'*appendicite*, qui d'ailleurs peut coïncider, a un siège d'ordinaire plus élevé sur la ligne allant de l'ombilic à l'épine iliaque; le point de Mac Burney existe souvent, les antécédents sont surtout intestinaux; mais on peut bien s'y tromper, témoin le cas que j'ai opéré ces jours-ci, et dans lequel j'ai trouvé l'appendicite à gauche de l'utérus. Les *zones hystérogènes*, dont le siège est dans la région ovarienne, sont hyperesthésiées au frottement superficiel de la peau de cette région, calmées au contraire par la pression profonde. Le frottement détermine la boule et la crise.

3° **De la forme et de la cause.** — Un kyste tubaire, que ce soit hydro, hémato ou pyosalpinx, n'est pas douloureux comme une salpingite catarrhale récente, et sera plutôt encore confondu avec un kyste de l'ovaire. Il importe, en conséquence, de bien délimiter trompe et ovaire aussi souvent qu'on le peut, et c'est ainsi qu'on arrive parfois à reconnaître même les ovaires microkystiques. Comme conseil en passant, je vous recommande de ne pas vous décourager trop tôt dans ces recherches; le palper bimanuel est très difficile, mais avec du temps et de la patience on finit par savoir l'utiliser.

L'*accouchement*, la *blennorrhagie* pourront, en quelques cas, être reconnus à l'origine de ces lésions annexielles; les antécédents intestinaux feront penser à l'infection du *colibacille*; de même, les adhérences intestinales. La *tuberculose* sera soupçonnée quelquefois quand les lésions très accusées évolueront sans grandes secousses; les lentes suppurations pelviennes y font penser et la recherche du bacille dans la leucorrhée est parfois concluante.

III. — TRAITEMENT

Il faut, dans les salpingo-ovarites, savoir être très éclectique, il faut savoir être médecin et chirurgien à l'occasion. Et d'ailleurs les occasions sont aujourd'hui fréquentes où il est difficile de saisir nettement les indications véritables des affections abdominales; nous rencontrons constamment des médecins trop timides et des chirurgiens trop hardis. Or ce qui devrait être affaire de raisonnement scientifique est encore trop souvent affaire de tempérament individuel.

A. **Traitement médical**. — Le traitement des salpingo-ovarites aiguës, c'est celui de la métro-salpingite, celui de l'inflammation pelvienne à son début, dès l'apparition des signes très douloureux, du gonflement, de la fièvre.

Le *repos* dans le lit, voilà la première condition à remplir, indispensable, le repos absolu comme dans une appendicite. En second lieu l'*antisepsie*, en troisième lieu la *glace* sur le ventre. L'antisepsie consiste en injections vaginales chaudes, abondantes, mais sans force, l'injecteur étant maintenu très bas, ou même, si on peut le faire, les injections intra-utérines, à la manière de Fritsch qui accorde à juste titre, je crois, une certaine importance curative à ce genre de désinfection : puissantes dans l'infection puerpérale, pourquoi ces injections ne seraient-elles pas utiles dans l'infection blennorrhagique? Traiter ces infections à l'état aigu avec une suffisante minutie, c'est les juguler et rien ne vaut d'arriver à temps.

Malheureusement, on arrive bien plus souvent en retard, soit que les lésions aient été méconnues en leur commencement, soit qu'elles aient d'emblée revêtu la *forme chronique*. Vis-à-vis de ces salpingites catarrhales ou parenchymateuses, vous n'êtes pas désarmés : essayez la *dilatation* de l'utérus, faites avec la laminaire ou les bougies de Hégar une dilatation et un *pansement*, une injection intra-utérine, un attouchement de la muqueuse de temps à autre à la teinture d'iode ; lavez la cavité utérine, drainez-la, mais en prenant deux précautions : la première est de savoir ne pas trop tourmenter l'utérus, d'agir avec prudence, sinon il se révolte et les abcès salpingiens apparaissent, grossissent ou se rompent; le deuxième est d'être très antiseptique, très prudent, très minutieux. Chaque fois, on applique un tampon à la glycérine sur le col. En somme, on traite l'utérus comme s'il s'agissait d'une vieille métrite dans le but d'atteindre, par propagation de guérison, les trompes enflammées. On y arrive parfois, au début de la salpingite, quand elle n'est pas enkystée, et on peut obtenir la régression des trompes par un mécanisme d'ailleurs ignoré dans son essence. Il faut savoir ne pas appliquer ce traitement quand il s'agit de kystes tubaires, hydro-hémato, pyosalpinx, car ce traitement utérin ne servirait de rien; il faut savoir encore s'arrêter à temps, quand on ne constate aucune modification favorable. Je crois, pour ma part, qu'une cause importante des échecs auxquels on aboutit souvent est qu'on manque de patience et qu'on veut trop faire d'un seul coup, de sorte que les organes se révoltent et que des poussées aiguës apparaissent.

Le massage est dangereux ici; le cathétérisme des trompes n'est qu'à l'étude.

B. **Traitement chirurgical**. — Il ressortit à la grande chirurgie abdominale; je me bornerai à vous énoncer les indications plutôt qu'à vous donner les préceptes opératoires, utiles seulement aux chirurgiens.

Incision. — L'*incision vaginale* (fig. 70), que Laroyenne a mise en honneur, est assurément une méthode simple et précieuse, une opération conservatrice: c'est l'ouverture du Douglas qu'on fait en fixant la lèvre postérieure au moyen d'une pince tire-balle; saisissant de la main droite un bistouri ou une paire de ciseaux, on sectionne au sommet du cul-de-sac vaginal postérieur, puis on ouvre le cul-de-sac péritonéal rectovaginal, et on peut aussi donner issue à certaines collections purulentes qui s'accumulent en ce lieu; on peut même ouvrir un pyosalpinx adhérent. Ne me parlez pas de la ponction de ce pyosalpinx par cette voie, c'est une méthode absolument aveugle et même dangereuse; car si l'on ne peut jamais affirmer que la tuméfaction, constatée après incision du Douglas, est bien un kyste tubaire, on peut aveuglément inciser l'intestin. D'ailleurs l'incision vaginale est un bon moyen d'exploration, à l'aide du doigt, de la face postérieure de l'utérus dont on peut décoller les adhérences : on peut ainsi explorer les

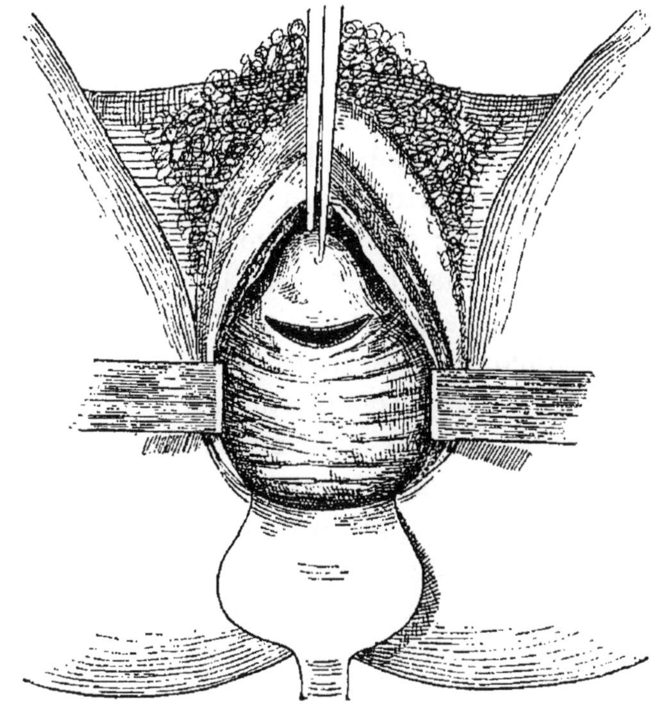

Fig. 70. — Incision vaginale postérieure.

annexes quand elles sont prolabées. Mais il faut que ce procédé de diagnostic soit très limité, par contre, comme moyen thérapeutique ; on se contentera d'ouvrir le cul-de-sac, de le drainer au moyen de deux tubes en caoutchouc réunis en canon de fusil (fig. 71), de le laver, de le nettoyer, et c'est tout. Ce moyen est indiqué surtout dans les suppurations aiguës de phlegmon et de pelvi-péritonite qui viennent se collecter en cet endroit déclive.

Ovaro-salpingectomies. — Quand on ne peut plus guérir les trompes malades, on les enlève soit par le vagin, soit par le ventre.

1° *Salpingectomie vaginale.* — L'ablation d'une trompe et d'un ovaire, après l'incision du cul-de-sac postérieur, est indiquée pour les lésions unilatérales, prolabées et peu adhérentes. Pas d'éventration, un drainage naturel, en sont les avantages ; mais, par contre, même quand il n'y a pas trop d'adhérences, je n'aime pas beaucoup cette opération, pour la raison que les ligatures sur les pédicules externe et interne ne tiennent pas toujours bien et que je crains toujours l'hémorrhagie ; je ne pratique donc cette intervention que pour les annexes très prolabées ; il y a des annexes prolabées dans la cloison recto-vaginale qui sont faciles à enlever par le vagin.

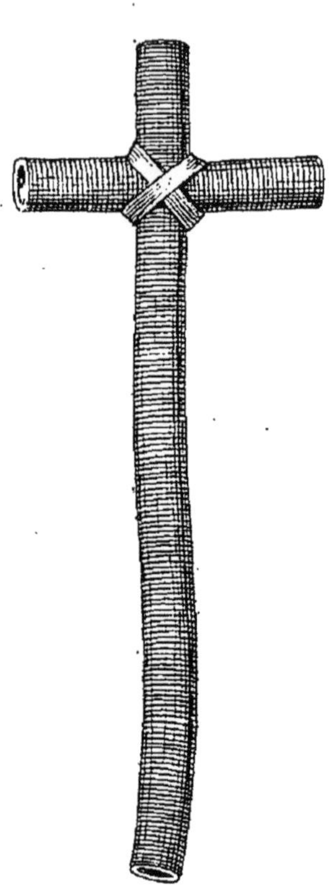
Fig. 71. — Drain en T.

2° *Salpingectomie abdominale.* — Vous comprenez qu'on voit bien plus clair par en haut, surtout avec l'usage du plan incliné. On libère les adhérences, on enlève le côté malade, trompe ou ovaire, ou les deux à la fois, on sait se limiter, parce qu'on sait ce qu'on fait. Je suis, pour ma part, la méthode de Delbet et, après section du ligament large qui contient les deux organes, ovaire et trompe, je fais un surjet au catgut : l'hémorrhagie est certainement impossible par ce moyen. Quand il s'agit d'un pyosalpinx très adhérent, il vaut quelquefois mieux le ponctionner à la pointe du bistouri, en éponger soigneusement le pus, avant de le décoller, car vous n'ignorez pas qu'une goutte de ce pus donnera une péritonite si elle souille l'intestin. L'intestin doit être maintenu refoulé avec des compresses et des précautions énormes sont prises pour éviter la souillure par les liquides tubaires. Le très grand avantage, à mon avis, de la laparotomie pour ablation des annexes, c'est qu'on n'enlève souvent qu'un seul côté et qu'on peut souvent conserver à la femme un utérus, un ovaire et une trompe, ce qui suffit. Vous savez qu'en me bornant à n'enlever fréquemment que d'un seul côté, la femme garde ses fonctions menstruelles. Vous avez vu en outre, cette année même, plusieurs femmes venir accoucher à la Maternité, auxquelles je n'avais pratiqué qu'une salpingectomie unilatérale.

Hystérectomie vaginale. — L'hystérectomie vaginale (fig. 72) est tentante vis-à-vis d'une métro-salpingite. Songez qu'elle est souvent facile, rapide, radicale toujours. Eh bien ! je suis convaincu qu'on la fera de moins en moins, que l'avenir n'est pas là, mais, au contraire, du côté des opérations conservatrices. Pour la pratiquer, il faut une suppuration péri-utérine, une double salpingite, nettement constatées. Il n'y a pas d'autre indication ; la faire autrement, c'est un meurtre, car il faut tout enlever, utérus, annexes à gauche et à droite.

Hystérectomie abdominale totale. — Par en haut, quand on s'aperçoit que rien n'est bon à garder, on pratique l'hystérectomie, ainsi que l'ablation des annexes, par les procédés de Doyen, Delagenière, ou le procédé américain. C'est indispensable, dit-on, s'il y a annexite double; on affirme que laisser l'utérus, quand on enlève les ovaires et trompes, ne vaut rien, parce que l'utérus redevient douloureux. C'est pour cette raison que nous pratiquons l'hystérectomie abdominale totale. Je vous rappelle qu'au

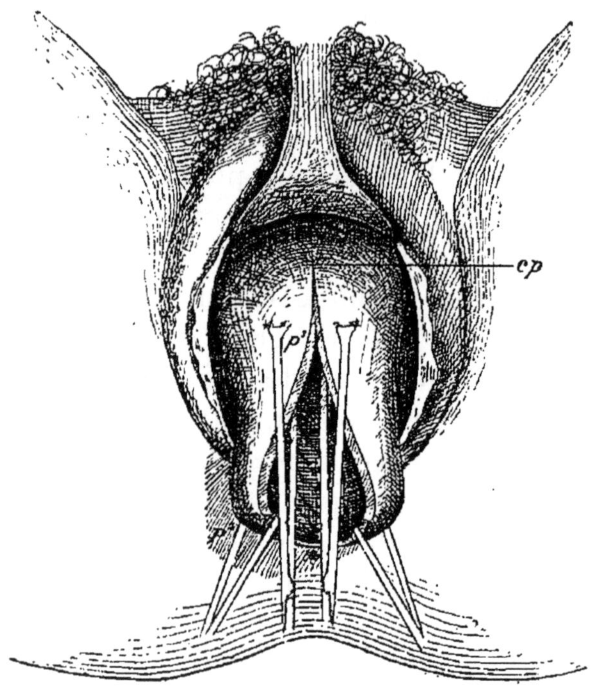

Fig. 72. — Hystérectomie vaginale : procédé de l'hémisection médiane. (Doyen.)

congrès de la chirurgie dernier, on ne s'est pas entendu sur la voie préférable, abdominale ou vaginale. En ce qui me concerne, vous connaissez mes préférences pour la voie abdominale.

Opérations conservatrices. — La rupture des adhérences (Polk.), l'expression et le cathétérisme des trompes dans une laparotomie, les cautérisations de l'ovaire (Pozzi, Mundé), la résection de l'ovaire (Martin), la salpingorrhaphie, voilà des opérations conservatrices pratiquées au cours de la laparotomie. On ne pourra les juger que dans la suite des temps.

Résumé. — Mais il est certain qu'ici, comme dans toute chirugie, l'avenir est aux tendances conservatrices. Dans les *lésions suppurées*, on est habituellement obligé d'enlever, l'incision du Douglas est le plus souvent insuffisante. Dans les *lésions non suppurées*, un traitement médical, dilatation, désinfection, injections, drainages, sera d'abord mis en œuvre ; si on ne réussit pas, il faut évidemment s'adresser à la chirurgie. En supprimant, elle guérit ; mais elle doit supprimer le moins possible. Personnellement, j'ai commencé, comme tant d'autres, à enlever largement ; aujourd'hui je pratique bien plus fréquemment la salpingectomie unilatérale, j'essaie même la salpingorrhaphie, je ne fais l'hystérectomie que dans les cas extrêmes où il me paraît bien démontré que tout est bien malade.

A un point de vue différent, pour les lésions tubaires unilatérales, je vous dirai que, comme médecins, vous devrez essayer la guérison par les procédés simples dont nous avons parlé et que vous y arriverez quelquefois. Quand vous jugerez que vos pansements deviennent inutiles ou nuisibles, sachez le reconnaître, ne vous entêtez pas inutilement ; s'il faut enlever la trompe malade, sachez le dire. A l'hôpital, je vous ai bien des fois fait remarquer que les malades pauvres, rapidement décidées à ces interventions, aujourd'hui bénignes, sont vraiment plus heureuses, d'une guérison rapide, que les femmes des classes riches qui s'entêtent quand même à guérir médicalement, n'y arrivent jamais, et deviennent neurasthéniques, quand elles ne succombent pas.

VII

LES TUMEURS UTÉRINES

I. — FIBROMES DE L'UTÉRUS

Les *tumeurs* des organes génitaux peuvent apparaître n'importe où dans leur continuité. Les *kystes de la glande* de Bartholin que vous reconnaissez facilement à leur siège en bas de la petite lèvre, les *hernies* du canal de Nuck qui pénètrent dans la grande lèvre, les *varices*, l'*éléphantiasis* des lèvres, les papillomes et *les végétations* de la vulve, les *polypes* du méat urinaire, les *kystes du vagin*, les cancers sont des tumeurs qu'on doit enlever de toute nécessité et qui font bien plus partie de la Chirurgie générale que de la Gynécologie. C'est pourquoi, afin de me renfermer strictement dans l'étude de cette science, je n'ai à décrire que les grandes affections principales en fait de tumeurs : les fibromes, le cancer de l'utérus et les kystes de l'ovaire. Commençons par les fibromes.

I. — ÉTIOLOGIE

Les tumeurs fibreuses de l'utérus sont fréquemment rencontrées, paraît-il, dans les autopsies ; et, chez les malades de gynécologie, nous les trouvons très fréquemment. Qu'elles soient vierges, nullipares ou multipares, mariées ou non, les femmes peuvent toutes en être atteintes : elles ne débutent chez elles ni avant la puberté, ni après la ménopause, elles apparaissent au cours de la vie menstruelle et semblent favorisées par toutes les causes d'irritation de la muqueuse utérine, encore qu'on ait pu soutenir leur origine congénitale.

II. — ANATOMIE PATHOLOGIQUE

Description. — Grosse comme un œuf, la tumeur fibreuse détermine déjà des troubles ; plus petite,

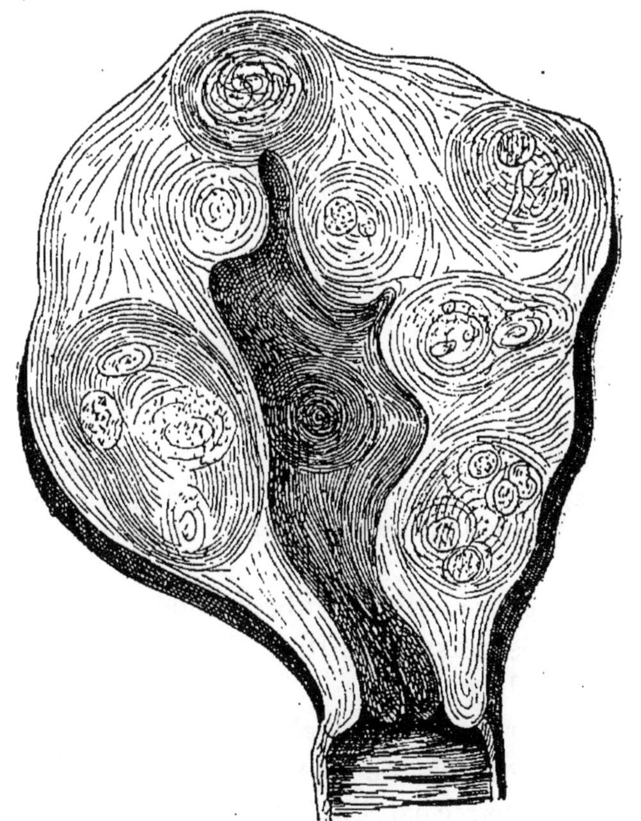

Fig. 73. — Utérus à éléments multiples, interstitiels et sous-muqueux. (D'après SCHROEDER.)

elle peut être ignorée. Grosse comme une tête d'adulte, elle devient très dangereuse. Spencer Wels en a observé une qui avait 1 mètre de diamètre. On appelle utérus myomateux (fig. 73) un utérus bourré d'une foule de petits fibromes et dont la paroi, épaisse du double ou du triple de l'état normal, peut garder cependant son aspect ordinaire. Souvent la masse entière affecte la plus grande irrégularité, l'épaisseur de la paroi varie selon les points, certaines tumeurs proéminent en dedans, d'autres en dehors ; l'utérus peut être rejeté sur le côté, en arrière ou en avant de la

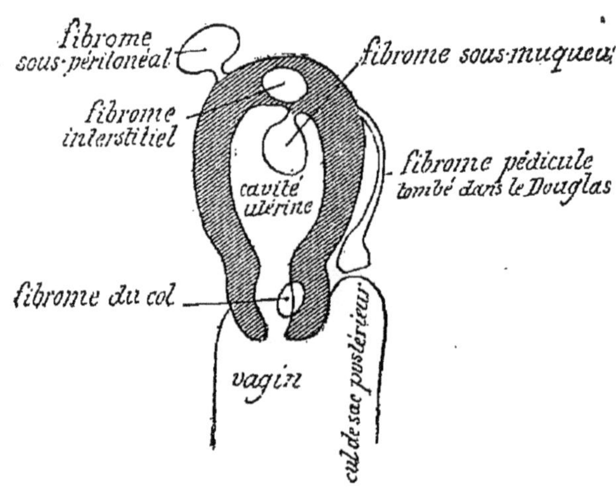

Fig. 74. — Différentes variétés de fibromes. Coupe antéro-postérieure de l'utérus et du vagin.

masse fibreuse. Il faut absolument distinguer les trois formes classiques (fig. 74), bien qu'elles puissent coïncider :

1° Les *fibromes interstitiels* sont ceux qui n'occupent que la paroi utérine et proéminent peu en dedans ou en dehors; c'est l'utérus fibro-myomateux dont les éléments musculaires et conjonctifs sont hypertrophiés. Les fibromes *sous-péritonéaux* (fig. 75) sont ceux qui émergent du côté de la cavité péritonéale, tantôt sessiles, accolés à la paroi, tantôt pédiculés et même susceptibles de se tordre sur leur pédicule; 3° les *fibromes sous-muqueux* (fig. 76) sont ceux qui se développent à l'intérieur de la cavité utérine, dont ils repoussent la muqueuse en dedans. A ces formes il

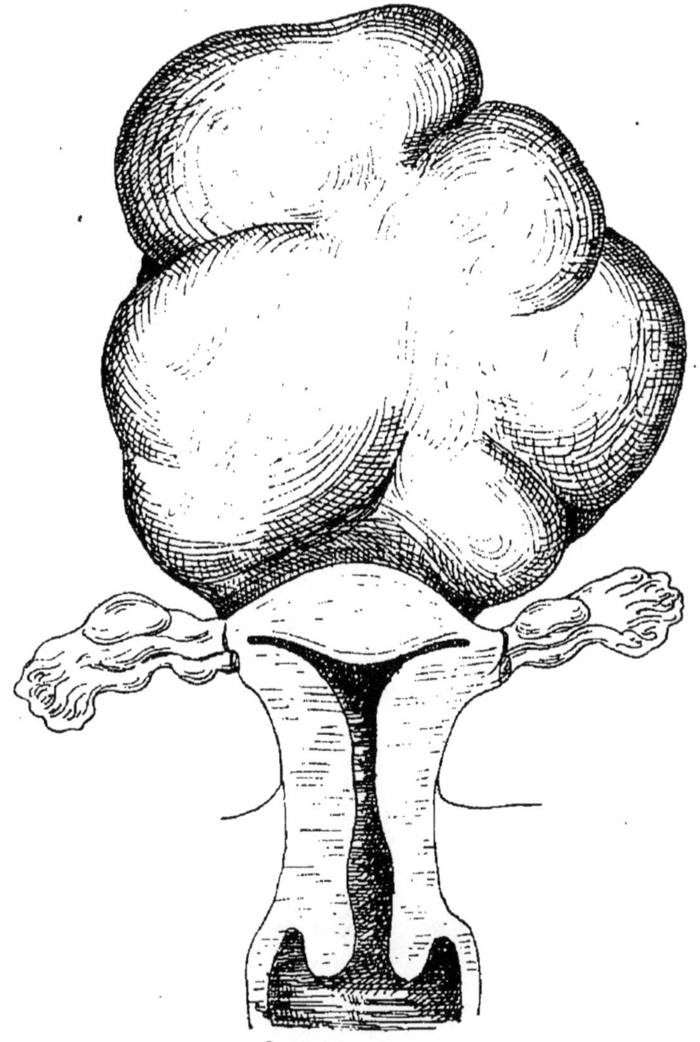

Fig. 75. — Fibrome sous-péritonéal sessile du corps de l'utérus, à évolution abdominale. (S. BONNET et Paul PETIT.)

faut ajouter celles des fibromes du col dont les uns sont *cervicaux* et développés dans l'épaisseur d'une lèvre qu'ils allongent et déforment et dont les autres

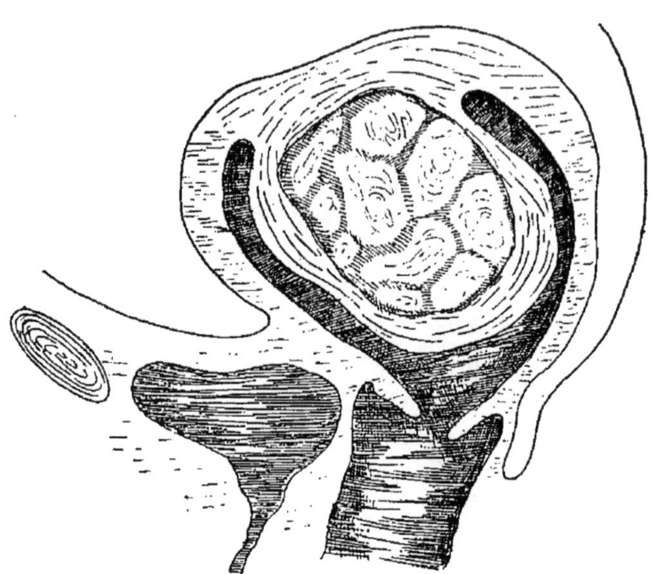

Fig. 76. — Fibrome sous-muqueux, sessile, du corps de l'utérus. (D'après HOFMEIER.)

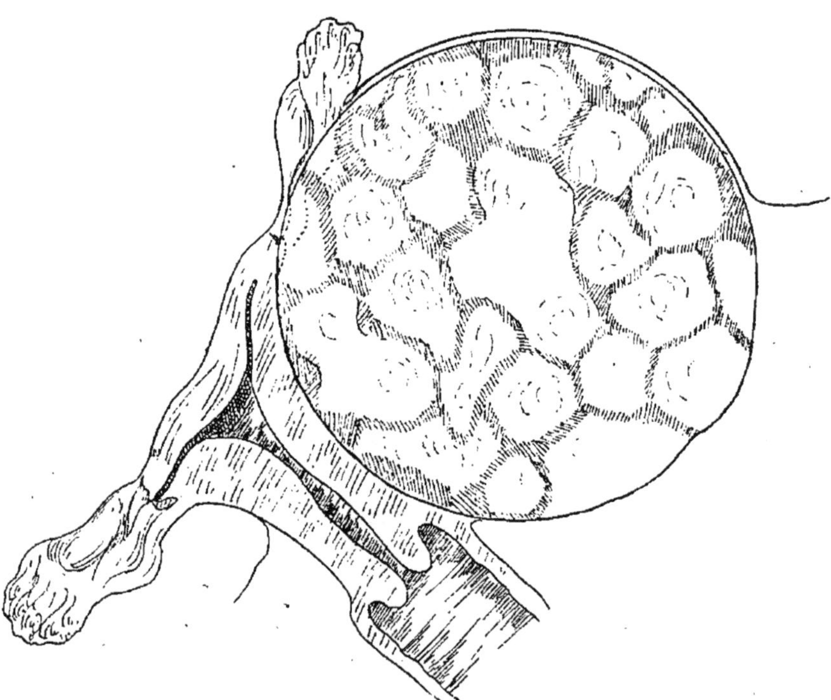

Fig. 77. — Fibrome utérin, à évolution intra-ligamentaire. (D'après DOYEN.)

sont *sus-vaginaux* et prennent leurs points d'implantation au niveau de l'isthme et tendent à faire saillie dans le Douglas ou dans l'épaisseur d'un ligament large. Les fibromes *intra-ligamenteux* (fig. 77), qui dédoublent les deux feuillets d'un ligament large, viennent souvent de la partie supérieure du col utérin et ont reçu de Pozzi le nom de *pelviens*.

Structure. — Quel que soit leur siège, les tumeurs ont primitivement une structure très simple que justifie l'appellation de fibro-myomes. Développées dans la paroi musculaire de l'utérus, elles sont formées de tissu fibreux et de tissu musculaire. Les fibres musculaires lisses, absolument analogues à celles de la paroi utérine, prennent la disposition arrondie et forment des couches concentriques, de sorte qu'il s'agit d'abord d'un noyau arrondi dont la coupe présente nettement le cerclage bien connu ; le tissu conjonctif est à la périphérie du tissu musculaire et forme, suivant les cas, une plus ou moins grande épaisseur. En dehors de cette couche fibreuse existe du tissu cellulaire lâche dans lequel se trouvent les vaisseaux nourriciers, si bien que, dans le principe, l'énucléation du fibrome est facile ; malheureusement cette couche cellulaire lâche manque aussi fréquemment qu'elle existe et le tissu fibromyomateux de la tumeur paraît se continuer sans interruption avec la paroi musculaire de l'utérus. On croit en ce moment que ces tumeurs ont une origine sanguine, vasculaire, et on trouve en leur centre un vaisseau dont persiste encore la tunique interne endothéliale : une irritation de la muqueuse déterminerait l'hypertrophie de la paroi musculaire et de la tunique adventice du vaisseau, le fibromyome n'aurait pas d'autre origine (Pilliet) et la métrite serait coupable de ces néoformations irritatives. Il n'est pas douteux que nombre de ces tumeurs sont très vasculaires et que d'autre part on trouve souvent en leur centre des culs-de-sac glandulaires, probablement dus à l'englobement de certaines zones de la muqueuse.

Evolution. — C'est ici le cas de reprendre cette maxime déjà ancienne : « tout devient, rien ne demeure », exacte au point de vue philosophique, au point de vue de la science, au point de vue de nos organismes, en temps normal, en temps pathologique. Les tumeurs utérines sont soumises aux lois du transformisme, elles se transforment, et de manière bien différente suivant les circonstances :

1° La *grossesse* exerce plutôt une influence bienfaisante. Certainement le myome grossit à l'excès en même temps que l'utérus se développe, il peut gêner, entraver l'accouchement; mais quand il a laissé l'expulsion s'accomplir, il entre en voie de régression et je connais, pour ma part, des myomes disparus par ce processus, dans les suites de couches.

2° La *transformation fibreuse* (fig. 78) est plus favorable encore, la tumeur devient conjonctive, se durcit, se rapetisse, ses vaisseaux s'atrophient et on a cru autrefois que cette transformation survenait toujours à la ménopause. Erreur, car à l'atrophie momentanée peut succéder une dégénérescence, car ordinairement ces dégénérescences sont fréquentes.

3° La *transformation calcaire*, au moyen de laquelle la tumeur s'incruste d'abord en son centre de dépôts calcifiés, n'est même pas non plus une garantie absolue pour l'avenir, étant donné que fréquemment cette calcification n'a lieu qu'en un point, tandis que la zone voisine se transforme d'une tout autre manière.

4° La *dégénérescence graisseuse*, à laquelle donne lieu

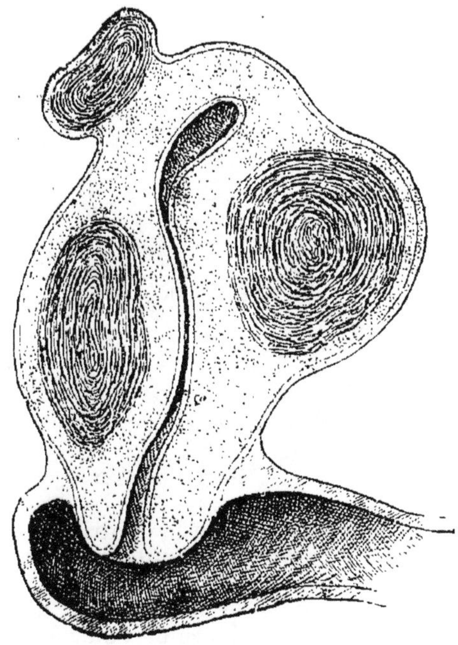

Fig. 78. — Fibroïdes interstitiels sous-péritonéaux. (EMMET.)

la grossesse et quelquefois la ménopause n'est que rarement une transformation pure et s'arrête avant d'avoir tout résorbé.

5° La *dégénérescence myxomateuse* produit du tissu muqueux de place en place au sein de la tumeur et en ces endroits ramollis apparaissent des cavités qui font ressembler l'ensemble à une éponge ; la masse se ramollit et prolifère.

6° La *dégénérescence sarcomateuse*, par laquelle prolifèrent les cellules conjonctives qui deviennent embryonnaires, transforme, comme le myxome, la tumeur primitivement bénigne en une tumeur maligne, qui s'accroît rapidement et envahit les organes voisins. Vous m'avez vu enlever ces jours-ci un fibrome devenu sarcomateux.

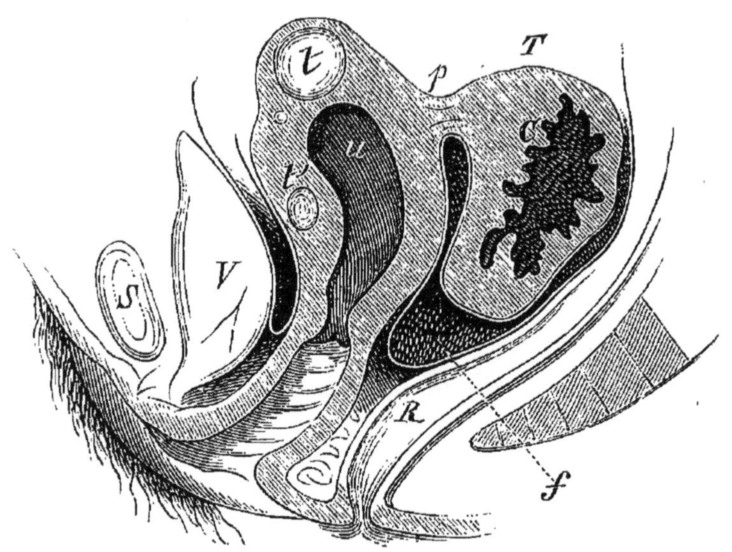

Fig. 79. — Tumeurs fibreuses de la matrice (Tarnier). S, symphyse du pubis; V, vessie; *t*, petite tumeur fibreuse; T, tumeur principale; *c*, cavité de la tumeur; *r*, rectum; *f*, cul-de-sac utéro-rectal; *p*, pedicule de la tumeur au point où elle se confond avec la face postérieure de l'utérus.

7° La *dégénérescence cancéreuse* s'explique par ce fait que les culs-de-sacs glandulaires, disséminés au milieu de la tumeur, s'accroissent à un moment donné et donnent naissance à de l'épithélioma cylindrique.

8° La *transformation télangiectasique* est celle dans laquelle les vaisseaux de la tumeur s'accroissent, se dilatent, forment des cavités pleines de sang. Elle est grave au même titre que les formations myxomateuse, sarcomateuse et cancéreuse.

9° La *transformation kystique* (fig. 79) donne lieu à la tumeur fibro-kystique; tantôt il s'agit du ramollissement de la masse en son centre ; tantôt de dégénérescence sarcomateuse, tantôt de vaisseaux lymphatiques agrandis et dilatés.

10° L'*infection* de la tumeur est aussi dangereuse que les modifications précédentes, elle amène la suppuration ou la gangrène.

Fréquemment ces transformations multiples s'associent dans la même tumeur.

Lésions voisines. — 1° Du *côté de l'utérus*, je vous ai signalé l'habituelle coïncidence de la métrite et de l'infection de la cavité, les *déviations* de cet organe refoulé, ses *déformations*, l'allongement de sa cavité qui peut avoir 15 à 20 centimètres, l'*inversion* même de sa paroi, qui se retourne en doigt de gant, quand la tumeur descend dans le vagin.

2° Du *côté des annexes*, la déviation est peu de chose; mais l'inflammation est plus fâcheuse et la suppuration de la trompe est souvent rencontrée; vous devez vous rappeler que dernièrement encore nous trouvions un gros abcès tubaire derrière un utérus fibromateux enlevé par la voie vaginale.

3° La *vessie*, on le conçoit, ne se trouve comprimée ou refoulée, ou étalée que si la tumeur est assez volumineuse. Mais j'ai vu hier une jeune femme souffrant de dysurie, uniquement parce qu'elle a dans le cul-de-sac vésico-utérin un petit fibrome du volume d'une noix : développé ailleurs, il ne manifesterait pas encore sa présence. Faut-il vous rappeler la dilatation aseptique des uretères récemment décrite et les accidents auxquels donne lieu la compression de ces uretères par un gros fibrome ?

4° Le *rectum* est comprimé, parfois au point que rien n'y passe plus et qu'il peut y avoir de l'occlusion intestinale.

3° Enfin, je vous signale l'action réflexe sur les *reins*, l'albuminurie, l'urémie, celle sur le *foie*, celle sur le cœur (Hofmeier, Sébileau) qui hypertrophie son ventricule droit. Mais au premier plan de ces complications, retenez surtout que ce sont les complications rénales les plus graves et les plus fréquentes et qu'elles résultent de la compression.

III. — SYMPTOMES

Les développements dans lesquels nous sommes entrés à propos de l'anatomie pathologique des fibro-myomes utérins étaient utiles pour en concevoir nettement la description clinique.

Symptômes fonctionnels. — Retenez schématiquement que la malade vous accuse quatre signes : hémorrhagie, leucorrhée, douleurs et compression, et voyons comment, en clinique, elle se présente à nous.

Il y a d'abord quelques femmes qui n'ont aucun symptôme de fibrome utérin et chez lesquelles un examen pratiqué, pour un autre motif, révèle déjà une assez grosse tumeur utérine. Les autres rentrent dans deux classes. Voici une femme encore jeune qui se plaint d'irrégularités menstruelles, de quelques pertes et de troubles urinaires, rien d'autre. C'est assez pour penser à métrite, déviation, tumeur : l'examen vous révèle qu'il s'agit d'une tumeur bénigne. Ces jours-ci, je voyais une dame chez laquelle existait ce seul signe, douleurs sourdes au début de la miction : elle possède un petit fibrome gros comme un abricot et situé très malencontreusement entre l'utérus et la vessie ; là il gêne ; ailleurs il passerait inaperçu Dans une seconde catégorie, il s'agit de femmes amaigries, anémiées, pâlies et dont le ventre est un peu ou beaucoup distendu ; elles ont ou elles ont eu des pertes, parfois des douleurs. Leur fibromyome est déjà énorme. La *douleur* est donc un signe inconstant ; inconstants sont la *leucorrhée* et ces flots de liquide, vraies hydrorrhées qui tiennent au suintement de vastes tumeurs. Deux signes dominent dans le développement de ces tumeurs, deux signes seulement, que dès l'abord on vous signale séparément ou simultanément : *hémorrhagies* et *compressions*. Ce sont de grosses hémorrhagies quand les tumeurs sont intra-utérines, et les règles se confondent peu à peu ; il y a des moments où ces malades perdent 1/2 litre de sang et plus. Quant aux signes de compression, ils varient suivant l'organe comprimé. Vous pouvez observer, du côté des organes urinaires, rétention, incontinence, dysurie, albuminurie, urémie ; la compression des uretères est grave et fréquente. Du côté des *organes digestifs*, une constipation opiniâtre est habituelle, l'occlusion intestinale peut survenir. Les *membres inférieurs* se gonflent, parce que la tumeur comprimante arrête le cours du sang ; des névralgies bilatérales se montrent, des varices apparaissent. Et notez qu'au premier plan de ces complications graves il faut surtout placer les lésions des reins, la néphrite, et celles du cœur qui s'hypertrophie et se dilate.

Symptômes physiques. — Un gros ventre n'indique pas toujours une grosse tumeur ; trop gros, trop nerveux, il refuse la palpation. Le toucher ne décèle que les tumeurs évidentes. Le *palper bimanuel* est le vrai moyen. On pratiquera l'*hystérométrie* en cas de doute, pourvu qu'on soit certain de n'avoir pas affaire à une grossesse.

Marche. — Mais, avant d'entamer la question du diagnostic, je veux vous dire comment évolue le fibrome. Inutile de revenir sur l'influence de la grossesse. Pour celle de la *ménopause*, il faut insister davantage. Une légende s'est établie dans l'ancienne médecine d'après laquelle les fibromes disparaissent à ce moment-là. C'est si peu exact que tout au contraire (Lawson Tait, Péan) c'est le moment où ils grossissent le mieux. Pour un qui devient fibreux, calcaire, graisseux, il y en a dix qui s'accroissent ou dégénèrent. Je viens encore d'en enlever un de 3 kilogr. qui n'était autre qu'un utérus énorme myomateux, remontant à l'ombilic et renfermant des masses ramollies dans tout son centre ; je viens d'en voir un autre inopérable, sarcomateux, n'occupant que le petit bassin, mais mou, suintant un liquide plein de détritus blanchâtre, ayant amené une anémie, un affaiblissement extrêmes, l'anasarque des membres inférieurs et l'albuminurie. Si encore ils dégénéraient seulement, ces fibromes. Mais quand ils se tiennent bien, quand ils restent myomateux, gros et presque ignorés, ils compriment et amènent la coprémie après l'opiniâtre constipation. Surtout, et j'insiste sur ce point, ils amènent l'intoxication urinaire, avec ou sans albuminurie. Pour ma part, après avoir suivi la marche de quelques-uns de ces fibromes, je les rends coupables de nombre de morts subites, parvenues parce qu'ils avaient touché le cœur ; j'ai observé ces faits avec certitude. D'autres, parmi ces parasites, s'infectent et infectent, suppurent et font suppurer l'organisme, aboutissant à la péritonite et à la septicémie. Ils font mourir enfin d'hémorrhagies.

Pronostic. — Et on les appelle des tumeurs bénignes, par ironie sans doute. On cite des cas de certains polypes spontanément éliminés ; on en cueille quelques-uns qui apparaissent au museau de tanche. Faut-il que j'aie peu de chance! je n'en ai jamais extrait qu'un seul de cette façon et quand j'en ai vu d'autres en train de s'éliminer, j'ai toujours constaté que la cavité utérine en renfermait de sessiles et que l'utérus en était complètement déformé et bourré. Alors ne croyez plus à la légende du bon petit fibrome qui sort tout seul ou qui s'en va en même temps que les règles. Croyez, comme moi, que c'est la femme qui s'en va, avec lui et par lui. Ouvrez les yeux, ouvrez votre speculum, ouvrez vos doigts pour le chercher et trouvez-le quand il est jeune, parce qu'alors il n'est pas dangereux de le supprimer.

IV. — DIAGNOSTIC

Tumeur abdominale. — Si un gros ventre n'indique pas toujours une grosse tumeur, il y fait penser. Sonore dans toute son étendue, il est habituellement dû au météorisme. Nerveux ou gras, s'il est inexplorable, il faut recourir à l'anesthésie générale pour percevoir son contenu. S'il est mat en haut, voyez s'il ne s'agit pas d'une tumeur du foie, de l'estomac, de la rate, la matité de l'organe se continuant avec celle de la tumeur ; la tumeur est descendue d'en haut. Si la tumeur est montée du bassin dans l'abdomen, il est logique de songer à une tumeur d'origine pelvienne, et la première à laquelle on doit toujours penser, c'est l'utérus gravide.

Il n'y a rien d'ennuyeux comme de confondre une *grossesse* (fig. 80) avec un fibrome. Les bruits du cœur fœtal, les mouvements actifs, le ballottement céphalique sont des signes de certitude qui manquent parfois, surtout avant le cinquième mois. En cas de doute, attendez un ou deux mois, ne cherchez pas à préciser un diagnostic impossible. En l'absence de

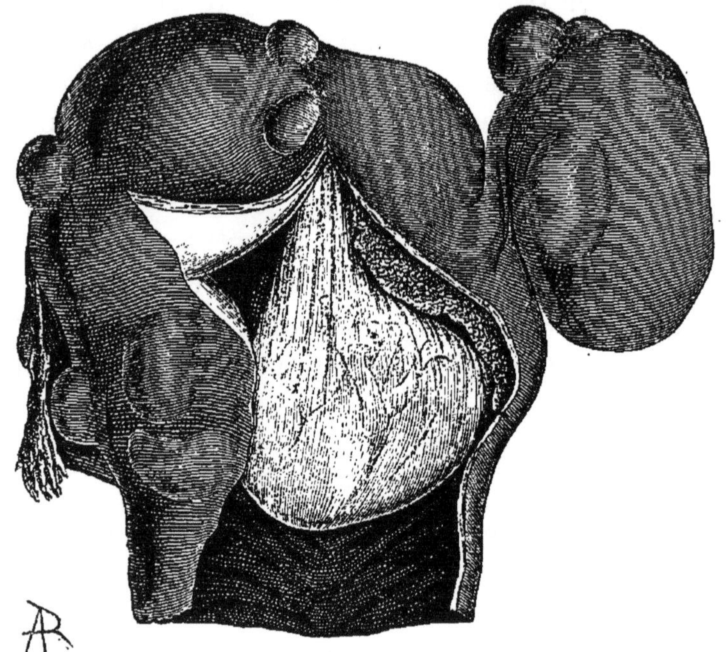

Fig. 80. — Tumeurs fibreuses multiples développées sur un utérus gravide.

ces signes de certitude, le ramollissement du col peut être constaté dans le fibro-myome, l'utérus peut être sphérique, le segment inférieur étalé et contenant la tumeur, le souffle maternel se rencontre, la surface extérieure de la tumeur utérine peut être assez régulière; les pertes sanguines ont pu se montrer pendant quelques mois avec irrégularité pendant la grossesse. Cherchez si le ligament rond du côté gauche forme une corde tendue de l'éminence iléopectinée gauche vers l'ombilic, ainsi que cela se rencontre pendant la grossesse; ce signe manque d'ordinaire dans l'utérus fibromateux. Un *kyste de l'ovaire* est fluctuant et peut être confondu avec la tumeur fibreuse devenue kystique; il peut être trop tendu pour donner de la fluctuation, auquel cas il faut rechercher la présence de l'utérus accolé et voir par l'hystérométrie si la cavité utérine n'est pas allongée par un fibrome. Un myome sous-péritonéal et pédiculé peut être confondu avec un *rein flottant;* mais alors on ne peut pousser la tumeur dans la région lombaire, et on doit trouver le rein normal à sa place.

Tumeur pelvienne. — Confondre un polype étranglé par le col et devenu en partie vaginal, sphacélé, avec l'inversion utérine est possible, mais rare; avec le cancer du col c'est plus fréquent, mais, évidemment, il faut toujours rechercher, avec insistance, le col qui forme un anneau autour du polype procident. D'ordinaire, on soupçonne simplement une affection génitale et on recherche laquelle au moyen du palper bimanuel. Il est très important de savoir, en premier lieu, si la tumeur est utérine ou voisine de l'utérus. Supposons qu'elle est utérine: un *avortement* donne une hémorrhagie, mais des douleurs, des contractions et un œuf; une *métrite hémorrhagique* donne aussi beaucoup de sang, mais l'utérus n'est pas déformé et n'acquiert guère que le double de son volume, sa cavité n'a pas plus de 8 centimètres; évidemment et à la rigueur ce peut être un utérus fibro-myomateux qui saigne. Une *rétroflexion* est plus embarrassante, parce qu'on ne sait pas si le fond de l'utérus renversé ne contient pas quelque tumeur, et on peut même avoir affaire à un fibrome sus-vaginal du col développé dans le Douglas.

Supposons maintenant une tumeur voisine de l'utérus : la *salpingo-ovarite* est très douloureuse, on doit sentir la trompe ; la *grossesse extra-utérine*, le *petit kyste de l'ovaire* sont souvent indépendants, trop indépendants de l'utérus pour tenir à lui, comme un fibrome qui y prend naissance. L'*hématocèle* est d'abord diffuse et n'est dure que plus tard. Mais les *kystes du ligament large* sont on ne peut plus faciles à confondre avec les fibromes qui se développent dans ce ligament et s'y trouvent immobilisés.

V. — TRAITEMENT

A. **Palliatif**. — Diminuer la quantité de sang perdu par l'usage de l'ergotine, du cannabis, de l'hamamelis, de l'hydrastis, est bien difficile, parce que la tumeur est capricieusement développée n'importe où et ne subit guère les influences médicales. Le *curetage* diminue l'infection peut-être, mais n'est pas indiqué. Les petits moyens hémostatiques sont : la castration, la ligature et l'électrolyse. La *castration ovarienne* est une bonne opération, mais incomplète et dont l'inconvénient est de ne supprimer l'apport sanguin, la nourriture du parasite qu'au niveau de deux pédicules, les deux supérieurs utéro-ovariens : le fibrome diminuera, mais incomplètement et pourra même réaugmenter à nouveau. La *ligature des artères utérines* (fig. 81) par la voie vaginale est meilleure dans le principe, parce qu'elle supprime les deux pédicules inférieurs qui sont plus importants que les autres. L'*électrolyse* (Apostoli et Danion) fait peut-être régresser temporairement, et n'est guère indiquée que pour les tumeurs inopérables ou pour lesquelles la malade ne veut pas être opérée. Il y faut beaucoup de soin, sinon l'infection peut apparaître à la suite. Quand on ne touche pas à ces tumeurs utérines, elles mettent parfois très longtemps à s'accroître; quand on y touche, on risque de les infecter.

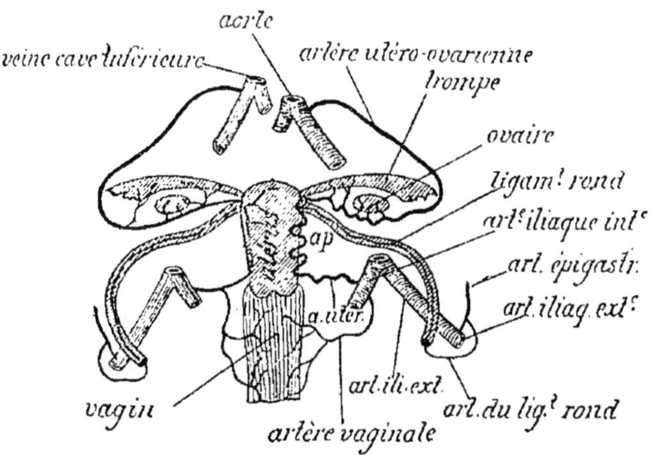

Fig. 81. — Artères du côté gauche; veines du côté droit; *ap*, artère puerpérale ou anastomose de l'artère utéro-ovarienne et de l'artère utérine.

B. **Curatif.** — C'est pourquoi le traitement curatif est véritablement toujours indiqué. Il se résume en un seul mot : enlever. Laisser le fibrome, parce que la ménopause est passée, est raisonnable, si la personne est trop faible ou trop âgée ; parce qu'il ne saigne pas ou ne fait pas souffrir, ce n'est pas raisonnable. Il faut toujours l'enlever. Seulement il faut dire ceci : opérer un petit fibrome est une opération bénigne ; en opérer un gros est une opération sérieuse et qui peut être grave. Entre ces deux expressions petit et gros, il y a une certaine élasticité : pourquoi cependant préciser davantage? Le fibrome est petit quand son volume ne dépasse guère le poing, quand il n'est pas adhérent, quand il est facile à enlever, quand l'opérateur est rompu à cette opération : il est petit pour l'opérateur. Il est gros, au contraire, quand il acquiert de très grandes dimensions, des connexions fâcheuses, des adhérences avec les organes voisins, quand il est difficile ou que l'opérateur n'en a pas l'habitude. Chacun sent bien ce qu'il peut faire ; et, confiant en son accoutumance, si on pratique l'ablation d'une tumeur très volumineuse et très adhérente, doit-on regretter extrêmement un échec, puisqu'on sait que pareille tumeur menaçait à brève échéance? Deux faits ressortent de cette discussion rapide, à savoir : 1° qu'il faut, autant que possible, poser de bonne heure le diagnostic de ces tumeurs, afin de les enlever quand elles sont faciles, parce qu'alors la guérison est certaine ; 2° que ces interventions ne peuvent être tentées que par ceux qui ont l'habitude de les faire fréquemment. Et il est consolant d'ajouter que la mortalité opératoire de ces tumeurs, énorme encore dans les mains d'un chirurgien tel que Péan, il y a quelques années, est devenue aujourd'hui infiniment moins élevée et se chiffre de 3 à 5 % dans des mains expérimentées : c'est le résultat de l'antisepsie, de l'outillage et de l'expérience de la génération chirurgicale actuelle.

Par la voie vaginale, on ne doit guère enlever que les tumeurs dépassant peu ou pas la symphyse pubienne : énucléation, morcellement, *hystérectomie vaginale*, le choix de l'opération varie selon le cas. *Par la voie abdominale*, on enlève ce qui est trop gros pour passer par en bas; mais, dans ces derniers temps, la laparotomie est cependant préférée de la plupart des chirurgiens, grâce au plan incliné de Trendelenburg. L'*énucléation* (fig. 82) peut être suffisante et doit être recherchée ; l'hystérectomie se fait totale et on ne fixe plus de pédicule, en bas de la plaie abdominale : on fait l'*hystérectomie*

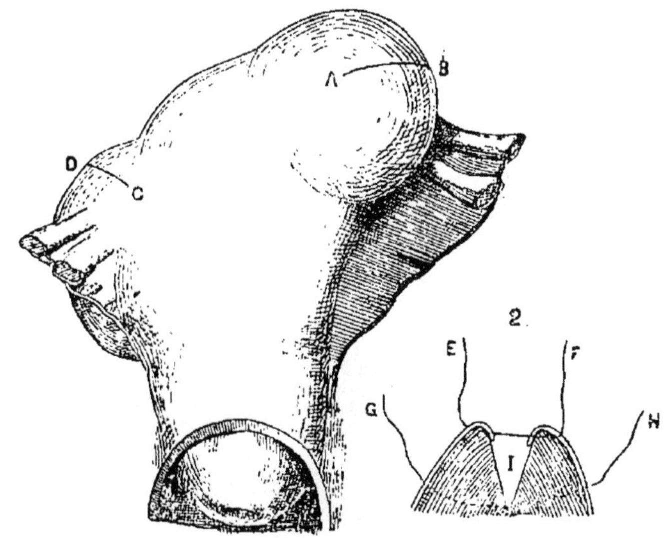

Fig. 82. — Enucléation des fibro-myomes interstitiels et sous-péritonéaux. 1, AB CD, lignes d'incision; 2, disposition des sutures; EF, suture superficielle séro-séreuse; GH, suture profonde; I, cavité résultant de l'énucléation. (Doléris.)

abdominale totale (fig. 83) par les procédés de Doyen, de Delagenière, ou américain, selon les circonstances. La malade étant renversée sur le plan incliné de Trendelenburg, la paroi abdominale ouverte entre le pubis et l'ombilic, je saisis la tumeur pour la soulever et la rabattre en avant; puis je sectionne le cul-de-sac vaginal postérieur et vais à la recherche du col que je dissèque ensuite tout comme s'il s'agissait d'une hystérectomie vaginale : j'emploie donc de préférence le procédé de Doyen. Mais, au congrès de chirurgie de 1899, vous n'ignorez pas que quelques chirurgiens préfèrent à cette hystérectomie totale, ce qu'ils appellent la *sub-totale* ou sus-vaginale. L'hystérectomie abdominale sub-totale

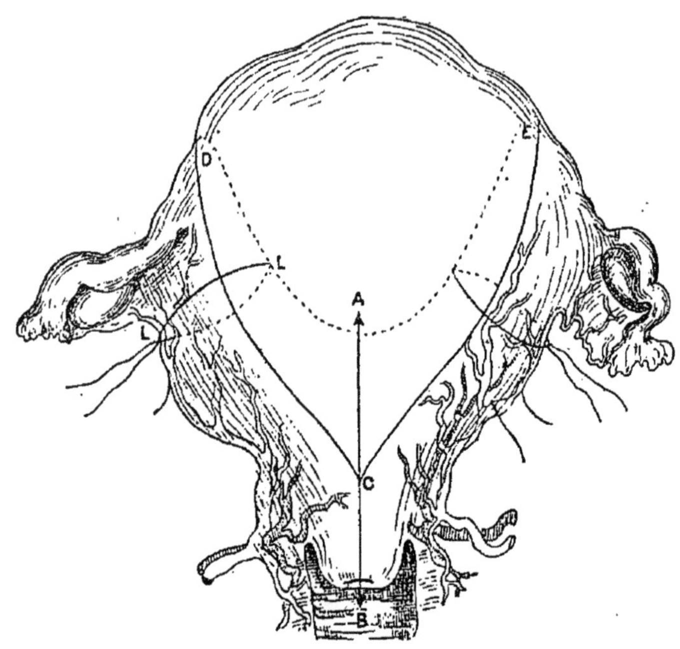

Fig. 83. — Hystérectomie totale abdominale. Face postérieure de l'utérus rabattu sur le pubis. BCADE, tracé de l'incision en raquette; LL ligatures placées en dedans des annexes, sur les vaisseaux. (DOYEN.)

sectionne l'utérus un peu au-dessus du col : son but est de laisser un petit moignon du col, afin de ne pas ouvrir cette cavité infectieuse qu'est le vagin. Entre la totale et la sub-totale, l'avenir seul décidera.

II. — CANCER DE L'UTÉRUS

Voici l'affection la plus épouvantable qui puisse éclore aux organes génitaux, le cancer. Sur 100 cancers, vous le rencontrerez 18 fois à l'utérus, chez des femmes de 35 à 50 ans, sans cause connue, bien qu'on en recherche toujours l'origine et si même cette origine est parasitaire, comme on le croit. Le cancer débute ordinairement par le col ; le cancer du corps est rare. Nous ne nous occuperons que de la forme la plus fréquente, l'épithélioma du col (fig.84).

I. — SYMPTOMES

Chemin faisant, nous dirons un mot de la structure de ces épithélioma, mais il importe tout d'abord que vous sachiez bien que ce sont de sournoises lésions.

1° **Période latente.** — Aucun trouble ne manifeste leur présence et, d'habitude, vous êtes tout étonnés de trouver des lésions assez avancées chez des femmes examinées par hasard. Assurément parfois un mauvais état général est installé avant même que la lésion ne soit très accusée ; ne vous y fiez pas, parce que le contraire est plus fréquent et le mauvais état de santé est consécutif à de vieilles lésions. Je voyais dans ces temps derniers une femme de 38 ans que son mari m'avait adressée, parce que ayant lui-même contracté une blennorrhagie, il craignait de la lui avoir communiquée ; il y avait sur le col, à droite de la lèvre antérieure, une érosion indurée et, bien que le mari n'eût pas la syphilis à ma con-

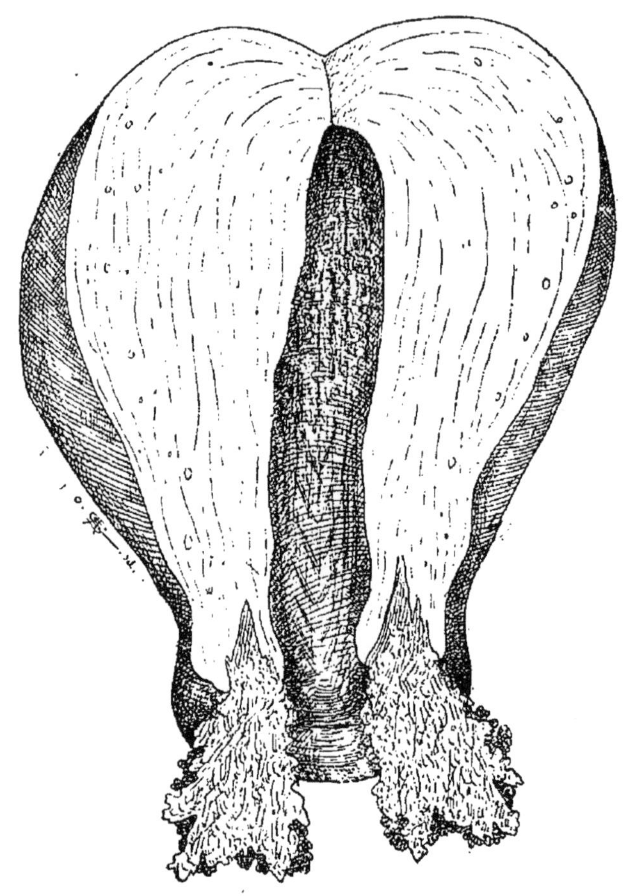

Fig. 84. — Cancroïde du col, limité à la lèvre supérieure, avec traînée intra-parenchymateuse (enlevé par hystérectomie vaginale totale). (S. BONNET et Paul PETIT.)

naissance, je pensai à un chancre. En trois semaines cette induration augmenta, devint très saignante, s'ulcéra, il s'agissait histologiquement d'un épithélioma pavimenteux : j'enlevai l'utérus en entier. Je me souviens d'une personne qui vint me consulter, il y a trois ans environ, parce qu'elle perdait du sang depuis huit jours; elle n'avait aucun autre trouble. A mon grand étonnement, malgré l'absence de signes anciens ou récents et malgré son état général excellent, je trouvais un vagin rempli par un col végétant et saignant au moindre contact. J'affirmai le cancer. On ne me crut pas, la santé resta bonne pendant plus d'une année entière, mais l'année suivante la malade mourut, emportée par une cachexie progressive. Tout le monde peut multiplier ces exemples : le cancer s'installe sournoisement.

2° **Période d'état.** — Des *hémorrhagies* qui ne sont pas très abondantes, mais très persistantes, formées d'un sang peu coloré par moments, constituent un des signes fonctionnels précieux de cette maladie. Quand une femme âgée, chez laquelle les règles sont disparues depuis plusieurs années, vient vous déclarer qu'elle perd du sang à nouveau, pensez au cancer et à la métrite sénile : le cancer est infiniment probable. L'écoulement peut être limpide, blanchâtre, quelconque certains jours; il est, malgré tout, formé d'ordinaire par des *eaux roussâtres ;* c'est de l'eau trouble renfermant un peu de sang et des débris épithéliaux. Si j'ajoute que l'*odeur* de cet écoulement est infecte, fétide, particulière, perçue à distance, si j'ajoute encore que des *douleurs* se sont peut-être déjà installées et se montrent sans motif dans la sphère génitale, hésiterez-vous jamais à poser un diagnostic qui est peut-être le plus facile qu'on puisse faire en gynécologie? Vous savez que le cancer se reconnait à l'odeur et aux liquides qui en émanent, vous le soupçonnerez immédiatement.

L'*examen* de la malade, pratiqué au moyen du palper bimanuel, vous renseignera sur le volume de l'utérus qui est normal au début, sur le col qui est trop gros ou trop friable et saignant. Mais, dans les débuts de l'affection, le speculum est absolument nécessaire pour étudier l'aspect de ce col, puisque le cancer débute par lui. Trois formes sont décrites (fig. 85) : dans la *forme papillaire*, la surface externe du col est recouverte de productions d'aspect papillomateux,

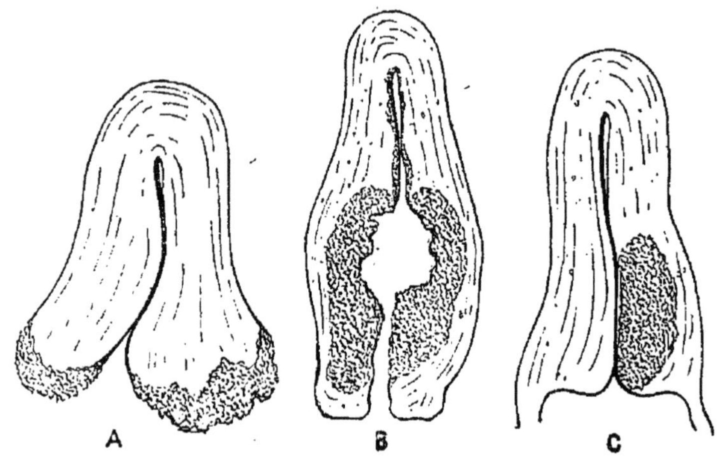

Fig. 85. — Formes principales de l'épithélioma cervical. A, forme cancroïdale ; B, forme cavitaire ; C, forme nodulaire. (D'après RUGE et VEIT.)

friables, très saignantes ; dans la *forme interstitielle*, il y a une dureté de l'une des lèvres, qui est analogue à une induration véritable, comme je vous le disais tantôt : ces deux formes débutant par la surface externe du col sont des épithéliomes pavimenteux qui s'étendent du côté du vagin et ont tendance à se greffer dans les culs-de-sac. La *troisième forme*, dite *cavitaire*, débute dans l'intérieur du col, sur sa muqueuse ; elle constitue un épithélioma cylindrique et tend à gagner de proche en proche la cavité corporelle de l'utérus ; elle n'est guère reconnaissable dans le champ du speculum que lorsque la muqueuse de ce col s'ectropionne, se renverse vers le vagin.

L'examen ne serait pas complet si on n'essayait de se rendre compte de l'extension de l'épithélioma qui peut envahir le vagin, le corps de l'utérus, les ligaments larges, la vessie; le rectum, les ganglions pelviens, plus tardivement les ganglions lombaires et rarement les ganglions inguinaux; qui peut comprimer les uretères et la vessie. Et avant même que ces complications éclatent, des troubles digestifs se manifestent, le ventre se ballonne, la constipation est tenace ; la figure exprime la souffrance, le facies s'altère, la peau revêt la teinte jaune paille propre aux cachexies cancéreuses.

3° **Cachexie.** — L'aspect de ces malheureuses, qui ne mangent plus guère, et ont le dégoût de la viande, qui maigrissent progressivement, est en effet assez caractéristique ; le teint est terreux. Deux causes minent leur organisme : les pertes sanguines continuelles et l'intoxication cancéreuse Elles s'acheminent lentement, en quelques mois, vers la mort fatale, et rien n'est triste pour nous comme de nous rendre compte de notre impuissance vis-à-vis de cette mort que nous ne pouvons combattre et à laquelle nous assistons chaque jour avec regret. Les unes succombent ainsi progressivement, minées, usées, jaunies, endolories, incomplètement calmées de leurs maux par les opiacées, par simple cachexie. Les autres, encore solides en apparence, font tout à coup une phlébite, leur jambe grossit et, condamnées désormais au séjour du lit, elles n'ont plus qu'à attendre la fin de l'existence. D'autres enfin, moins malheureuses peut-être, sont enlevées par des troubles urinaires, qui, commençant par la polyurie et l'albuminurie, se terminent par les accidents convulsifs ou dyspnéiques de l'urémie. Quelques-unes disparaissent de péritonite ou de septicémie.

Grossesse. — Quoique rare, une grossesse peut survenir au cours d'un cancer du col utérin ; le cancer n'en marche que plus vite.

L'avortement est fréquent, l'accouchement à terme souvent impossible en raison de la difficulté de la dilatation du col. Aussi, dans les trois premiers mois de cette grossesse, conseille-t-on l'hystérectomie vaginale. Plus tard, la mère est considérée comme secondaire, l'enfant comme plus utile et les efforts doivent tendre à le faire vivre, quitte à faire l'hystérectomie après les couches, quitte à pratiquer la césarienne à terme ou près du terme.

II. — DIAGNOSTIC

Distinguer le cancer des autres lésions génitales, des autres cancers génitaux, distinguer le degré de la maladie, tout est là.

A. **Avec les autres lésions génitales**. — La forme papillaire peut être confondue avec les *végétations*, mais celles-ci siègent habituellement en même temps dans le vagin et à la vulve ; avec un *fibrome sphacélé*, engagé dans le col : introduire le doigt entre la partie friable et la paroi vaginale pour aller rechercher le col qui, sous la forme d'un anneau dur, entoure le fibrome descendu. La forme cavitaire peut être confondue avec des *polypes muqueux* descendant à l'orifice externe du col, confusion facile à éviter pour peu qu'on en ait déjà vu. La forme *interstitielle*, je l'ai dit, peut être confondue avec le *chancre induré* du col, ou même encore avec la *tuberculose* de ce col utérin.

B. **Des propagations**. — Savoir si l'épithélioma du

col a envahi *le corps* de l'organe est souvent impossible, à moins d'introduire le doigt dans la cavité utérine. Il vaut toujours mieux penser que cet envahissement est réalisé et se comporter en conséquence. On sentira facilement avec l'index, en contournant le col, si l'épithélioma papillaire ou interstitiel s'accole par ses proliférations aux parois *vaginales*, ou encore s'il les durcit, les indure, s'il forme ce qu'on a appelé le vagin de carton. De même si on perçoit une sorte de corde tendue dans l'un des *culs-de-sac latéraux*, c'est que très probablement le cancer infiltre la *base des ligaments* larges ; ce diagnostic de l'envahissement des ligaments larges est important au point de vue de la conduite à suivre ; la dureté dont nous venons de parler, les douleurs vives de la malade dans les nerfs de la jambe et dans le bassin, l'immobilisation ou les adhérences de l'utérus, qu'on sent maintenu sur les côtés, sont trois moyens par lesquels on pourra juger de cette propagation du cancer au tissu cellulaire pelvien. Les ganglions sont bien plus rarement pris. La *polyurie* doit faire penser que les uretères sont comprimés incomplètement (Albarran); mais l'*albuminurie* affirme cette compression et l'urémie est à craindre. La *fistule vésicale* est facile à reconnaître, de même que la fistule rectale, puisque alors le vagin devient un cloaque par lequel s'écoulent les urines ou les matières fécales.

C. **Avec les autres cancers.** — Il y a d'autres cancers de l'utérus, et, si une description spéciale est inutile à chacun d'eux, il faut cependant les distinguer de celui qui nous occupe.

Le *sarcome* (fig. 87) est à peu près toujours consécutif à un fibro-myome; il occupe le corps de l'utérus, apparaît chez des personnes moins âgées, de 25 à 40 ans, dure davantage, 2 à 3 ans, reste longtemps localisé dans l'utérus.

Le *cancer du corps*, épithélioma circonscrit ou

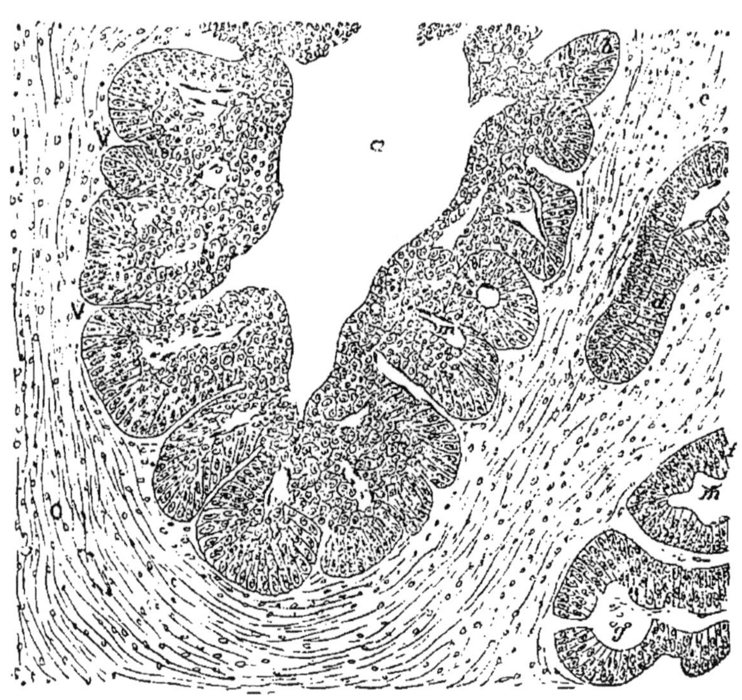

Fig. 86. — Epithélioma du corps de l'utérus. *c*, tissu conjonctif; *d*, cul-de-sac glandulaire à peine modifié; *fgm*, glandes dilatées et modifiées; leur revêtement épithélial est formé de cellules cylindriques, mais leur cavité *mg* est remplie de cellules, la membrane glandulaire fait défaut; *a*, grande cavité au milieu d'un îlot d'épithélium; la masse épithéliale (*b*) est pénétrée par des vaisseaux qui partent du tissu conjonctif voisin, comme on le voit en *v*; *m*, sections obliques ou en divers sens de ces mêmes vaisseaux. (CORNIL.)

diffus (fig. 86), cylindrique, reste également cantonné dans le corps sans envahir le col et, de même que le sarcome, ne trahit sa présence tout d'abord que par des hémorrhagies. Le gros volume de l'utérus chez des femmes de 50 à 60 ans, qui ont un écoulement séro-sanguin et des apparences de métrite, doit faire penser au cancer du corps.

Le *déciduome bénin* n'est autre chose que le fameux polype placentaire qu'on décrivait autrefois comme

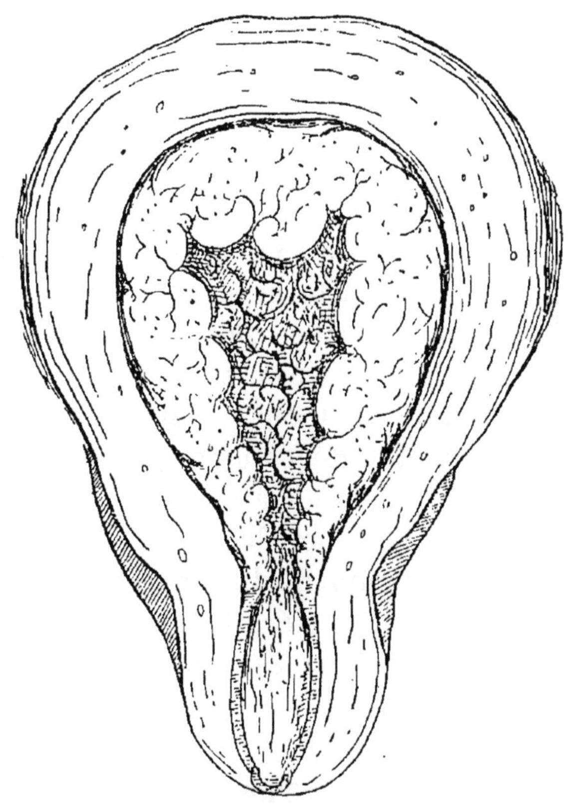

Fig. 87. — Sarcome de la muqueuse utérine. (Doléris.)

un morceau de placenta ayant continué à vivre dans l'utérus. Il manifeste sa présence par des hémorrhagies bien nettes, on le trouve pédiculé, ayant comme constitution histologique celle de la caduque dont il dérive ; il paraît bénin dans son évolution, mais, nous allons le dire, il vaut mieux l'enlever.

Le *déciduome malin*, bien décrit seulement dans ces

dernières années, est en effet une tumeur qui peut être due soit au *déciduome bénin* modifié, soit à la *mole hydatiforme*. En tout cas, il apparaît toujours dans les quelques mois qui suivent une *grossesse* et se relie intimement à cette étiologie. C'est la plus maligne des tumeurs de l'utérus, se manifestant par des hémorrhagies abondantes et répétées, un mauvais état général, de l'hyperthermie, un gros utérus : sa durée n'est que de 6 mois au maximum ; 90 fois sur 100 il se généralise dans le poumon, parfois il repullule sur les parois vaginales. J'ai souvenir d'une jeune femme de 25 ans, nouvellement mariée, dont la grossesse se termina par une mole hydatiforme presque à terme. Des hémorrhagies abondantes s'étant manifestées, elle subit inutilement un curetage et mourut 3 ou 4 mois plus tard avec un utérus volumineux. Récemment je constatai un gros utérus chez une femme atteinte de môle à sa dernière grossesse ; son médecin m'apprit qu'elle perdait assez abondamment du sang et de petits grains. Je lui pratiquai une hystérectomie vaginale et depuis lors elle va bien. Telle est, en effet, la pratique à observer en pareil cas.

III. — TRAITEMENT

1. **Palliatif.** — Que faire chez les cancéreuses qui ne sont plus opérables, sinon calmer les douleurs par les opiacés en ingestion, en injections, en lavements ; sinon désinfecter les voies vaginales, désodoriser les écoulements au moyen du permanganate de potasse, du permanganate de chaux, de l'acide phénique, thymique, du sublimé, de l'iodoforme, du salol, de désinfectants multiples? La cautérisation

et l'ablation des végétations cancéreuses peuvent, pour un temps, amener un certain bien-être et supprimer quelques symptômes douloureux ou gênants.

Le *curetage* fait largement sur le col, dans l'utérus, avec une curette un peu longue, fait rapidement pour perdre moins de sang, est une bonne opération palliative. Avec l'anesthésie générale vous vous armerez de la curette, vous gratterez sans hésitation jusqu'à ce que vous arriviez sur le tissu sain et, tout aussitôt que vous y arriverez, vous verrez le sang cesser de sourdre. D'ailleurs, si vous nettoyez ainsi la cavité même de l'utérus, cautérisez au fer rouge les régions curetées, cautérisez avec précaution, en ayant soin de n'entrer ni dans la vessie, ni dans le rectum. Lavez à grande eau bouillie, faites un tamponnement, bourrez de gaze iodoformée la cavité curetée et vous enlèverez le surlendemain ce tampon, pour continuer uniquement par des injections vaginales.

B. **Curatif**. — L'insuffisance des traitements précédents qui font gagner un peu de temps à la malade, la notion précise que nous avons tous sur la marche fatale du cancer, la durée de ce cancer utérin que nous savons être en moyenne de 12 à 14 mois, le pronostic funeste des épithéliomas déjà bien développés, toutes ces raisons ne sont-elles pas suffisantes pour nous dicter la conduite que voici, à savoir : faire un diagnostic précoce et une ablation précoce? L'expérience des chirurgiens actuels, qui ont tous enlevé des utérus cancéreux, les porte tous à refuser l'opération comme inutile quand la lésion a envahi le vagin, ou le ligament large, ou la vessie, ou le rectum. Et dans tous les cas, quand la lésion n'occupe encore que le col utérin, quand elle est encore pour ainsi dire douteuse, n'hésitez pas à faire examiner au microscope une parcelle de cette lésion et, dans l'affirmative de cancer, faites opérer. Si vous attendez, il est trop tard : la récidive sera rapide, si même l'opération est possible.

L'*amputation du col* (Verneuil) ne se fait plus guère, parce qu'elle est insuffisante et non exempte de dangers.

L'*hystérectomie sacrée* a été essayée, mais c'est vraiment un procédé bien trop compliqué.

L'*hystérectomie vaginale* est le procédé de choix, simple dans les épithéliomas débutants et d'autant meilleure comme résultat définitif qu'elle est précisément plus simple. Dans ces conditions, par cette ablation vaginale de l'utérus total, les récidives ont pu se faire attendre 1, 2, 3, 4, 5 et 6 ans. N'est-ce pas un beau résultat obtenu au moyen d'une opération simple? Il n'est obtenu qu'à la condition d'un diagnostic précoce, retenez-le bien.

L'*hystérectomie abdominale*, à laquelle nous avons tous de plus en plus recours, paraît tenter un grand nombre de chirurgiens, qui affirment qu'ainsi ils enlèvent plus complètement les tissus malades : cette affirmation est très exacte. Seulement l'ablation d'un utérus cancéreux déjà adhérent, avec ligaments infiltrés, est si souvent suivie d'une récidive rapide qu'on se demande encore s'il faut réellement l'enlever dans ces conditions. La question a besoin d'être étudiée de nouveau. Je le répète, un seul point est acquis : l'hystérectomie est bonne tout au début des lésions.

VIII

LES TUMEURS ANNEXIELLES

I. — KYSTES DE L'OVAIRE

Bien moins fréquents que les fibromes, les kystes de l'ovaire se rencontrent de 25 à 60 ans, on pourrait dire presque à tout âge, sans aucunes causes connues : vierges, vieilles filles, enfants, femmes mariées, toutes peuvent en être atteintes. La lésion est bilatérale 7 fois sur 100.

I. — ANATOMIE PATHOLOGIQUE

Bien entendu, nous n'avons pas en vue les petits kystes dont certains ovaires enflammés sont parsemés à leur surface, mais uniquement les grands kystes qui sont mucoïdes ou dermoïdes.

1° Kystes mucoïdes. — Et malgré que cette description soit forcément ingrate, il faut bien que je vous la résume, comme pour les fibromes, afin de pouvoir vous rendre un compte plus exact de la symptomatologie. La plupart de ces kystes qui sont de la variété mucoïde sont, comme l'indique ce nom, tapissés en dedans par un épithélium muqueux, formé de cellules cylindriques ou caliciformes. Leur volume acquiert souvent d'énormes dimensions et ils peuvent contenir plus de 20 litres de liquide ; leur forme est ovoïde, leur couleur d'un blanc bleuâtre, leur surface lisse le plus ordinairement. Ils appartiennent à deux variétés : les kystes uniloculaires et les kystes multiloculaires.

Le kyste uniloculaire est formé d'une seule poche, mais primitivement il était multiloculaire, et sa transformation en une seule cavité tient à ce que certaines cloisons se sont résorbées, il a subi un processus atrophique. Sa paroi peut néanmoins présenter des

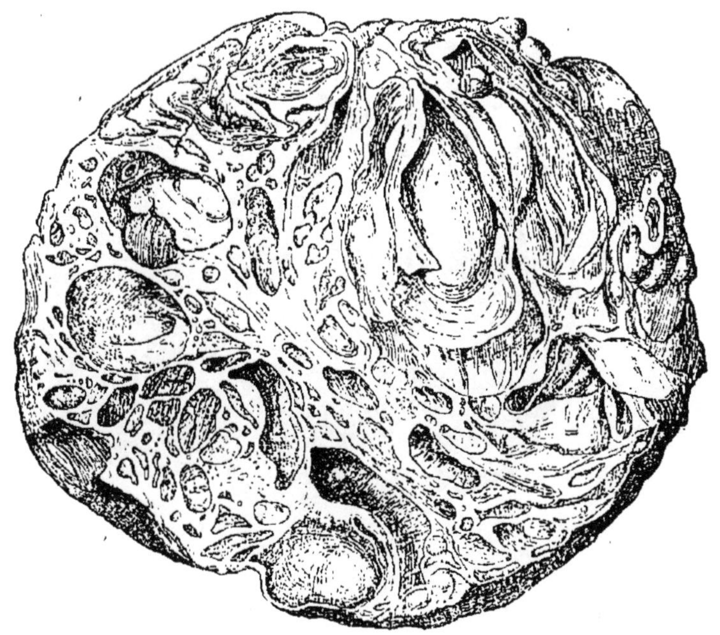

Fig. 88. — Schéma d'un kyste prolifère de l'ovaire à forme aréolaire. (D'après GALLARD.)

végétations. Cette paroi est formée d'une couche fibreuse et de vaisseaux artériels, veineux et lymphatiques; elle est tapissée en dehors par un épithélium cubique, en dedans par un épithélium à cellules cylindriques ou caliciformes, et c'est du côté de la cavité que peuvent se rencontrer des proliférations papillaires ou glandulaires, analogues à des choux-fleurs. Le contenu est un liquide onctueux, colloïde comme de la glycérine, renfermant de la paralbumine, des cellules, de la cholestérine et parfois des micro-organismes venus d'organes voisins.

Le kyste multiloculaire (fig. 88) est formé d'une grande poche qui se décompose en une foule de cavités renfermant soit un liquide citrin, soit un liquide couleur café, soit couleur chocolat, etc.; vous devez vous rappeler les différents aspects de ces li-

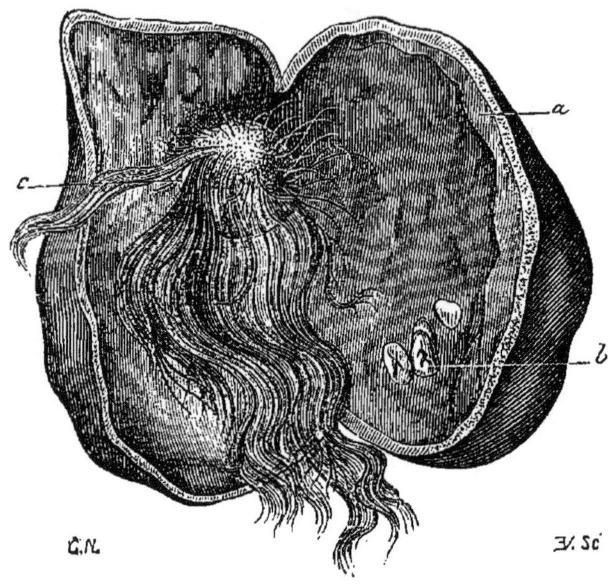

Fig. 89. — Kyste dermoïde de l'ovaire. *a*, paroi du kyste; *b*, dents; *c*, touffe de cheveux implantés sur un tubercule criblé d'orifices de glandes sébacées. (Follin.)

quides chez une femme cardiaque que j'ai opérée d'un kyste multiloculaire, et même vous devez vous souvenir que l'une des poches centrales de son énorme kyste renfermait un pus très bien lié et jaune verdâtre.

2° **Kystes dermoïdes.** — Les kystes dermoïdes (fig. 89) forment une variété toute différente et ils ne dépassent guère jamais le volume du poing : j'en ai enlevé récemment un de ce volume par le cul-de-sac postérieur. Il contenait des poils assez longs et peu nombreux, une matière sébacée et présentait dans son intérieur la structure de la peau. C'est souvent ce qu'on y trouve, des dents, de petits cartilages ; parfois des parties fœtales assez bien formées, à tel point qu'il semble qu'un embryon s'est arrêté là dans son développement. Les deux théories émises à ce sujet par Verneuil et Mathias Duval rendent compte de ces faits. L'enclavement, d'après Verneuil, consisterait dans l'invagination de l'ectoderme dans le mésoderme, de la peau se développant par mégarde dans le tissu ovarien, par suite d'une malformation congénitale : ainsi se conçoivent les tumeurs dermoïdes du genre de la nôtre. La parthénogenèse est, pour Mathias Duval, la cause qui rend le mieux compte de la présence de parties fœtales dans ces tumeurs : c'est un ovule qui s'est développé à l'aventure et sans fécondation, de même que certains insectes peuvent se développer sans fécondation pendant une ou deux générations. Les kystes mucoïdes, eux, sont plus facilement explicables au moyen de l'invagination en lui-même de l'épithélium germinatif de l'ovaire. Toutes ces causes sont congénitales, ne nous y attardons pas.

On appelle *kystes mixtes* ceux qui sont formés de poches analogues aux kystes mucoïdes et de poches analogues aux kystes dermoïdes.

Rapports. — Dès qu'il se développe, le kyste ovarien se pédiculise au-dessus du *ligament large* : son pédicule, tantôt mince, tantôt épais, renferme des vaisseaux utéro-ovariens en dehors, utérins en dedans et pouvant acquérir un assez gros calibre. D'autres fois, il reste presque sessile et même il peut, par exception, se développer dans le ligament large en dédoublant ses feuillets ; cependant il faut toujours se rappeler que ce siège intraligamenteux appartient davantage aux kystes paraovariens. Les *viscères voisins* supportent la pression et la compression : vessie, rectum, utérus, uretères en souffrent et sont tantôt attirés en haut, tantôt refoulés en bas, tantôt déviés sur le côté.

II. — SYMPTOMES

Début. — Les débuts d'un kyste de l'ovaire sont cachés; il ne se révèle qu'après avoir acquis un certain volume, il ne gêne pas dès l'abord, à moins d'être très mal située. Une menstruation troublée une fois sur huit, quelques vagues douleurs dans le bas-ventre, des troubles dyspeptiques plus ou moins accusés, ce n'est vraiment pas de quoi alarmer la malade, qui ne consulte quo dans la seconde période, lorsqu'aparaît un signe de compression.

État. — C'est la compression de la *vessie* avec un peu de dysurie, d'incontinence ou de rétention; du *rectum* avec constipation moins tenace que dans le fibrome; des *uretères* avec dilatation, polyurie, albuminurie qui finit par s'installer; des *vaisseaux et nerfs* des membres inférieurs avec hémorroïdes, varices, œdèmes. Il faut que le kyste ait déjà un certain volume pour déterminer ces troubles. Plus gros encore, il gêne le fonctionnement de l'*estomac*, de la *respiration* qui devient haletante; du *cœur* et des vaisseaux et des *reins*, absolument comme les fibro-myomes, mais plus lentement, plus doucement.

L'*examen* de la malade s'impose. Si la tumeur est volumineuse, elle remonte dans l'abdomen, le ventre est pointu et la palpation suffit à la reconnaître; elle est *mate* (fig. 90) depuis le pubis jusqu'au nombril, entourée d'une zone sonore qui occupe le creux de l'estomac et les flancs, *fluctuante*, comme l'hydramnios; le bruit de neige froissée qu'on détermine parfois en essayant de mobiliser cette tumeur dans le sens latéral, est dû à la présence d'adhérences. Le toucher vaginal peut la révéler dans un des culs-de-sac.

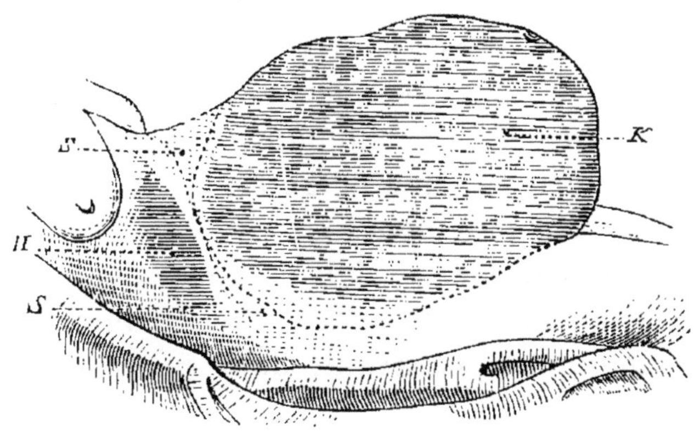

Fig. 90. — Matité latérale des kystes ovariques. K, matité correspondant au kyste ovarique dont la forme du ventre indique le relief et qui se continue inférieurement, suivant une ligne ponctuée au delà de la partie située transversalement dans la sonorité intestinale; S, qui occupe la région épigastrique et les parties latérales; H, matité hépatique presque confondue avec la matité kystique. (KOEBERLÉ, *Nouv. Dict. de méd. et de chir. prat.*, art. OVAIRES, t. XXV.)

Le palper bimanuel, quand la tumeur est dermoïde ou petite, ou moyenne, la révèle en arrière ou sur les côtés de l'utérus, l'utérus est dévié lui-même sur le côté opposé ou en avant, mobile sur la tumeur, séparé d'elle par un sillon; la tumeur est indolente et ressemble à une salpingite enkystée; sa fluctuation est malheureusement difficile à reconnaître. L'hystérométrie montrerait un utérus de longueur normale.

Cachexie. — Le kyste de l'ovaire qui se développe

lentement peut durer dix, trente ans et plus. Spencer Wells et Quénu en ont, par contre, observé qui amenaient la mort en deux ans. Certes, la tumeur est bénigne par elle-même, mais parvenue à un certain volume, elle amène des compressions qui finissent par devenir aussi sérieuses que celles dues aux fibromes. La cachexie survient. Et vous voyez ceci : une femme maigre, squelettique, aux traits tirés, à la physionomie souffrante, dont le ventre est si gros que le thorax et le reste du corps paraissent une dépendance de la tumeur ; un peu plus tard elle est suffoquée, cardiaque, gonflée, albuminurique : une embolie, un accès de dyspnée l'enlèvent rapidement.

Complications. — Mais la cachexie est encore la terminaison la plus rare. Bien d'autres accidents surviennent auparavant, dont un seul suffit pour enlever la malade.

L'*ascite*, rarement abondante, se rencontre surtout quand le kyste végète sur sa surface extérieure, c'est-à-dire quand il tend à se transformer en cancer végétant ; elle est formée d'un peu de liquide, dû au suintement de la poche ou de ses végétations (Quénu) ; c'est un mauvais signe. Les *adhérences* sont la preuve d'un travail irritatif ancien, elles soudent l'intestin aux parois du kyste.

Les *hémorrhagies* se produisent dans la torsion du pédicule ou lorsque le kyste prolifère et les végétations épithéliomateuses se mettent à saigner.

La *rupture du kyste* serait sans inconvénients, si le liquide qu'il contient était toujours aseptique. Malheureusement le contact avec l'intestin auquel sa paroi peut adhérer, les antécédents de quelque fièvre, introduisent dans ce liquide de nombreux micro-organismes, de sorte que, répandu dans le péritoine, il entraîne généralement une *péritonite* à marche aiguë : cette rupture survient tout d'un coup à la suite d'un choc, ou sans cause apparente; une hémorrhagie peut en résulter, avec syncope et mort. Lorsque le kyste se rompt dans un organe voisin, dans un tiers des cas dans l'intestin, les

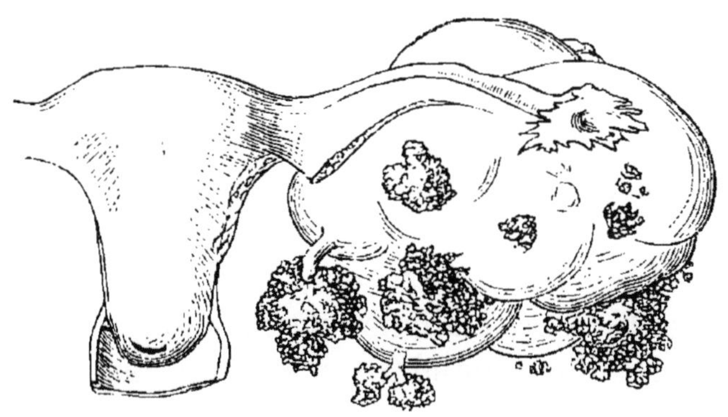

Fig. 91. — Kyste de l'ovaire avec végétations extérieures. (Kœberlé, *Nouv. Dict. de méd. et de chir. prat.*, art. ovaires, t. XXV.)

autres fois dans le vagin, l'utérus, la vessie, ou à la paroi abdominale, l'infection secondaire est la règle.

La *torsion du pédicule* est aussi grave que la rupture qu'elle peut d'ailleurs entraîner. Si, sous une influence mal connue, la tumeur se tord sur elle-même au niveau du pédicule, l'étranglement peut être complet, le gonflement de la tumeur devient considérable, la suffocation est presque immédiate; les défaillances, les vomissements apparaissent et la péritonite suit de près. Si l'étranglement du pédicule tordu est incomplet, les douleurs très vives d'abord, la poussée péritonéale s'apaisent; mais la malade peut succomber à l'hémorrhagie, parce que les artères du pédicule laissent encore passer le sang dans la tumeur, pendant que les veines déjà compromises s'opposent au retour de ce sang. L'inflammation ne se fait généralement pas attendre longtemps et la péritonite s'installe.

L'*infection* est la conséquence, avons-nous dit, d'organes voisins en mauvais état, d'hémorrhagies, de rupture, de torsion, d'ascite ; c'est la suppuration du kyste, accompagnant le sphacèle après l'étranglement du pédicule.

Les *métastases* ou greffes épithéliomateuses d'organes voisins ne s'observent que lorsque le kyste prolifère à sa surface (fig. 91). Ce n'est guère le cas des dermoïdes, mais les mucoïdes et les multiloculaires y ont grande tendance. Ils deviennent de véritables tumeurs malignes et s'inoculent sur l'épiploon, le péritoine, quand ce n'est pas dans le foie ou la plèvre.

La *grossesse* concomitante est une complication, en ce sens qu'elle prédispose à la torsion, à la rupture, à l'accroissement rapide du kyste, à l'hémorrhagie, à la péritonite. Inversement, le kyste a sur la grossesse une influence fâcheuse. D'après Rémy (1886), sur 321 grossesses, 246 vont à terme, 75 se terminent avant terme. Tarnier et Budin sont plus pessimistes, car, d'après eux, la mortalité de ces femmes serait de 23 %.

III. — DIAGNOSTIC

Profitons de l'étude du kyste de l'ovaire pour entreprendre, une fois pour toutes, le *diagnostic des tumeurs du ventre*. Déjà je vous ai esquissé cette recherche à propos des fibromes ; mais la question est si importante qu'il me paraît indispensable d'y revenir. La tumeur siège dans l'excavation, elle est pelvienne; ou bien elle siège dans l'abdomen, elle est abdominale.

A. **Tumeur pelvienne.** — Vous examinez une malade qui se plaint de troubles variés dans le bas-ventre, vous savez que vos moyens d'investigation sont : la palpation, le toucher, le palper bimanuel, le speculum, l'hystérométrie, mais que de ces divers moyens un seul est vraiment supérieur à tous les autres, le palper bimanuel. Vous voici donc en train de le pratiquer avec l'index droit dans le vagin, la main gauche sur l'abdomen essayant de pénétrer derrière le pubis. Que cherchez-vous? La tumeur? Non, vous ignorez s'il y en a une; vous cherchez l'utérus et c'est déjà bien important. Vous le reconnaissez à sa forme allongée, à sa coudure normale, vous le renvoyez d'une main à l'autre, vous savez où il est. Si vous savez où il est, c'est énorme, c'est tout, le diagnostic est plus d'à moitié fait. En effet, toute tumeur voisine sera désormais regardée comme indépendante de l'utérus. Second point, il faut sentir cette tumeur et généralement elle est plus facile à percevoir que l'utérus parce qu'elle est plus grosse : c'est même lorsqu'elle est trop grosse qu'elle cache l'utérus, le rend difficile à trouver. Cette tumeur étant reconnue, le troisième point à élucider est de savoir aux dépens de quel organe elle est développée, de savoir quelle est cette tumeur. Que votre mémoire ne se surcharge pas de noms inutiles, quelques tumeurs seulement sont possibles; retenez-en les noms et ne cherchez pas ailleurs. Rétroflexion, grossesse, fibrome, salpingo-ovarite, hydro ou pyosalpinx, hématocèle, grossesse extra-utérine : c'est tout ou, pour mieux dire, c'est suffisant.

Une *grossesse* dans l'utérus ne peut être confondue qu'avec un fibrome de l'utérus; le kyste de l'ovaire est en dehors de l'utérus. Mais cette *grossesse* peut être *extra-utérine*, voisine de l'utérus, à côté ou derrière lui. Vous affirmez le diagnostic de tumeur extra-utérine et vous pensez à une grossesse, si vous trouvez les quelques signes suivants : absence de règles une fois ou deux, augmentation de volume des seins avec picotements et tubercules de Montgomery, petite hémorrhagie avec douleurs et expulsion de la caduque vers la huitième ou la dixième semaine comme s'il s'agissait d'un avortement, utérus du volume d'une petite ou d'une grosse orange et à côté de lui et le refoulant, la tumeur extra-utérine, qui semble un kyste tubaire.

Une *rétroflexion* ne serait jamais confondue avec le kyste ovarien, si on pouvait percevoir le fond de l'utérus ; mais, ainsi que nous l'avons dit, on n'arrive pas toujours à saisir ce fond, précisément parce qu'il est dévié en arrière et on sent derrière le col, dans le cul-de-sac vaginal postérieur, une tuméfaction qui peut être tout aussi bien un fibrome, une salpingite, un kyste tubaire que le fond de l'utérus lui-même. Si c'est douloureux, pensez à la rétroflexion et à la salpingite; si ce n'est pas douloureux, pensez au fibrome, au kyste salpingien, au kyste ovarien. Lorsque cette tuméfaction du Douglas est produite par une tumeur assez volumineuse, par exemple telle qu'une orange, et tout à fait indolore, évidemment on ne peut plus guère songer qu'au fibrome ou au kyste de l'ovaire.

Le *fibrome* extra-utérin provient du col ou du corps

de l'utérus : il est sus-vaginal ou sous-péritonéal et affecte une préférence pour le cul-de-sac de Douglas où il aime siéger, surtout quand il est pédiculé. Si la sensation de dureté à laquelle il donne habituellement lieu était constante, on le distinguerait aisément d'un kyste fluctuant; lorsque ce fibrome est mou ou bien a entraîné l'œdème du cul-de-sac vaginal, lorsqu'il siège au fond d'un utérus rétrodévié, la sensation œdémateuse à laquelle il donne lieu le fait confondre avec le kyste dermoïde de l'ovaire. Il faut, en effet, se rappeler que le kyste mucoïde paraît dur ou fluctuant, suivant son degré de plénitude, mais que le kyste dermoïde donne la sensation d'un empâtement dans lequel le doigt s'enfonce, en laissant une sorte de godet, comme dans l'œdème des jambes.

Cet œdème, cet empâtement du cul-de-sac postérieur doit faire songer à la rétroflexion, rétroflexion de l'utérus gravide, au kyste dermoïde et à l'hématocèle.

L'*hématocèle* rétro-utérine ou épanchement de sang est d'abord une tuméfaction liquide, puis pâteuse, puis solide, du cul-de-sac postérieur. Son début brusque, pendant la période menstruelle, plaide en sa faveur; nous y reviendrons.

La *salpingo-ovarite*, si douloureuse et petite généralement, ne sera pas d'ordinaire difficile à reconnaître d'avec le kyste ovarien; mais le *kyste tubaire* hydro, hémato ou pyosalpinx est d'autant plus difficile à distinguer du kyste ovarien qu'il est souvent pédiculé et libre. Le kyste mucoïde de l'ovaire, variété la plus habituelle, est aussi une douleur indolente, libre, et reconnue annexielle parce qu'on sent que son pédicule se rattache au niveau de la corne utérine : de là une confusion à peu près inévitable.

Notez enfin que peu de maladies parmi celles que nous venons de signaler sont aussi exemptes de symptômes de début que le kyste de l'ovaire : la grossesse a ses troubles, la rétroflexion gêne et constipe, le fibrome saigne, la salpingite fait souffrir, le salpinx a tout un passé gonococcique, l'hématocèle est brutale : le kyste de l'ovaire est muet, tant qu'il ne grossit pas.

B. **Tumeur abdominale**. — Quand la tumeur occupe l'abdomen, elle se voit souvent : le *kyste de l'ovaire* s'avance en pointe, il proémine comme une grossesse en besace, en pointant davantage au niveau de la ligne blanche. Cependant un certain météorisme, un état nerveux trop accusé peuvent, avons-nous dit, donner naissance aux *tumeurs fantômes* : la femme croit à sa tumeur, le médecin croit la sentir ; sous le chloroforme tout s'évanouit, la paroi abdominale devient dépressible, il n'y a plus rien, parce qu'il n'y a jamais rien eu. Laissant de côté ces néoplasmes imaginatifs et aériens, pour rester dans le terre-à-terre de notre sujet, rappelons-nous qu'en outre de l'inspection, la palpation, la percussion, l'auscultation, le toucher vont venir à notre aide dans l'exploration de ces tumeurs abdominales.

D'où vient la tumeur? Descend-elle d'en haut ou remonte-t-elle d'en bas? Si elle descend d'en haut, c'est à peu près comme si elle venait de la région postérieure : il faut songer aux tumeurs du foie, des reins, de la rate, de l'estomac, du mésentère, de l'intestin, du péritoine. Les décrire serait déjà fastidieux ; il ne faut penser qu'aux plus fréquentes : les *kystes hydatiques* du foie ou de la rate présentent une matité qui se continue avec celle de l'organe qui leur donne naissance; ils sont frémissants à la percussion. Le *rein flottant* se déplace volontiers, mais on peut souvent le ramener dans sa loge et en tout cas constater son absence à la place normale ; l'*hydronéphrose* a tout un passé urinaire. Les *kystes du mésentère* sont indépendants, ballottants d'un côté à l'autre, mais non verticalement, rarement reconnus d'ailleurs. La *péritonite tuberculeuse* s'accompagne de douleurs, de fièvre, de diarrhée ou de vomissements intermittents, d'ascite parfois, elle arrondit le ventre en le performant, en le perfectionnant. Toutes recherches à faire, toutes notions à posséder, et cependant erreurs faciles, erreurs fréquentes !

Quand la tumeur est remontée de bas en haut, elle provient du bassin, c'est-à-dire de l'un des organes y contenus. Vous savez que certain grand chirurgien confondit avec un kyste ovarien une *rétention d'urine;* sachez que l'erreur est possible : le cathétérisme supprimera la tumeur. D'autres ont méconnu une *grossesse*. Si les bruits du cœur, les mouvements acquis et le ballottement céphalique, ces trois signes de certitude existaient, ce serait inexcusable. Mais ces signes manquent parfois vers le cinquième ou le sixième mois de la grossesse, quand la paroi abdominale est surchargée de graisse, quand il y a de l'hydramnios, de l'œdème sus-pubien. C'est la même tumeur que le kyste ovarien, ronde, un peu pointue, atteignant ou dépassant l'ombilic ; on n'y sent rien, on n'y entend rien, et comme il y a de l'hydramnios, on détermine la fluctuation. Je ne crains pas de dire que semblables méprises seraient souvent évitées si l'on se donnait toujours la peine de rechercher les signes de la grossesse par l'interrogatoire et tous les moyens dont on dispose. En temps ordinaire, certainement, il peut être inutile de passer tout son temps à rechercher les signes par trop évidents d'une grossesse. Mais, lorsque le diagnostic est malaisé, songez toujours à la grossesse, recherchez-la et surtout recherchez-en les signes, n'en négligez aucun. Un diagnostic du ventre ne sera jamais facile pour celui qui ne connaît pas la grossesse, il faut bien posséder les notions d'obstétrique pour cette recherche dans la pratique courante de la gynécologie, étant donné que nombre de lésions dérivent de l'état puerpéral.

Le *fibrome* est une tumeur dure, non fluctuante, très comprimante dont l'utérus n'est à peu près jamais indépendant, quand cette tumeur acquiert un certain volume. Aussi n'est-ce pas avec lui que le kyste ovarien se confond, mais avec le fibrome kystique et ce diagnostic serait toujours impossible si précisément on ne pouvait quelquefois sentir que le fibrome kystique fait corps avec l'utérus.

L'*ascite* (fig. 92), qu'il est d'usage de distinguer du kyste de l'ovaire, ne lui ressemble guère : elle s'étale suivant la position du malade dans les régions déclives, donnant de la matité en ces endroits et parfois de la fluctuation quand elle est abondante ; dans ce dernier cas, elle soulève l'ombilic d'une manière spéciale, la sonorité intestinale n'existe jamais sur les côtés.

Vous comprenez, d'après ces diverses descriptions, qu'il ne faut pas regarder comme impossible le diagnostic des tumeurs pelviennes et abdominales ; en réalité, ce diagnostic ne devient très difficile que lorsqu'il y a coexistence de deux états pathologiques, par exemple ascite et kyste, kyste et grossesse, fibrome et kyste, etc. En temps habituel, il sera souvent possible et il vaut mieux l'avoir fait avant de pratiquer la laparotomie que de compter sur elle pour l'établir.

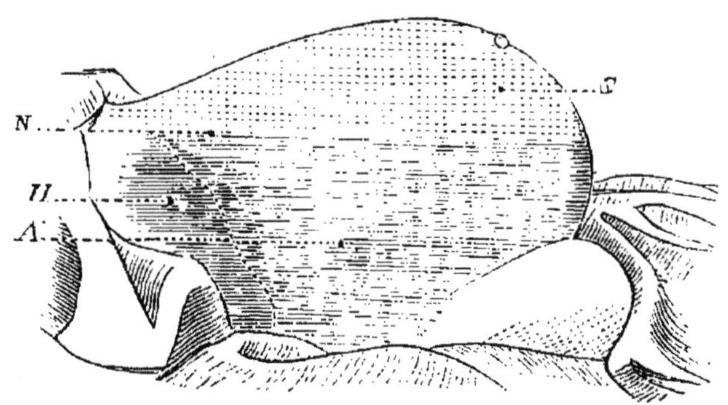

Fig. 92. — Matité de l'ascite. A, matité correspondant au liquide ascitique, confondue avec la matité hépatique H, et étendue jusqu'à la ligne de niveau N, au-dessus de laquelle se trouve la sonorité intestinale N. (Kœberlé, *Nouv. Dict. de méd. et de chir. prat.*, art. ovaires, t. XXV.)

Diagnostic des complications. — L'*ascite*, qui accompagne le kyste de l'ovaire, prouve généralement qu'il s'agit de kyste végétant ou multiloculaire : on le reconnaît par la matité des zones déclives, il suffit de faire tourner la malade, pour trouver dans une région élevée la sonorité, au lieu de la matité qu'on y rencontrait quand cette zone était déclive.

La *grossesse* coexistante est plus souvent soupçonnée que reconnue : il y a des signes de grossesse du côté des règles, des seins, de l'état général et fonctionnel de la femme, mais on ne peut pas trouver les signes de certitude si le kyste est en avant de l'utérus gravide.

Les *adhérences* donneraient le signe de neige froissée, de crépitation neigeuse à l'explorateur qui porte la tumeur successivement à droite et à gauche. Ce signe est attribué plutôt aux kystes multiloculaires.

La *rupture* est reconnue à la diminution brusque de volume du ventre, avec douleurs et mauvais état général rapide. La *torsion* du pédicule s'accuse par les mêmes signes graves et brusques, mais s'accompagne d'augmentation de volume du ventre. La *péritonite* succède souvent à ces accidents. Les *hémorrhagies* donnent l'état de syncope et de refroidissement. L'*infection* et la suppuration donnent une hyperthermie considérable.

Diagnostic des variétés de kystes et tumeurs annexielles. — 1° *Les kystes de l'ovaire* sont assez difficiles à distinguer les uns des autres.

Le *kyste uniloculaire* est la tumeur la plus simple; fluctuante et à surface lisse, arrondie, sous-jacente à la paroi abdominale qui est elle-même fort amincie, en sorte qu'on arrive sur le kyste au premier coup de bistouri.

Le *kyste multiloculaire* présente une fluctuation douteuse ou nulle, une irrégularité de surface assez grande, s'accompagne parfois d'ascite; il est susceptible de se transformer en épithélioma, à marche envahissante.

Le *kyste dermoïde* ne donne la sensation d'empâtement que lorsqu'il est dans le Douglas. Quand il a pris son évolution abdominale, il est pédiculé et à peu près impossible à distinguer des autres tumeurs dont nous avons parlé.

Le *kyste végétant* est celui qui, primitivement multiloculaire, présente à sa surface des végétations papillaires; ces végétations envahissent les organes voisins et la masse se comporte comme un cancer.

2° Les *tumeurs annexielles*, qu'on peut confondre avec les kystes de l'ovaire, sont multiples. Cependant nous ne mentionnerons que : les tumeurs végétantes de l'ovaire, les tumeurs solides, les tumeurs salpingiennes, les tumeurs des ligaments larges et les kystes paraovariens.

Les *tumeurs végétantes de l'ovaire* (fig. 93), bilatérales, sont consécutives aux kystes multiloculaires ou apparues d'emblée à la surface des ovaires. Elles se révè-

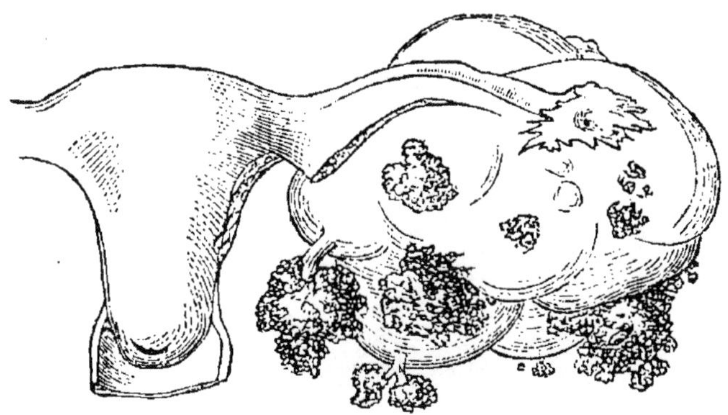

Fig. 93. — Kyste de l'ovaire avec végétations extérieures. (KŒBERLÉ, *Nouv. Dict. de méd. et de chir. prat.*, art. OVAIRES, t. XXV.)

lent par l'ascite, puis par la compression, forment des végétations papillaires à la surface des organes de l'excavation, pénètrent dans les ligaments larges. On en décrit deux types : la forme bénigne constituée par des végétations épithéliomateuses susceptibles de se greffer un peu partout dans le péritoine, sans évoluer bien rapidement; la forme maligne, consécutive à la précédente ou primitive, qui évolue comme un vrai cancer péritonéal. J'ai opéré, il y a un an, une personne cachectique atteinte d'une ascite hémorrhagique de 10 litres environ. Son épiploon, son péritoine étaient le siège de noyaux cancéreux ramollis venus de la masse ramollie et végétante formée par l'utérus et les annexes. J'ai évacué simplement l'ascite, supprimé quelques plaques ramollies de l'épiploon; tout saignait et était friable au moindre contact. L'amélioration a été rapide et aujourd'hui encore cette malade semble guérie : ces faits sont cités (Pozzi, Nicaise, etc.), sans être expliqués d'une manière satisfaisante.

Les *tumeurs solides* de l'ovaire, fibromes, sarcomes ou cancers, de même que les *tumeurs des trompes*, fibromes, papillomes, épithéliomes, sont à peu près impossibles à diagnostiquer d'avec les kystes ou autres tumeurs annexielles.

Les *kystes paraovariens* et les *tumeurs du ligament*

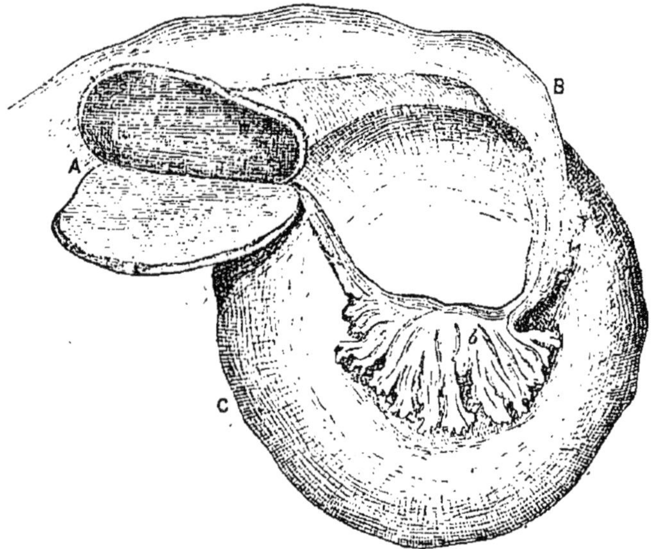

Fig. 94. — Kyste uniloculaire du ligament large. (Doran.) A, ovaire fendu par le milieu; B, trompe avec son pavillon *b*; C, kyste.

large (fig. 94) se confondent un peu comme description. Un fibrome peut se développer dans le ligament large, un kyste uniloculaire de l'ovaire peut s'y inclure au lieu de rester pédiculé et mobile, comme nous l'avons décrit. Mais la plupart des tumeurs du ligament large sont les kystes paraovariens. Nés dans le parovaire, ou organe de Rosenmuller, à côté de l'ovaire lui-même, entre lui et la trompe, ils sont généralement séreux et transparents. Ainsi que je vous l'ai montré maintes fois, nous en trouvons souvent de tout petits quand j'enlève les annexes d'un côté. Dès qu'ils augmentent de volume, ils restent inclus dans le ligament large et il est bien rare qu'ils se pédiculisent. On les reconnaît cliniquement, parce que ce sont des tumeurs absolument pelviennes, fluctuantes, à l'encontre des fibromes et kystes ovariques inclus, parce que le cul-de-sac vaginal d'un seul côté est bombé, énorme, parce que la tumeur sessile est immobile, adhérente, soudée, et repousse tellement l'utérus sur le côté opposé et en avant, que cet organe présente son col tout à fait derrière le pubis. La grossesse extra-utérine sessile, murale, n'est pas fluctuante comme ces kystes. L'an dernier j'en enlevai deux volumineux chez la même personne, avec une très grande facilité, car une fois la laparotomie faite, il suffit d'inciser le ligament large pour énucléer le kyste séreux. A noter que son liquide ne contient pas de paralbumine (Méhu), qu'il est limpide et n'est pas colloïde et onctueux comme celui du kyste de l'ovaire.

IV. — TRAITEMENT

Le traitement des kystes de l'ovaire est l'ablation. La ponction, dangereuse pour l'intestin, dangereuse pour l'infection, est un moyen abandonné. L'opération est indiquée pour éviter les adhérences, la torsion, la rupture, l'infection, l'augmentation de volume; on doit opérer le plus tôt possible. Exception doit être faite pour les personnes malades de quelque autre organe et chez lesquelles le kyste est

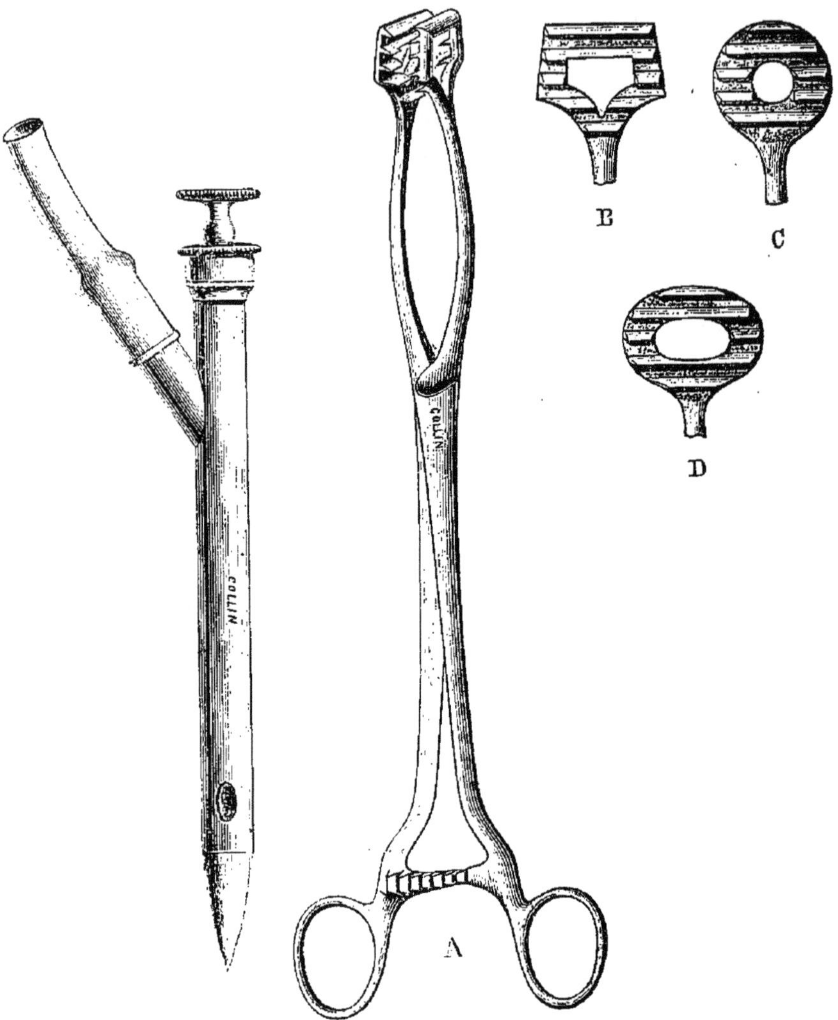

Fig. 95. — Trocart à piston et à pointe cylindro - conique pour la ponction des kystes.

Fig. 96. — Pinces à kystes. A, pince à plateau denté, fenêtré et carré (Péan); BCD, puces à plateau cannelé, fenêtre et de formes diverses (B, carrée; C, ronde; D, ovale).

devenu végétant. La grossesse n'est pas une contre-indication; c'est une indication au contraire, il faut enlever le kyste pour qu'il ne nuise pas à cette grossesse et à l'accouchement.

L'*ovariotomie* donne 4 % de mortalité, elle est souvent simple. Elle peut être vaginale, quand on a affaire à de petits kystes, qui d'ailleurs ne sont pas toujours reconnus. Elle est habituellement abdominale et facile pour les kystes uniloculaires; les autres s'accompagnent souvent d'adhérences vésicales, intestinales; dans un cas j'ai décollé l'uretère gauche dans un trajet de 15 centimètres et sectionné l'intestin. Après l'incision de la paroi abdominale, la ponction, l'extraction, le décollement des adhérences, la ligature du pédicule, tels sont les divers temps de l'ovariotomie; il est bien exceptionnel qu'on soit obligé de marsupialiser la poche. Ici, comme pour toutes les opérations abdominales, nous pouvons répéter que la mortalité devient de plus en plus minime, au fur et à mesure que des progrès s'accomplissent dans le manuel et le matériel opératoires.

IX

LES GROSSESSES ECTOPIQUES

I. — GROSSESSE EXTRA-UTÉRINE

Deux accidents gynécologiques d'une réelle gravité ont ensemble de telles connexions qu'il faudrait presque les décrire en même temps : je veux parler de la grossesse extra-utérine et de l'hématocèle. Pour la clarté d'une description, impossible de les confondre ; nous les séparerons.

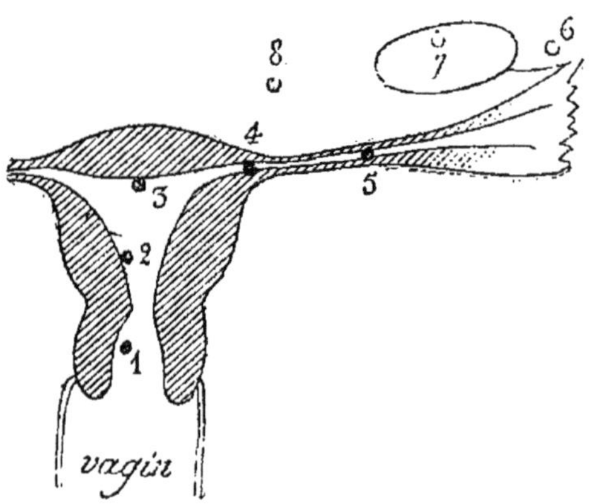

Fig. 97. — Variétés de grossesses. 1, cervicale ; 2, équatoriale, 3, normale ; 4, interstitielle ; 5, tubaire ; 6, tubo-ovarique ; 7, ovarique ; 8, péritonéale.

La grossesse extra-utérine (fig. 97) retiendra d'abord notre attention, quoique vous la croyiez peut-être rare. Les auteurs en signalent un cas sur 1.000 grossesses ou sur 1.700 gynécopathies : cette proportion doit être très inférieure à la réalité, parce que fréquemment ces accidents passent inaperçus.

Pour qu'un ovule fécondé se développe ailleurs que

dans l'utérus, il faut des circonstances très spéciales assurément : une salpingo-ovarite et surtout des adhérences, déviant la trompe vers un cul-de-sac, une malformation, une tumeur voisine sont des causes mal connues et sur lesquelles je ne veux pas insister, car je tiens plutôt à vous donner de la grossesse extra-utérine un tableau qu'une description.

I. — ANATOMIE PATHOLOGIQUE

Sur 100 grossesses semblables, Schrenck (1894) en note 83 tubaires, 8 *abdominales*, 5 *ovariques* (fig. 98), 4 dans une corne utérine supplémentaire. En d'autres termes, le plus ordinairement c'est dans la trompe

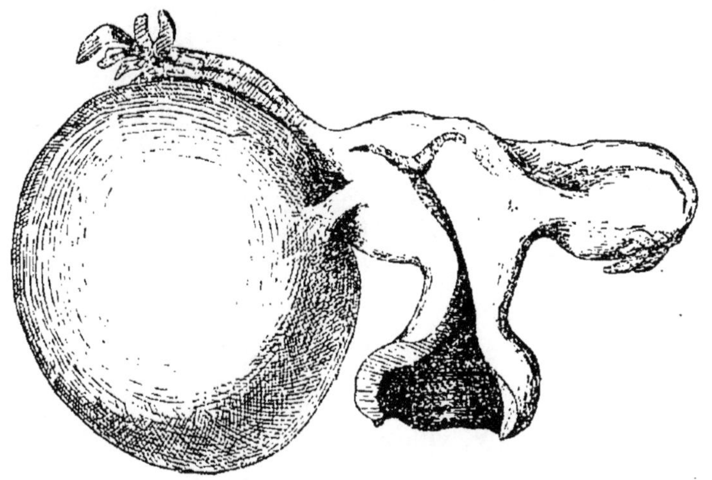

Fig. 98. — Grossesse ovarique. (D'après MARTIN.)

que se greffe et se développe l'ovule fécondé et la grossesse tubaire est la plus fréquente de toutes. Il est bien rare qu'elle se développe dans l'un des follicules de l'ovaire, bien exceptionnel que primitivement même l'ovule s'accroisse dans la cavité péritonéale. Ce qui est habituel, c'est la grossesse *tubaire :* je n'ai jamais rencontré que celle-là en tant que siège primitif de l'œuf. Or, nous autres qui nous plaçons au point de vue pratique, nous préférons rencontrer une grossesse tubaire pédiculée qu'une grossesse tubaire sessile, différence que vous apprécierez à l'instant

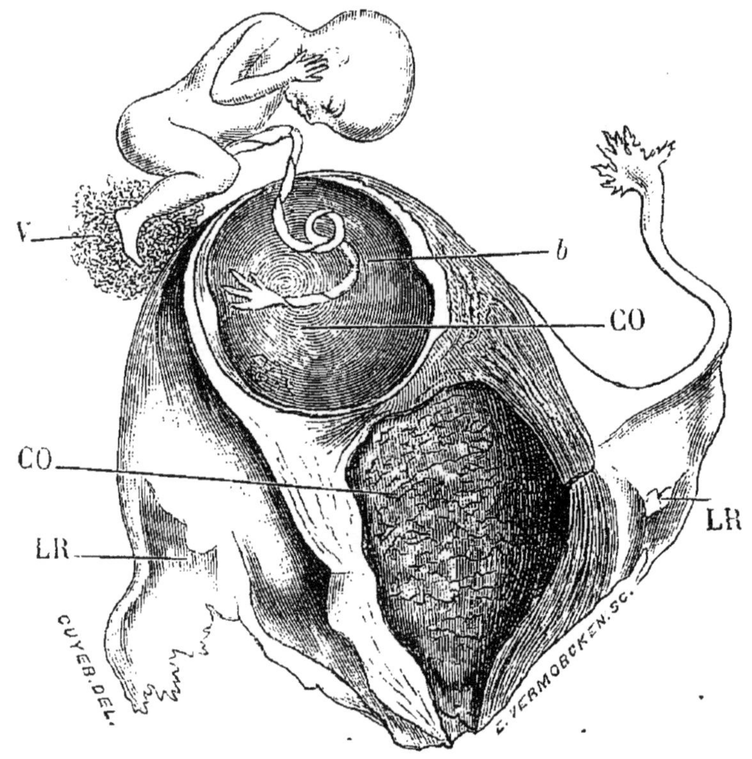

Fig. 99. — Grossesse interstitielle (POPPEL). CO, cavité de l'œuf; b, placenta; V, villosités choriales; LR, ligaments ronds.

quand je vous aurai dit que, lorsqu'il y a un pédicule, la tumeur salpingienne, ressemblant à un kyste tubaire, est plus facile à enlever : dans ce cas, l'ovule s'est accru dans l'ampoule, vers le tiers externe de la trompe. Au contraire, quand la tumeur est sessile, accolée à l'utérus, l'ovule a cheminé vers la cavité utérine, s'est greffé au niveau de l'orifice interne de la trompe, dans l'épaisseur, dans l'interstice de la paroi utérine, et on lui donne le nom de *grossesse interstitielle* (fig. 99); l'œuf est là comme dans un mur et on lui donne encore le nom de *grossesse murale*.

Récemment j'ai opéré devant vous une femme atteinte d'une grossesse extra-utérine de 7 mois 1/2 et je vous ai dit qu'il s'agissait d'une grossesse péritonéale, c'est-à-dire développée derrière l'utérus, dans le péritoine. Vous vous rappelez certainement que le fœtus était enveloppé de néomembranes qui l'isolaient des organes voisins et qu'il a été très facile à extraire, que la femme était déjà infectée avant l'opération et que je vous ai fait remarquer l'insertion du placenta : ce placenta était inséré sur le Douglas d'une part et d'autre part dans la trompe, laquelle s'était développée, en sorte qu'elle atteignait avec son contenu le volume du poing. Vers le troisième mois de cette grossesse qui avait eu lieu dans la trompe, celle-ci s'était rompue et l'embryon était tombé dans le péritoine où il avait continué à vivre et à se développer; il était rattaché par son cordon au placenta, lequel avait continué à évoluer dans la trompe. Primitivement tubaire, la grossesse était devenue consécutivement abdominale.

Mais il ne faudrait pas vous figurer que telle est l'évolution habituelle des grossesses ectopiques tubaires. Nullement. Retenez ceci qui est capital : la grossesse tubaire se rompt de la sixième à la douzième semaine (Maygrier, Bouilly) et dès lors elle s'arrête. Exceptionnelles sont les grossesses plus âgées, exceptionnelles davantage encore celles qui dépassent le cinquième mois. Vers le deuxième mois, par conséquent, la grossesse tubaire devient tantôt un *hématosalpinx* par hémorrhagies dans la trompe, tantôt, si elle est murale, passe dans la cavité utérine et évolue convenablement, tantôt se rompt, continuaut à vivre dans le péritoine, tantôt enfin se rompt et se meurt. Cette *rupture* et cette *mort de l'œuf* sont habituels, mais s'accompagnent malheureusement d'hémorrhagies et d'infection. L'*hémorrhagie* est assez importante pour constituer le signe clinique le plus éclatant et, se collectant dans le Douglas, le sang forme l'hématocèle dont nous citions le nom tout à l'heure. Encore bien quand l'hémorrhagie n'est pas abondante, au point de faire mourir la femme en quelques instants.

Quand, malgré tout, la grossesse ne se rompt pas et continue à s'accroître, dépassant même le cinquième mois, elle peut en des circonstances bien rares atteindre le terme et l'enfant, qui n'a dans son œuf aucune porte de sortie, subit d'étranges destinées. Malgré le *faux travail* qui peut se produire au moment du terme, il demeure où il est, souvent mort avant terme. S'il est encore jeune, tout petit embryon, il se résorbe; plus tard il se momifie, il dégénère en une vraie bouillie épaisse, il s'entoure d'une coque épaisse et forme le *lithopædion;* douze fois sur cent, il s'enkyste de la sorte; le reste du temps baigné par les liquides voisins, car la coque de l'œuf est bien mince et bien friable, voisin de l'intestin et des colibacilles, voisin de l'utérus et de ses infections, il s'infecte lui-même, se putréfie; la *suppuration* s'établit ou bien le kyste s'ouvre dans le rectum, le vagin, etc., quand la mère n'est pas morte auparavant de *septicémie.*

II. — SYMPTOMES

Il semble bien qu'une grossesse, s'accomplissant en dehors de son gîte habituel, doit être facile à reconnaître, que ce doit être quelque chose de tout à fait spécial : sachez qu'il en est tout autrement, la grossesse extra-utérine se reconnaît avec peine.

1° *Avant le cinquième mois*, qu'elle peut atteindre, mais qu'elle atteint rarement, la femme a souvent ses règles, moins longues, moins exactes, elle souffre vaguement du bas-ventre, elle présente quelques signes fonctionnels de grossesse, tels que vomissements, augmentation des seins, troubles de défécation ou de miction. C'est très vague, vous vous méfiez et vous pensez : voilà une femme qui pourrait bien être enceinte tout en conservant ses menstrues, l'utérus doit être gros. Le palper bimanuel vous fait percevoir une tumeur sensible, voisine de l'utérus, déviant sur le côté ou en avant cet organe, et, comme ce n'est pas l'utérus qui est gros, vous abandonnez l'idée de grossesse, et vous pensez à une rétroflexion, une salpingite volumineuse et kystique, un kyste de l'ovaire, un fibrome du Douglas. Le cathétérisme de l'utérus vous révèle un allongement de sa cavité qui atteint 8, 10 ou 12 centimètres, suivant l'époque de la grossesse. Si les règles ont manqué, vous pourrez établir tout de même votre diagnostic. Si l'utérus expulse du sang et une sorte de caduque, vous pouvez encore songer à la grossesse ectopique. Si la tumeur se rompt et donne naissance à une hématocèle rétro-utérine, forcément vous êtes fixé. Mais quand la grossesse ectopique est interstitielle, accolée à l'utérus, la tumeur constatée paraît être l'utérus et cet organe est difficile à distinguer de la tumeur voisine.

2° *A partir du cinquième mois*, on peut entendre les bruits du cœur du fœtus, faire ballotter ce fœtus, le sentir remuer. L'état général, certes, est mauvais, le ventre douloureux, le col ramolli et dévié; la malade a l'air tout à la fois d'une femme enceinte et d'une femme atteinte de péritonisme; elle n'est pas toujours facile à examiner, parce qu'elle est endolorie, et le plus difficile pour vous est de savoir si le fœtus que vous constatez est dans l'utérus ou en dehors de cet utérus, parce que cet organe relativement petit, à côté de la grosse tumeur voisine, ne peut pas toujours être reconnu. Vous n'osez pas l'hystérométrie, crainte d'avortement, et vous pouvez être fort hésitants. Tarnier conseillait de dilater le col de l'utérus et d'introduire l'index dans la cavité utérine pour chercher si on n'arrivait pas sur une partie fœtale. Ici, comme dans les jeunes grossesses ectopiques, il faut quand même opérer, quand la tumeur reconnue paraît véritablement douteuse; par suite, on ne pratiquera pas de trop longues explorations. Un moment arrive, d'ailleurs, où le *faux travail* se déclare : douleurs, pertes sanguines, expulsion d'une caduque utérine, on dirait un avortement. D'autres fois, le kyste se rompt et la péritonite force la main ; d'autres fois, comme dans mon cas récent, la septicémie s'installe après la mort de l'enfant : il faut encore agir. Le *pronostic* est toujours très grave, car l'enkystement du fœtus est un fait rare. J'ajoute ceci, c'est que si par hasard on a l'avantage d'opérer un fœtus enkysté, la guérison est la règle, car l'intervention est simple.

III. — TRAITEMENT

« Toute grossesse extra-utérine diagnostiquée commande l'*intervention chirurgicale* », dit Pinard. Ajoutons que parfois il arrive d'extraire une grossesse ectopique non diagnostiquée.

Quand la grossesse est jeune, elle s'enlève comme une salpingite ; si elle est murale, il faut pratiquer l'hystérectomie abdominale totale. Quand elle dépasse le cinquième mois, la *laparotomie* s'impose encore, et on peut, dans quelques cas seulement, attendre que l'enfant soit à terme. Marsupialiser la poche en laissant le placenta, c'est s'exposer à l'infection secondaire ; mieux vaut enlever le placenta comme dans un utérus ; c'est facile, quand on a l'habitude de la délivrance artificielle et la plaie restante ne paraît pas vraiment saigner beaucoup, si on la comprime un instant après avoir extrait très rapidement la délivrance.

II. — HÉMATOCÈLE

L'hématocèle ou épanchement sanguin est, en gynécologie, extra ou intra-péritonéale : extra-péritonéale, c'est un hématome dans le ligament large, nous laisserons de côté cette variété très rare ; intra-péritonéale, c'est un épanchement de sang dans le péritoine. Ce sang provient des organes génitaux et il se collecte surtout dans le cul-de-sac postérieur du péritoine, de sorte qu'on l'appelle hématocèle rétro-utérine.

I. — ÉTIOLOGIE

Ces définitions étant posées, voyons d'où ce sang peut bien provenir. M. Bouilly a publié dernièrement un travail dans la *Gynécologie*, dans lequel il affirme avoir rencontré ces hémorrhagies péritonéales au moment des règles, chez certaines femmes. M. Pozzi a, sur ce point, la même opinion et croit qu'une fatigue exagérée, un effort, un refroidissement brusque, un coït inopiné, survenant au moment des règles, peuvent dévier le sang des règles : les *menstrues* s'arrêtent brusquement, une douleur souvent vive se produit, on constate la présence d'une collection liquide dans le cul-de-sac rétro-utérin. J'ai, pour ma part, observé ces faits bien nettement. Il m'est arrivé souvent de trouver des jeunes femmes brusquement immobilisées dans leur lit par une vive douleur abdominale, de poser le diagnostic de l'hématocèle légère, d'ordonner le repos absolu et de les trouver relevées et guéries huit jours plus tard. Je regarde ces faits comme certains et je n'y reviendrai plus : il s'agit, en pareil cas, d'hématocèles légères qui peuvent passer inaperçues.

Les deux autres causes sont les *périsalpingites* et la grossesse extra-utérine. La péri-ovaro-salpingite, pelvi-péritonite de Bernutz, localisée autour des annexes et ayant amené des adhérences de ces annexes, est susceptible de causer des hémorrhagies, par ruptures, tiraillement, des hémorragies sucessives, souvent légères; c'est un mécanisme causal admis de certains auteurs et je ne saurais vous dire s'il est bien exact; il faut cependant regarder les annexites comme prédisposant à la grossesse extra-utérine.

Mais la *grossesse extra-utérine*, voilà la véritable cause, unanimement reconnue, des hématocèles; l'hématocèle est habituellement due à la rupture d'une grossesse tubaire, de la sixième à la douzaine semaine de l'âge de cette grossesse. Lawson Tait est le premier à l'avoir nettement démontré en opérant ces hématocèles et ces grossesses ectopiques. Avant lui, on les soupçonnait seulement d'être l'origine de pareilles hémorrhagies; depuis on a retrouvé trente-huit fois sur cinquante-neuf hématosalpinx des débris fœtaux, et cette recherche est assez pénible. En effet, l'œuf pénètre par ses villosités choriales dans la muqueuse tubaire; mais comme cette muqueuse n'est pas très vasculaire, les villosités se rompent en divers points et des caillots sanguins s'accumulent autour de l'œuf, entre lui et la paroi tubaire ; la brusque extension de cette peu extensible paroi l'éraille et la rompt. Alors le sang pénètre dans la cavité péritonéale et s'accumule dans le cul-de-sac postérieur, qui est l'endroit le plus déclivé. Parfois la paroi salpingienne saigne si abondamment qu'on a pu voir une artère donner un jet de sang à distance, au cours de certaines laparotomies pratiquées d'urgence.

C'est donc à titre de mémoire que je vous signalerai les autres théories émises : la ponte extra-utérine (Gallard), les microkystes ovariens, la salpingorrhagie dans la dysménorrhée, les varices du ligament large. Toutes ces causes sont possibles, admissibles même ; mais, jusqu'à nouvel ordre, n'en retenez que deux : la périsalpingite et surtout la grossesse ectopique.

II. — ANATOMIE PATHOLOGIQUE

L'épanchement sanguin, avons-nous dit, a tendance à s'accumuler dans le *cul-de-sac de Douglas* (fig. 100) ; c'est là qu'il siège, quand il est de quantité moyenne ; il remonte jusqu'au diaphragme, quand il est très abondant. L'an dernier, j'ai eu, dans le Service de Gynécologie, une femme chez laquelle cet épanchement occupait ainsi toute la cavité abdominale, distendant la paroi comme une obstruction intestinale. Son volume est donc bien variable, car parfois il peut ne se collecter que quelques cuillerées de sang, formant une petite tumeur liquide derrière l'utérus. Liquide au début, ce sang tend à se solidifier et à former des caillots noirâtres comme du raisiné. Tantôt la collection liquide remonte très haut, sans limites ; tantôt, et le plus souvent, elle s'enkyste (fig. 101). L'hématocèle enkystée repousse l'utérus en avant, le rectum en arrière, s'étend latéralement et repousse la masse intestinale en haut; elle se trouve séparée de cette masse intestinale par un

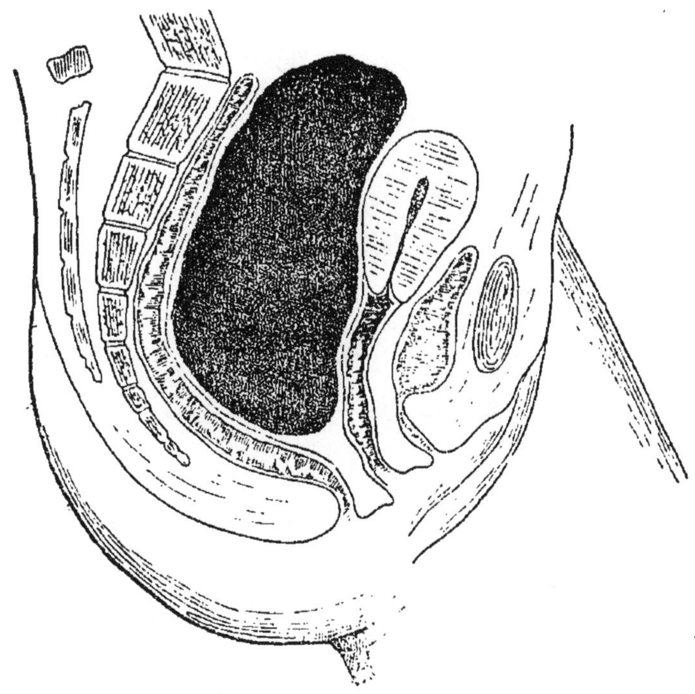

Fig. 100. — Hématocèle intra-péritonéale rétro-utérine. (S. Bonnet et Paul Petit.)

dôme, formé de caillots et de membranes de formation nouvelle, capables d'isoler ainsi l'épanchement du reste de la cavité péritonéale et de circonscrire de a sorte l'hématocèle, comme s'il s'agissait d'une hématocèle extra-péritonéale. Dans ce sang liquide, ou épais, ou même solidifié, il faut beaucoup d'attention pour retrouver des débris fœtaux ou des villosités choriales; les recherches histologiques deviennent nécessaires et ne sont pas toujours faciles.

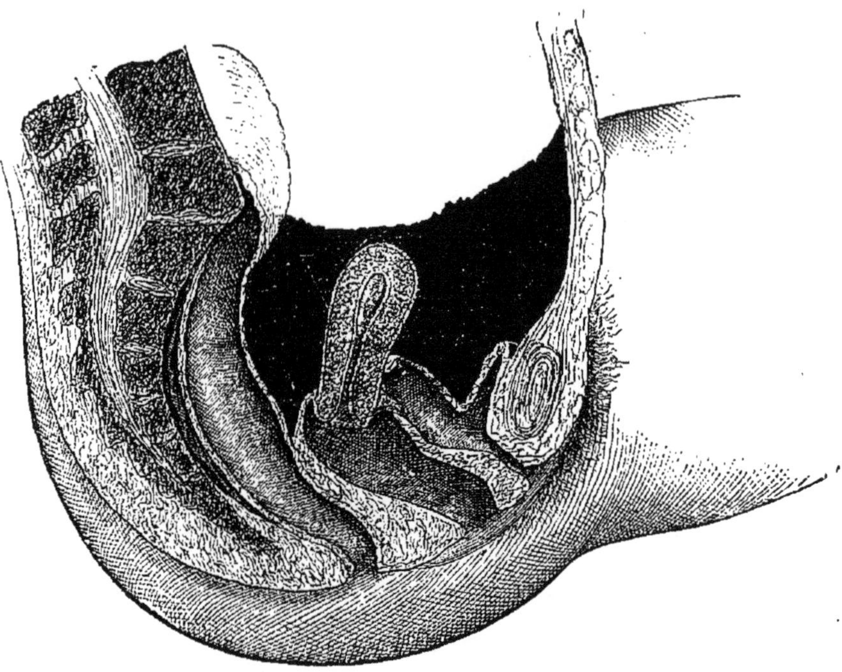

Fig. 101. — Hématocèle rétro-utérine. (EMMET.)

III. — SYMPTOMES

Nous sommes appelé, dans deux circonstances, auprès des malades atteintes d'hématocèles, pour des accidents soudains ou pour des troubles insidieux.

1° Rappelez-vous la malade de l'an dernier qui fut apportée à l'hôpital à demi morte : nous l'avons trouvée refroidie des extrémités et même de partout, d'une pâleur absolue de la peau et des muqueuses, le pouls tellement petit et rapide qu'on pouvait difficilement le sentir ; elle était en état de défaillance presque continuel, souffrait dans le ventre et respirait très vite ; sa voie très affaiblie et voilée nous invitait à faire tout ce qu'il fallait pour la sauver ; elle se sentait perdue et son esprit, ayant gardé toute sa lucidité, voyait le danger en face ; elle savait qu'elle allait mourir, si nous n'intervenions. Le ventre ballonné, mou et fluctuant, indiquait un contenu liquide. A ces signes, et connaissant le passé de cette femme, nous ne pouvions méconnaître une *hémorrhagie interne* et, qui plus est, une hémorrhagie abdominale : le péritoine était inondé de sang, depuis le bassin jusqu'au diaphragme.

Tels sont les signes des hématocèles abondantes, tel en est le *début brutal*, telles en sont les dramatiques allures : en pleine santé apparente, une femme défaille, souffre du ventre, s'oppresse et succombe. Presque jamais vous ne connaissez son passé encore récent et vous ne pouvez guère apprendre de sa bouche le retard de ses règles, l'écoulement sanguin actuel apparu comme une fausse couche, l'expulsion de caduque d'ordinaire méconnue, signes précurseurs de l'orage qui éclate et du flot sanguin qui remonte jusqu'en haut de l'abdomen.

2° Le début de l'hématocèle, commune et moyenne en abondance, est tout autre. *Douloureux* encore, mais moins violent, il s'accuse par la cessation inattendue du flux menstruel, une douleur d'abord ressentie d'un seul côté au niveau de la trompe rompue, un pouls rapide, un ballonnement limité à la région hypogastrique et vous pouvez obtenir sur les signes précurseurs quelques détails qui vous éclairent : grossesse tubaire probable ou salpingite préexistante, bref un passé génital.

Quand l'inondation péritonéale n'a pas été suffisante pour enlever la malade, l'hématocèle se précise et le plus souvent occupe le *Douglas* : l'*état général* est médiocre, le pouls rapide, la douleur se répand dans toute la région sous-ombilicale, quelques nausées ou vomissements révèlent aussi l'irritation péritonéale, le météorisme ballonne un peu plus le ventre, les mictions sont difficiles. Le palper vous révèle, après le second jour, le bord supérieur irrégulier de l'épanchement sanguin. Le toucher vaginal vous renseignera sur l'existence d'une *tuméfaction située derrière l'utérus*, bombant plus ou moins et parfois descendant dans l'épaisseur de la cloison rectovaginale qu'elle dédouble, fluctuante pendant deux ou trois jours, puis molle et plus tard dure. Vous ne pouvez rechercher la limite supérieure de l'épanchement sans danger et vous songerez à respecter le dôme des néomembranes qui, enkystant la collection, tend à la séparer du reste de la grande séreuse.

IV. — TERMINAISONS

1° Cela dure plusieurs jours et l'hématocèle, petite ou moyenne d'intensité, cesse d'être douloureuse et diminue progressivement au point de disparaître en huit ou dix jours dans les cas très bénins, en un ou deux mois dans les cas moyens, en six ou huit mois dans un certain nombre d'autres : la *résorption* a lieu, quand le péritoine est suffisamment bien sain et qu'aucune invasion microbienne ne se fait à son contact.

2° Quand cet épanchement se durcit et s'*indure*, il peut demeurer sous forme d'une tumeur rétro-utérine, qui repousse l'utérus derrière la symphyse ou le dévie latéralement; c'est alors que des poussées consécutives, dues à des hémorrhagies nouvelles, ont souvent lieu et augmentent le volume de cette masse fibrineuse en voie de se solidifier.

3° Ainsi que vous le comprenez bien, ces terminaisons par résorption ou induration sont rares avec les épanchements abondants ou même de quantité moyenne. Déjà le péritoine peut n'être pas sain, les annexes sont plutôt malades, les organes voisins et surtout l'intestin finissent par infecter la masse sanguine. Parfois, dès les premiers jours, la température s'élève à 38° et 39°; plus souvent, l'*infection* est plus tardive et attend huit ou dix jours pour se manifester. La fièvre apparaît donc et avec elle la suppuration. La péritonite se déclare; la septicémie ou la pyohémie se montrent. Et si l'une de ces infections redoutables ne se produit pas, l'*abcès* heureusement localisé qui s'est produit vient s'ouvrir quinze fois sur cinquante-deux dans le rectum, sept fois dans le vagin, rarement ailleurs; l'abcès ne guérit que s'il se vide bien.

V. — PRONOSTIC

Inutile maintenant de vous tracer le pronostic de cette affection : il se devine : Hématocèle abondante est synonyme d'*hémorrhagies* dangereuses et d'*infection* presque fatale; l'hématocèle moyenne se résorbe rarement et expose, quoiqu'à un moindre degré, aux deux précédentes complications, à l'hémorrhagie, parce que de nouvelles poussées peuvent amener de nouvelles hémorrhagies, à l'infection fatale pour peu que la collection sanguine mette trop de temps à se résorber.

VI. — DIAGNOSTIC

Inutile encore de vous préciser le diagnostic : En face de l'inondation péritonéale, vous penserez peut-être à la *péritonite*, à la *septicémie* foudroyante, à l'*appendicite* aiguë, aux affections qui s'accompagnent de températures peu élevées; mais le thermomètre baissera plutôt dans l'hématocèle foudroyante; l'*obstruction intestinale* ne vous arrêtera pas non plus. En face d'une hématocèle ordinaire, vous songerez peut-être à la rupture d'un *pyosalpinx*, à un *kyste de l'ovaire tordu*, à une *rétroflexion* gravidique brusquement produite. Ce sont là des idées qui peuvent venir à l'esprit, mais le plus souvent le diagnostic de l'hématocèle récente se fait : il suffit pour cela d'en avoir déjà vu. Dans l'hématocèle ancienne et dure, on confondra parfois avec une tumeur rétro-utérine.

VII. — TRAITEMENT

Pour organiser le traitement de l'hématocèle, il faut connaître et il suffit de connaître les deux dangers auxquels elle expose : l'hémorrhagie et l'infection. On peut les combattre isolément.

Le jour de l'accident, vous n'avez pas à vous occuper d'autre chose que de l'hémorrhagie. Et de deux choses l'une : l'épanchement est minime ou s'annonce comme tel : *repos* absolu, *calmants* pour la douleur, *glace* sur le ventre, *toniques*. C'est tout; restez-en là, observez, attendez, le thermomètre sous la main, et s'il n'y a pas d'hyperthermie, basez-vous sur la collection sanguine pour faire lever votre malade dès que vous ne sentirez plus rien derrière l'utérus. L'épanchement est-il abondant, c'est autre chose. Il y a danger, peut-être danger immédiat, il faut agir. C'est alors que le gynécologue devient un chirurgien d'urgence et, vous le savez, la chirurgie d'urgence c'est le combat livré à la maladie sous l'influence des circonstances graves. Il faut s'armer et il faut agir. Où est l'ennemi? Dans le ventre : c'est un vaisseau qui saigne dans une trompe rompue. Sans hésitation vous *ouvrez l'abdomen* et vous jetez deux pinces au plus vite sur cette trompe, l'une contre l'utérus, l'autre contre la paroi du bassin, afin d'être bien sûr de pincer le vaisseau qui saigne. Maintenant vous avisez, vous débarrassez le péritoine de ses caillots, l'épongez, le nettoyez et refermez la paroi abdominale, comme il convient. Dans les hématocèles à poussées successives, dans lesquelles l'épanchement sanguin met plusieurs jours à augmenter, il faut tenir la même conduite. Et dans toutes ces circonstances, en vérité dramatiques, il faut pratiquer les *injections de sérum* sous la peau ou même intra-veineuses, si le temps presse pour la malade, parce que « le sang qui s'écoule c'est la vie qui s'en va » : je répète le mot de Budin.

Le second danger de l'hématocèle, l'infection, n'étant pas fatal dans les petits épanchements, il n'y a pas à s'en préoccuper dans ces cas. Dans les grandes ou moyennes collections, l'infection se fait attendre plus ou moins et le thermomètre vous tient d'ailleurs au courant. Pour ma part, je crois qu'en l'absence de nouvelle hémorrhagie, dans les cas bénins, l'apyrexie persistant, il ne faut pas intervenir. Au contraire, dès que la température a gagné 38°, n'hésitez plus, vous perdrez à attendre:

il faut désinfecter le foyer sanguin, car il est facile de comprendre de quelle intensité peut être l'infection quand elle atteint une collection sanguine, avec quelle intensité les éléments microbiens doivent se développer dans un terrain aussi favorable. Choisira-t-on alors la voie abdominale ou la voie vaginale? Comme il n'y a pas urgence actuelle à enlever la trompe rompue, comme l'intervention abdominale risquera de propager l'inflammation d'une collection enkystée à la séreuse péritonéale, la voie vaginale sera préférée d'autant qu'elle est déclive et favorable à l'écoulement des liquides purulents : le *cul-de-sac vaginal postérieur sera largement incisé*, le péritoine ouvert, des drains seront placés et des lavages prudents seront faits. On pourra quelquefois avec le doigt enlever quelques caillots putrides, mais souvent il y aura avantage à respecter la barrière de séparation entre la masse enkystée et les intestins. Une antisepsie quotidienne sera assurée et en somme le traitement sera le même que celui de la pelvi-péritonite, laquelle vient aussi d'ordinaire se drainer par le cul-de-sac vaginal postérieur.

Et, en résumé, nous pouvons donner les préceptes suivants, faciles à suivre en raison de leur extrême simplicité. Pour l'hémorrhagie abondante ou menaçante, *laparotomie* et ligature ou ablation de la trompe rompue. Pour l'infection, incision du cul-de-sac péritonéal postérieur et *drainage par la voie vaginale*.

X

LES DIFFORMITÉS ACQUISES

I. — DÉCHIRURES DU PÉRINÉE

Parmi les malformations qui atteignent les organes génitaux de la femme, les unes sont *congénitales :* bifidité, gynatrésies ; hermaphrodisme, imperfections de toute nature et de naissance, sur lesquelles nous ne dirons rien en raison de leur rareté et de leur peu d'importance pratique ; les autres sont *acquises*, ce sont de véritables difformités qui surviennent au cours de l'existence féminine et qui, en raison de leur plus grande fréquence et de leurs conséquences sérieuses, méritent de nous arrêter un instant. Les déchirures du périnée et les fistules génitales sont les plus ordinaires et les plus sérieuses de ces difformités acquises.

I. — CAUSES

Les déchirures du périnée, solutions de continuité du plancher musculaire et aponévrotique qui ferme par en bas l'excavation pelvienne et par suite la cavité abdominale elle-même, peuvent survenir à la suite d'une chute à califourchon sur un objet coupant ou pointu. Mais je ne vous apprendrai rien en vous signalant l'*accouchement* comme la cause presque unique de ces déchirures qui s'amorcent au niveau de la fourchette vulvaire et, une fois amorcées, s'agrandissent et gagnent l'anus à mesure que la tête de l'enfant progresse à la vulve, en se dégageant. Il y en a de ces déchirures qui peuvent être parfaitement évitées au moyen d'une surveillance suffisante, en maintenant la tête de la main gauche

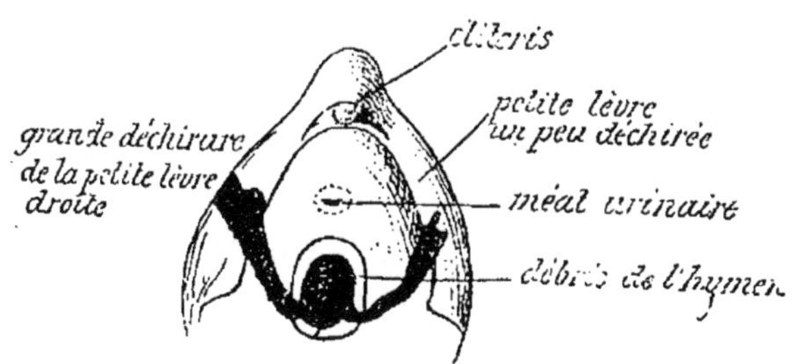

Fig. 102. — Déchirures latéro-supérieures. (BUDIN.)

et s'opposant à sa sortie trop rapide ; on attend que les contractions utérines soient apaisées, et à ce moment on facilite le dégagement de la tête en la

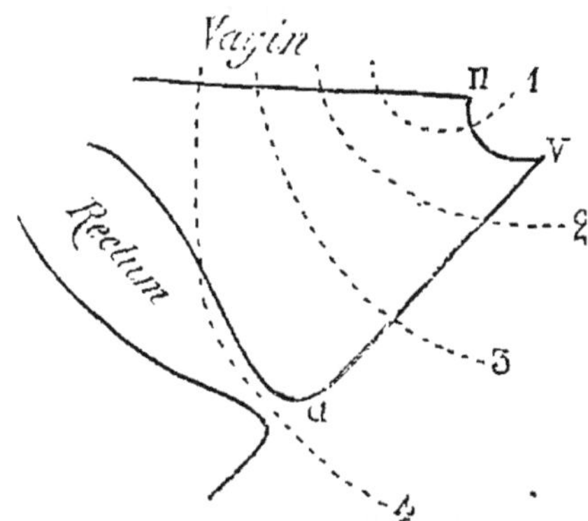

Fig. 103. — Déchirures inférieures ou périnéales proprement dites. — *nv*, fosse naviculaire ; V, fourchette vulvaire; *a*, anus ; 1, déchirure de la fosse naviculaire ; 2, de la fourchette vulvaire; 3, large du périnée; 4, complexe du périnée et de la cloison recto-vaginale. (AUVARD.)

défléchissant avec les doigts. Mais il y a de ces déchirures qui ne sont pas évitables : chez les primipares âgées, le périnée manque d'élasticité et craque quand même. Une tête trop volumineuse, un bassin trop horizontal, une occipito-sacrée, une application de forceps en haut de l'excavation ou quand la tête n'a pas eu le temps de ramollir le périnée, un pubis trop élevé, sont autant de motifs capables d'expliquer cette déchirure de l'espace ano-vulvaire.

II. — ANATOMIE PATHOLOGIQUE

Or, ces déchirures sont incomplètes ou complètes:

La *déchirure incomplète* est celle qui, partant du milieu de la fourchette vulvaire et suivant ensuite le raphé médian, atteint à peine l'orifice anal et respecte le sphincter en tout ou en partie; divers degrés sont possibles (fig. 103): elle n'intéresse que la fosse naviculaire 95 fois sur 100 accouchements et à ce titre est considérée comme insignifiante, sa guérison étant facile. Elle est considérée comme plus importante, quand elle parvient au milieu du raphé, entre la fourchette et l'anus; dans ce cas, il y a une différence très grande entre une semblable déchirure n'intéressant que la peau et une semblable déchirure qui laboure toute la paroi vaginale postérieure. Il y a de ces déchirures incomplètes qui sont très profondes et laissent sur les côtés des eschares et des lambeaux vaginaux, dus à la compression de la tête, qui mettent longtemps à s'éliminer. A son degré le plus élevé, la déchirure incomplète parvient jusqu'au bord de l'orifice anal qu'elle respecte cependant, soit que les fibres du sphincter ne soient pas rompues, soit qu'elles le soient d'une manière incomplète. Lorsque la paroi postérieure du vagin est rompue, tout se passe absolument comme si on avait sectionné de haut en bas la cloison rectovaginale, en respectant seulement la muqueuse rectale et le sphincter anal; en ce cas, la plaie serait très nette de chaque côté, tandis qu'après l'accouchement cette plaie est anfractueuse, irrégulière, déchiquetée.

La *déchirure complète* (fig. 104) comprend deux degrés dont le moindre est la rupture du sphincter anal en totalité et dont le plus élevé est la déchirure de ce sphincter et de la cloison rectovaginale à quelques centimètres au-dessus de l'anus. Sur le moment même, les désordres sont moins apparents que longtemps après, car plus tard en effet il se forme là un tissu de cicatrice, qui tiraille le cloaque rectovaginal et l'entre-bâille. Je vous signalerai en passant la possibilité d'une déchirure de la cloison, le sphincter étant indemne, ce qui constitue une fistule rectovaginale, et la possibilité d'une déchirure au milieu du périnée, le sphincter et la fourchette vulvaire étant restés intacts ou à peu près : ce dernier fait, très rare, a été observé quand la tête d'un enfant, en occipito-sacrée, a traversé le périnée en son milieu, la vulve étant trop haute, le périnée trop dépressible, les contractions utérines brutales.

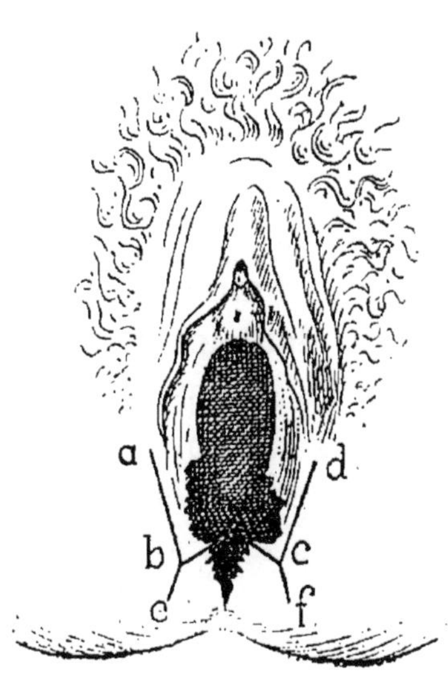

Fig. 104. — Déchirure complète du périnée. Tracé des lambeaux. *a,b,c,d*, lambeau antérieur; *e,b,c,f*, lambeau postérieur. (Pozzi.)

III. — SYMPTOMES

Il va de soi qu'une femme dont le périnée est rompu complètement et qui a un cloaque recto-vaginal a de l'*incontinence* des matières fécales : cette infirmité répugnante a lieu toutes les fois que le sphincter anal est rompu. Mais les femmes qui n'ont qu'une déchirure incomplète et ne possèdent pas cette infirmité, ne tardent pas à ressentir dans le bas-ventre de la *pesanteur*, de la fatigue pendant la marche et, comme suite, des troubles généraux de nutrition, dont les principaux portent sur l'estomac. Nous avons suffisamment fait ressortir, quand nous traitions des prolapsus, le rôle important que joue ce plancher musculo-aponévrotique, qu'est le périnée, dans la statique des organes génitaux de la femme, et nous savons que les rétrodéviations et surtout les prolapsus sont à peu près toujours la conséquence d'un relâchement de ce soutien naturel des organes. Ce relâchement peut, certes, exister en dehors de toute rupture; mais souvent, à mon avis, parce qu'une vulve ne paraît pas trop grande, parce que la fourchette vulvaire ne paraît pas avoir été déchirée autrefois, on conclut, à tort, à l'absence de toute déchirure : il serait plus juste, je crois, de dire en pareil cas que la déchirure a été profonde et a atteint le vagin sans intéresser les couches superficielles du périnée ; les couches musculaires profondes ont été éraillées et distendues, le coccy-périnéal a été malmené et c'est pourquoi, ici, bien que la déchirure soit peu visible, les mêmes *prolapsus* se produisent : l'utérus descend, et avant lui et plus que lui descendent les parois vaginales, l'antérieure d'abord, la postérieure ensuite : c'est la cystocèle ou hernie de la cloison vésico-vaginale pour commencer ; c'est ensuite, et parfois cependant pour commencer aussi, la hernie de la cloison recto-vaginale ou rectocèle. La métrite est la compagne fréquente de ces prolapsus : les troubles vésicaux et rectaux qui se montrent nous sont connus, nous n'y revenons pas.

IV. — TRAITEMENT

1° La *déchirure récente* doit être immédiatement réparée. La parturiente a terminé l'expulsion fœtale, la délivrance est faite. Vous donnez une injection vaginale antiseptique de deux litres, vous lavez très soigneusement la vulve et la déchirure que vous avez sous les yeux, la femme étant dans la position obstétricale ou gynécologique, ce qui est la même chose. Ayant à votre disposition du crin de Florence que vous avez fait bouillir et une aiguille à sutures courbes, vous pouvez agir : l'aiguille à suture courbe de Reverdin est bien; celle de Doyen, celle d'Emmet valent mieux; une grande aiguille de Hagedorn, portant un chas à l'une de ses extrémités pour le passage du crin, suffit très bien et se manie avec la main, sans même se servir d'un porte-aiguille. Armé de son aiguille, le praticien enfonce l'extrémité effilée de celle-ci dans la peau du périnée, du côté gauche de la malade, à un centimètre et demi de la plaie; il embroche toute la lèvre gauche de cette plaie aussi complètement, aussi profondément que possible, de manière à bien saisir toutes les parties molles du périnée ; puis il charge de même les parties molles de la lèvre droite de la déchirure et fait ressortir son aiguille à un centimètre et demi en dehors de cette lèvre, du côté droit de la malade. Le crin ainsi introduit est noué par un double nœud et les tissus

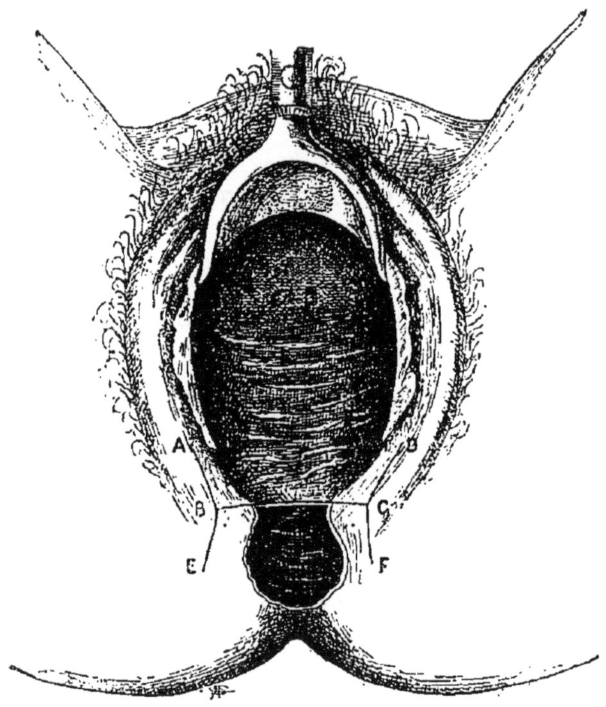

Fig. 105. — Périnéorrhaphie pour rupture complète, procédé à double lambeau de Tait, tracé de l'incision. (S. Bonnet et Paul Petit.)

périnéaux sont soigneusement affrontés. Deux précautions sont utiles en pareil cas : d'abord placer l'index et le médius de la main gauche dans le rectum pendant tout le temps de l'opération et ne les retirer sous aucun prétexte, afin de ne pas souiller les fils ; cette précaution a l'avantage de renseigner sur l'épaisseur de la muqueuse rectale et d'éviter que l'aiguille ne perfore cette muqueuse.

En second lieu, introduire de la sorte deux, trois ou quatre crins de Florence et les saisir avec des pinces hémostatiques sans les nouer. Quand ces crins profonds sont passés, on retire les doigts du

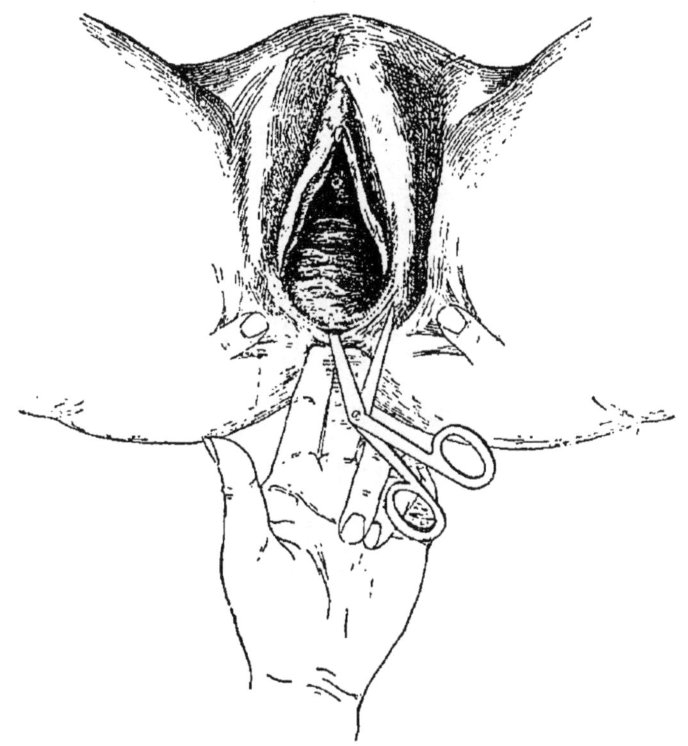

Fig. 106. — Procédé à valve semi-lunaire de Tait, introduction des ciseaux dans la cloison recto-vaginale. (S. Bonnet et Paul Petit.)

rectum, on les nettoie, on les désinfecte de nouveau et c'est alors qu'on noue les trois ou quatre crins passés dans le périnée ; on passe encore quelques crins superficiels, si on le juge utile ; puis on les coupe tous suivant une même ligne.

Les soins consécutifs doivent consister surtout en lavages vulvaires et être très minutieux, car lorsque la suppuration envahit ces sutures, d'une part le périnée s'écarte et rien ne tient, et d'autre part l'infection puerpérale est toujours à craindre. Aussi faudra-t-il être bien certain de l'*antisepsie* pratiquée ultérieurement.

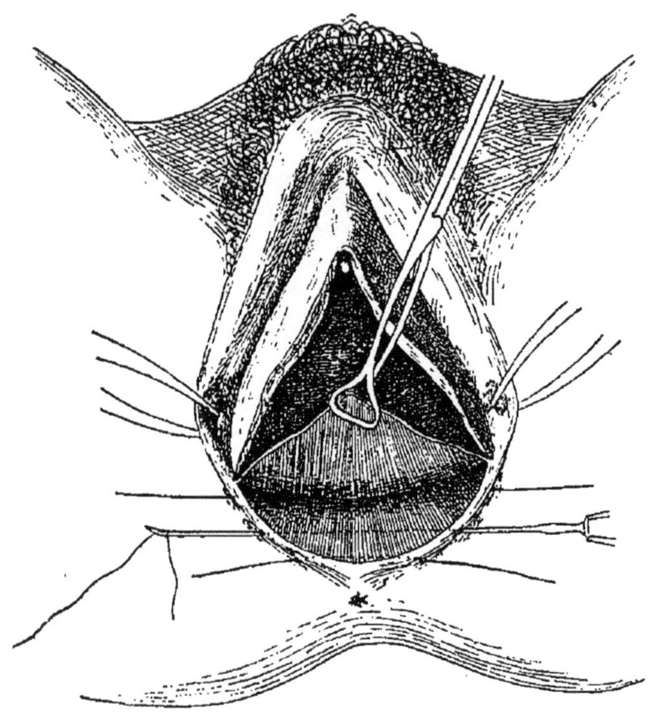

Fig. 107. — Procédé à valve semi-lunaire de Tait (modifié), passage des sutures. (S. BONNET et Paul PETIT.)

Quand la déchirure date d'une quinzaine de jours et n'a pas été suturée, nombre d'auteurs sont d'avis qu'il faut alors l'aviver, la gratter et la réunir, car on a encore plus davantage à se comporter ainsi que d'attendre plus tard pour faire une périnéorrhaphie.

2° Les *déchirures anciennes* doivent être réparées au moyen de procédés qui sont, il faut bien le dire, de véritables, de minutieuses opérations. Autant une restauration périnéale est chose simple, quand la solution de continuité est récente, autant c'est chose fragile et délicate, quand la solution est ancienne. Rien assurément de dangereux pour la

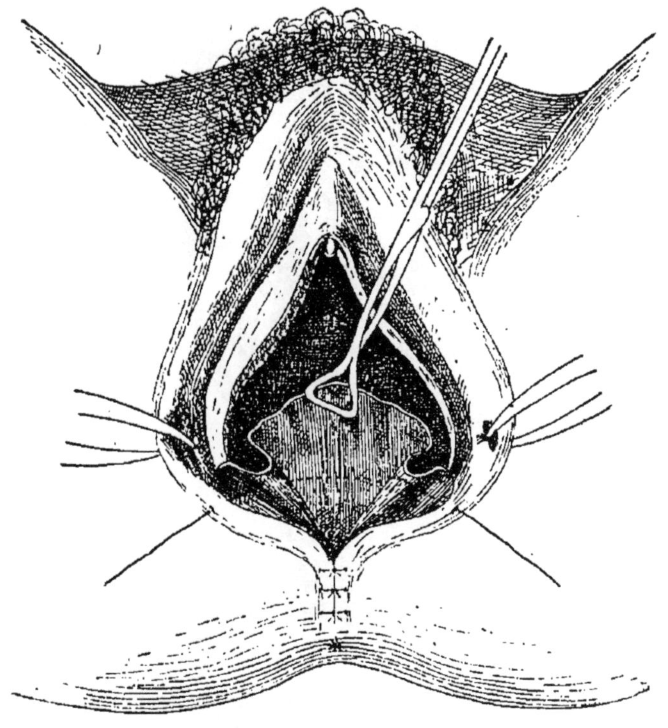

Fig. 108. — Procédé à valve semi-lunaire de Tait (modifié), suture terminale en bourse. (S. Bonnet et Paul Petit.)

femme dans ces interventions, car si elles ne réussissent pas, elle en est quitte pour recommencer. Je crois donc, ayant l'habitude de les pratiquer très fréquemment, qu'elles sont plus dangereuses pour l'opérateur que pour l'opérée, car s'il ne réussit pas du premier coup, on s'en étonne et on le considère moins.

Les déchirures incomplètes sont opérées au

moyen de la *périnéorrhaphie* (fig. 105, 106, 107, 108, 109) et cette périnéorrhaphie est faite par avivement (procédés de Hégar et de Martin), ou par glissement, procédé de Lawson Tait et Doléris, qui me paraît meilleur. Les déchirures complètes sont aussi opé-

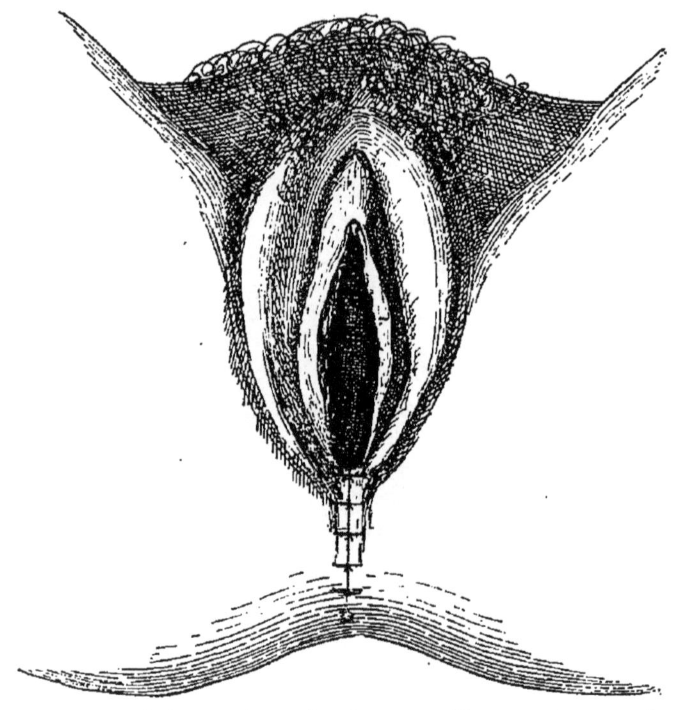

Fig. 109. — Colpopérinéoplastie par glissement, tous les fils sont serrés. (DOLÉRIS.)

rées par avivement, procédés de Hégar et d'Emmet, ou par glissement et autoplastie, procédés de Lawson Tait et de Pozzi. Les soins consécutifs à ces interventions doivent être encore plus minutieux que lorsqu'il s'agit de déchirures récentes. Cependant leurs avantages sont considérables, si on envisage l'avenir de la malade, et ce sont pour les gynécologues des opérations tout à fait courantes et dont il doit avoir une grande pratique.

II. — FISTULES

En gynécologie, les fistules sont des solutions de continuité qui se produisent à l'intérieur des organes génitaux. Elles sont de deux espèces : urinaires ou stercorales, les premières mettant le conduit génital en communication avec les voies urinaires et les secondes avec le tube digestif.

I. — CAUSES

L'étiologie de ces diverses fistules (fig. 110) est, peut-être, avec le traitement, le seul chapitre vraiment curieux de cette question un peu pénible à traiter devant vous, et bien souvent il me faudra me contenter d'une simple énumération des lésions qu'on peut observer, d'autant que la thérapeutique est de chirurgie difficile et patiente et plutôt intéressante en pratique qu'en théorie.

1° **Spontanées.** — Ce n'est qu'un mot, car une fistule ne peut survenir sans cause. Cependant on a vu de vieux *pessaires*, calcifiés dans des vagins infects, déterminer des escarres des parois vaginales et, à la chute de ces escarres, une communication se faire avec la vessie ou avec le rectum. Certains *phlegmons*, ulcérant les parois ont pu déterminer ces fistules ; ainsi agit encore la *cystite tuberculeuse*. La *syphilis tertiaire* en est accusée. Mais ce sont surtout les *néoplasmes*, sarcomes et cancers, qui usent de la sorte les parois de l'utérus et du vagin et amènent la communication avec les réservoirs du voisinage. Ces fistules d'origine néoplasique appartiennent à la terminaison de la maladie, elles se produisent au moment où la cachexie s'installe

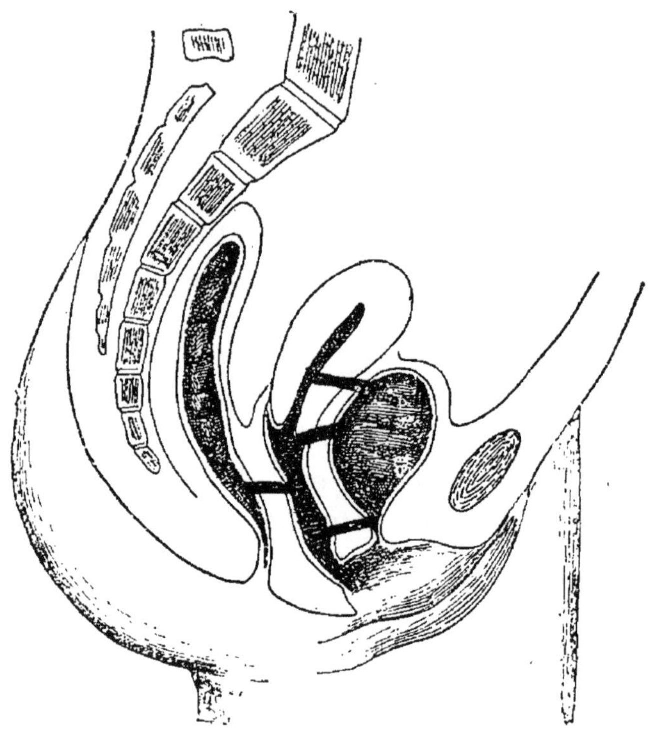

Fig. 110. — Fistules vaginales. (D'après de SINÉTY.)

déjà et ne sollicitent qu'une attention très relative. Quant aux fistules *congénitales*, dues à ce que, de naissance, un uretère s'abouche dans le vagin, à ce qu'un cloaque existe par imperfection des organes, ce sont des raretés pathologiques.

2° **Traumatiques.** — Verneuil a signalé la production d'une fistule vésico-vaginale chez une personne tombée à califourchon sur le périnée. A la suite d'une *taille vaginale*, destinée à guérir une cystite, la fistule est fatale. puisqu'elle est voulue. On a signalé des fistules urétéro-vaginales après une simple incision pour dédoubler la cloison utéro-vésicale ; dans l'*hystérectomie vaginale* pour cancer ou gros fibrome, on peut parfois pincer les uretères, parce qu'on est obligé de placer les pinces trop loin en dehors de l'utérus ; le sphacèle consécutif de cet uretère l'abouche dans le vagin et la fistule est créée ; la fistule vésico-vaginale reconnaît comme cause le décollement de la vessie au début de l'hystérectomie, quand le cancer ayant envahi la paroi vésico-utérine, celle-ci est tellement friable que le doigt peut la rompre du premier coup. Les applications de *forceps* ne sont fautives que lorsqu'elles durent trop longtemps et compriment, soit par le bec en avant, soit en arrière par les branches, le col de l'utérus, le vagin ou le périnée ; il est bien rare que cet instrument déchire la cloison. J'ai pourtant vu, dans une autopsie, la vessie communiquer avec l'utérus, parce que le forceps appliqué sur le col non dilaté avait déchiré ce col à la limite du segment inférieur. Le *basiotribe* est très rarement coupable, car c'est un merveilleux instrument ; mais il est évident que si on perfore une tête de fœtus avec des aiguilles de toute espèce et des instruments quelconques, on peut faire des échappées dans la vessie.

3° **Obstétricales.** — Nous arrivons ainsi aux causes obstétricales qu'on pourrait appeler spontanées, parce qu'elles surviennent en dehors de toute intervention. Pour les fistules *recto-vaginales*, c'est rarement la *compression de la tête* qui est capable de sphacéler la cloison ; d'habitude il y a déchirure de cette cloison, et soit qu'on la restaure, soit qu'elle se restaure toute seule, il persiste au-dessus de la région cicatrisée, un trajet entre le vagin et le rectum. Mais les fistules *urinaires*, par contre, ne se produisent qu'à la suite d'une compression très prolongée, très énergique. C'est la tête du fœtus qui comprime les parties molles de la mère contre les parois du bassin. Ces conditions sont parfaitement réunies, quand la tête est trop grosse ou mal fléchie et surtout quand le bassin est rétréci. La *pelviviciation* étant telle que la tête ne peut franchir le détroit supérieur, c'est-à-dire quand le bassin a huit centimètres et demi ou moins, les contractions utérines deviennent violentes et poussent quand même le fœtus par en bas; ajoutez que la symphyse pubienne, sur laquelle s'écrasent les parties molles pressées par la tête, est plus acuminée et présente un rebord osseux mieux marqué chez ces femmes rachitiques. Vous comprenez très bien comment une plaque de sphacèle va se produire dans ces parties molles comprimées. Ce mécanisme, nous pouvons le subdiviser encore et dire à quelle cause est due telle ou telle fistule urinaire. Ainsi, quand la tête du fœtus est au-dessus de l'orifice interne du col, elle comprime contre la symphyse la paroi antérieure de l'utérus, entre cet orifice interne du col et l'anneau de Bandl, et la plaque de sphacèle a lieu à ce niveau; cette escarre, une fois tombée, communique avec la vessie. Notez que cette fistule *vésico-utérine* est encore dans le col de l'utérus ou, pour mieux dire, au niveau de l'isthme, car il n'y a pas de fistules s'ouvrant dans le corps de l'utérus : elles siègent toutes dans la portion cervicale. Quand la tête du fœtus est descendue au-dessous de l'orifice interne du col, étalant bien ou à peu près bien à sa surface le segment inférieur de l'utérus, les fistules qui se produisent sont vaginales, parce qu'alors c'est la paroi vésico-vaginale qui est comprimée contre le pubis. Si, au moment de cette compression, la vessie est vide, elle est pincée et la fistule est *vésico-vaginale*; si la vessie est pleine, c'est l'urètre qui est pincé et la fistule est *urétro-vaginale*. N'est-il pas évident que la plupart des fistules observées aux organes génitaux sont d'origine obstétricale? L'accouchement en est la raison capitale. Il importe maintenant de séparer ces fistules en deux classes : urinaires et stercorales.

II. — FISTULES URINAIRES

Vésico-vaginale (fig. 111) ou *urétro-vaginale*, la fistule occupe diverses hauteurs dans le vagin. Quand elle est basse, elle siège sur l'urètre et forme un petit orifice ou une large fente. A la partie moyenne du vagin, elle est encore très accessible. En haut, elle peut être *vésico-utérine* (fig. 112) ou même *vésico-utéro-vaginale*, la lèvre antérieure du col étant en grande partie détruite. Dans tous les cas, l'urine s'écoule dans le vagin, et il n'y a que lorsque la fistule est en avant du col de la vessie, urétro-vaginale antérieure, que l'incontinence n'existe pas; donc, dans la règle, l'*incontinence* est le signe principal : cette urine qui s'écoule constamment dans le vagin l'irrite, enflamme la vulve, excorie la partie interne des cuisses et la malade présente l'*odeur urineuse*. C'est une infirmité grave, même chez quelques femmes capables de retenir l'urine quelque temps dans leur vagin, par la contraction du constricteur de la vulve. Cette incontinence ne sera confondue ni avec celle qui se produit dans l'urétrocèle et la cystocèle, ni avec celle qu'on rencontre chez quelques accouchées et quelques opérées et qui est passagère. Mais il faudra rechercher le *siège* de la fistule.

Ce serait bien facile, si le vagin était, comme à

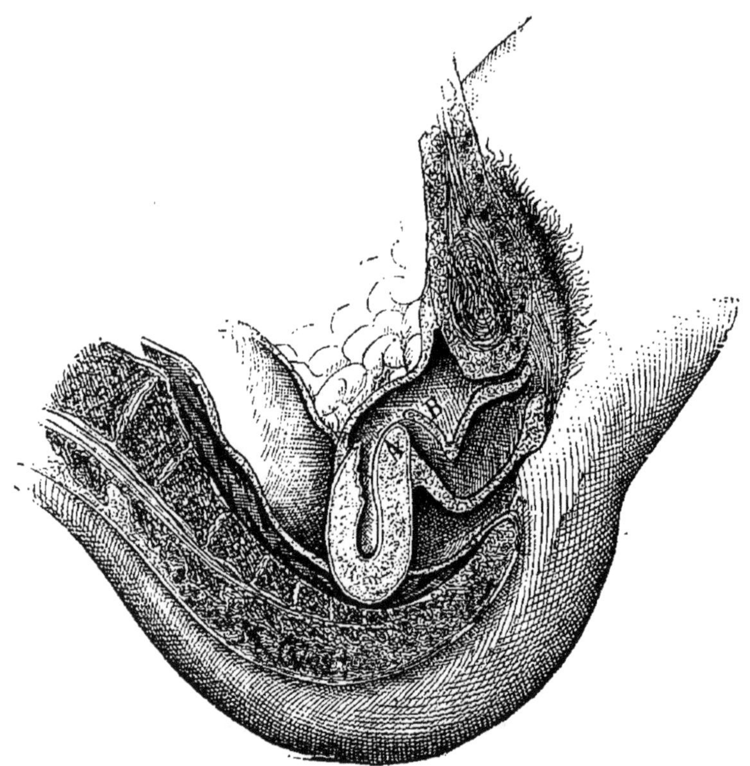

Fig. 111. — Fistule vésico-vaginale, avec perte de la lèvre antérieure du col, l'utérus étant en rétroversion. (EMMET.)

l'état normal, facile à explorer. Mais ce vagin, pour peu que la lésion soit déjà ancienne, est altéré par l'urine, incrusté de sels calcaires, permettant tout juste l'accès d'un doigt, présentant de place en place des brides inflammatoires. Vagin et vessie ont une tendance à se scléroser, à se rapetisser. La cystite éclate d'ailleurs, puis la pyélonéphrite, et le pus envahit les organes génito-urinaires. Pour trouver la fistule, on se servira de valves, d'injection de liquide coloré, envoyée dans la vessie par le canal de l'urètre ; s'il y a fistule vésico-vaginale, ce liquide

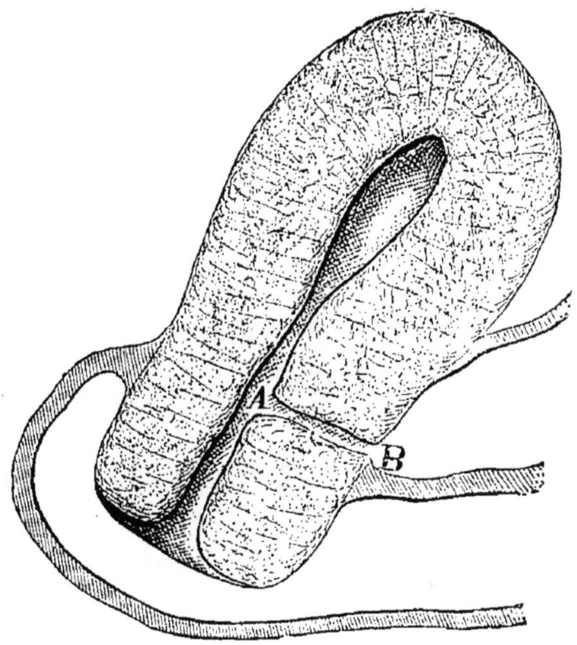

Fig. 112. — Trajet fistuleux persistant après la cicatrisation d'une déchirure du col. (EMMET.)

réapparaît sur la paroi antérieure du vagin ; si la fistule est dans le col utérin, utéro-vésicale, on pourra entr'ouvrir la lèvre antérieure de ce col pour voir l'injection descendre à ce niveau.

Le *pronostic* de cette affection est assez grave pour entraîner la mort. Au début, c'est l'incontinence et l'infirmité ; plus tard, c'est la cystite ; enfin, c'est la pyélonéphrite, l'inflammation utérine, l'infection et la mort.

Les *fistules uretérales*, dues à l'accouchement ou à l'hystérectomie vaginale, se produisent sur l'uretère à quelque distance de l'angle du trigone vésical où s'abouche normalement cet uretère. La perforation qu'il présente le fait communiquer tantôt avec l'utérus, tantôt avec le vagin, fistule *urétéro-utérine*,

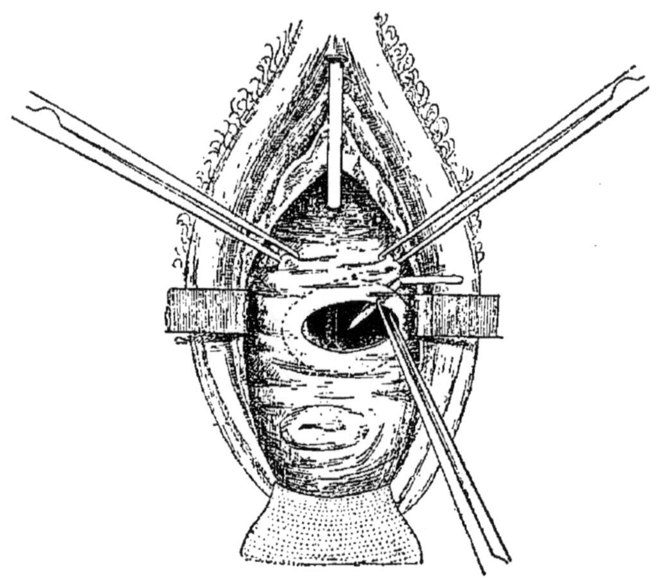

Fig. 113. — Avivement d'une fistule vésico-vaginale par excision. (S. Bonnet et Paul Petit.)

urétéro-vaginale. Au-dessus de sa perforation, il est dilaté, et cette dilatation peut remonter très haut, jusqu'au rein, amenant la pyélonéphrose; au-dessous, il est sclérosé, diminué de calibre. L'urine s'écoule incessamment par le vagin; mais comme l'uretère du côté opposé est normal, il s'écoule en même temps de l'urine par le canal de la vessie, point qu'il faut bien élucider. L'écoulement d'urine par le vagin et par le méat urinaire peut faire songer à une fistule vésico-vaginale; mais si l'on injecte un liquide coloré dans la vessie, ce liquide ne revient pas par le vagin, parce qu'il ne peut remonter dans l'uretère perforé ; vous vous rappelez qu'au contraire, dans la fistule vésico-vaginale, le liquide coloré revient par le vagin. Ainsi se fait le diagnostic, à défaut de l'œil qui peut ne pas apercevoir la source de l'incontinence. La cystoscopie néanmoins rend de grands services.

Le *traitement* des fistules urinaires comprend une

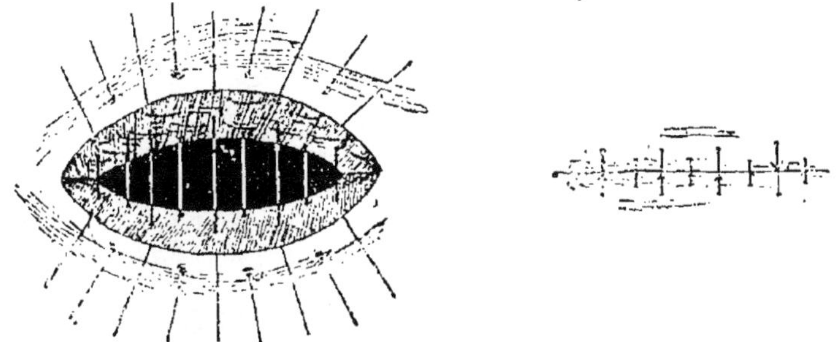

Fig. 114. — Suture de la fistule vésico-vaginale après avivement par excision ; n° 1, fils profonds et superficiels en place ; n° 2, les fils sont serrés. (S. BONNET et Paul PETIT.)

foule innombrable de procédés. Cependant il va de soi que lorsqu'on peut intervenir par la voie vaginale (fig. 113, 114, 115), il faut la choisir comme la plus commode : le procédé américain d'avivement, le procédé de dédoublement, l'emploi de catgut et de fil d'argent n'empêchent pas qu'il ne faille trop souvent recommencer, malgré la plus grande antisepsie, surtout à cause du contact infectieux de l'urine. Par la voie sus-pubienne on attaque les fistules très élevées, au moyen du procédé et du plan incliné de Trendelenburg. Pour les fistules vésico-utérines, il peut être plus simple de dédoubler vessie et utérus pour suturer isolément leurs perforations, soit par la voie vaginale, soit après laparotomie. Enfin les fistules uretérales sont parmi les plus difficiles à guérir, soit

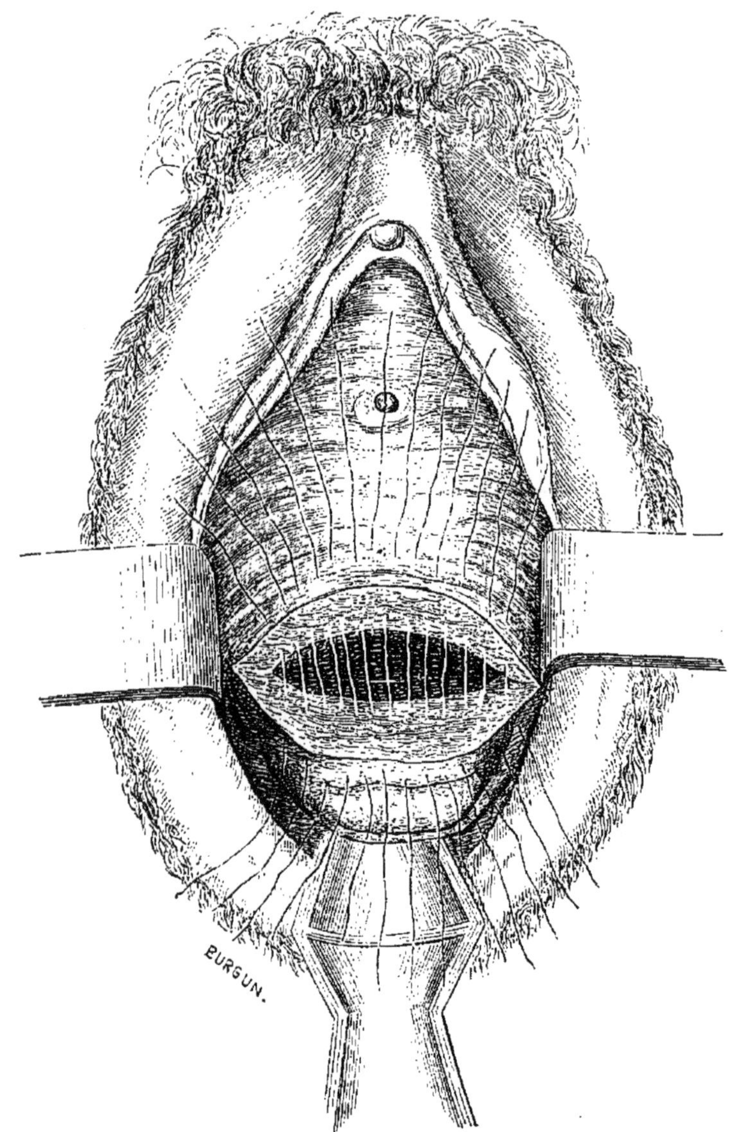

Fig. 115. — Opération de la fistule vésico-utérine vaginale superficielle. (Monteros.)

par la greffe uretérale, l'uretéro-cysto-néostomie, soit par l'oblitération de la fistule. Et quand pour ces fistules on ne peut arriver à une oblitération de leurs trajets, c'est le vagin qu'on essaie d'oblitérer, ainsi que la vulve, par la colpocleisis.

III. — FISTULES STERCORALES

La communication entre le vagin et le rectum reçoit le nom de fistule *recto-vaginale* et peut siéger très bas, au milieu de la cloison, ou même très haut, au niveau du cul-de sac péritonéal postérieur : il n'y a de trajet véritable entre l'orifice rectal et l'orifice vaginal qu'à la partie inférieure, parce que la cloison est plus épaisse à ce niveau. La muqueuse rectale tend à venir faire hernie du côté du vagin, absolument comme la muqueuse vésicale dans les fistules vésico-vaginales. Les gaz et les matières fécales passent du rectum dans le vagin, mais l'écoulement des matières est souvent intermittent et il en sort encore par l'anus. Le diagnostic de ces fistules est généralement facile. Cependant, ici encore, comme pour les fistules urinaires, le vagin s'irrite, s'enflamme, quoique avec moins d'intensité, et des brides inflammatoires et cicatricielles en diminuent le calibre, à mesure que vieillit l'infirmité. L'introduction de valves devient difficile et on se trouve obligé d'injecter un liquide coloré dans le rectum, pour voir s'il ressort et en quel endroit il ressort par le vagin.

On y est d'autant plus obligé qu'il peut s'agir d'une fistule *entéro-vaginale*. Causée par l'hystérectomie, le cancer ou l'accouchement, elle consiste dans une perforation de l'intestin qui, à travers le cul-de-sac péritonéal postérieur, s'abouche à la partie supérieure du cul-de sac vaginal postérieur. Ainsi que dans la fistule rectovaginale, gaz et excréments descendent dans le conduit vaginal, mais l'injection colorée poussée par l'anus ne ressort pas alors dans le vagin; d'autre part, si la fistule intestinale siège sur une portion élevée de l'intestin grêle, les matières fécales expulsées sont très liquides et non encore digérées. Il en résulte un trouble considérable de la nutrition, un pronostic grave et l'urgence d'une intervention rapide, qui consiste dans la résection et l'entéro-anastomose, par voie vaginale ou abdominale, de la perforation intestinale.

Le *traitement* des fistules recto-vaginales, qui ne guérissent pas seules, dans les quelques mois après l'accouchement ou l'hystérectomie causales, varie suivant les dimensions de ces fistules : petites, il leur suffit d'un attouchement au thermo ou au galvano-cautère; larges, elles réclament l'opération : décollement à la manière de Lawson Tait, glissement à la manière de Le Dentu, abaissement du bout rectal supérieur à la manière de Segond.

XI

LA STÉRILITÉ

LA STÉRILITÉ CHEZ LA FEMME

Il ne peut être ici question que de la stérilité chez la femme, la stérilité chez l'homme étant d'ailleurs beaucoup plus rare. Comme le dit De Sinéty, c'est une question d'actualité, surtout en France où la natalité n'est pas suffisante; d'autre part, à notre point de vue strict des affections de la femme, il s'agit d'une anomalie physiologique que nous avons le devoir d'étudier. Songez que, sur huit ménages, il y en a un stérile et que chez ceux qui sont stériles, nous avons la mission de favoriser la conception, quand elle sera possible. Malgré les notions courantes sur lesquelles je vais insister, quand vous aurez bien étudié la personne qui s'adresse à vous dans le but de trouver un remède à sa stérilité, quand vous aurez essayé de quelques moyens qu'aujourd'hui encore on considère à tort comme extrêmes en la circonstance, parfois vous devrez avouer cependant qu'il y a des cas dans lesquels, sans lésions et sans troubles apparents, il existe des conditions d'imperfections génitales que nos imperfections thérapeutiques sont incapables de supprimer. Si pourtant les stériles nous consultaient plus fréquemment, si parmi celles qui nous consultent davantage beaucoup se soumettaient plus régulièrement aux soins que nous leur donnons, j'affirme qu'un très grand nombre verraient se produire chez elles la grossesse qu'elles réclament.

La stérilité est un chapitre de gynécologie, aussi important que tout autre; il doit être connu du praticien au même titre que la métrite ou que la rétrodéviation. Mais, loin d'être facile à étudier dès l'abord, cette question est des plus ardues. Il n'y a pas, comme on pourrait le croire *à priori*, deux ou trois causes de stérilité et une conformation particulière de la femme qui se rapporte à cette anomalie; il n'y a pas un type toujours le même de femme stérile, il y a des femmes stériles, et si vous en observez dix, chacune d'entre elles peut présenter une raison différente; il n'y a pas une cause, il y a une foule de causes.

La stérilité est l'aboutissant de nombreuses lésions, malformations, fonctions troublées, états généraux mauvais. Pour l'étudier avec fruit, il faut d'abord connaître parfaitement l'obstétrique et la gynécologie tout entière, et c'est pourquoi par ce chapitre nous terminerons l'étude de la gynécologie. Étudier la stérilité, c'est un bon moyen pour revoir du commencement à la fin toute la gynécologie, tant sont variées les origines de cette anomalie. Afin de mettre un peu d'ordre dans cette question, nous diviserons ces origines en causes générales et causes locales ou génitales.

I. — CAUSES GÉNÉRALES

L'âge trop avancé de la femme ou sa trop grande jeunesse est une cause connue de tout le monde. Le *climat* n'a d'importance que lorsqu'on en change, et encore son action n'est-elle souvent manifeste que sur la deuxième génération; la seconde génération des Européens transportés dans l'Inde est souvent stérile. La *consanguinéité* est incriminée peut-être à tort. L'*excès de coït* doit avoir une certaine action en affaiblissant l'état général et diminuant le nombre et la vitalité des spermatozoïdes. L'*alcoolisme*, le saturnisme, l'action du sulfure de carbone sont défavorables, ainsi que la démonstration en est faite depuis longtemps déjà. L'*adiposité*, l'embonpoint excessif, comme la *chlorose*, sont des causes générales fâcheuses. La *syphilis* amène les avortements et les accouchements avant terme. La *tuberculose*, ainsi que toutes les maladies chroniques, en affaiblissant l'organisme, diminue la régularité de son fonctionnement. La *blennorrhagie* arrive au premier plan des maladies infectieuses, dans cette étiologie, non pas qu'elle agisse au même point de vue général, mais parce que, nous le redirons tantôt, elle lèse les organes génitaux au point d'abolir leurs fonctions. Comme le dit Lutaud, la blennorrhagie et la syphilis sont les deux grandes causes de la stérilité chez les prostituées.

II. — CAUSES GÉNITALES

Les causes génitales sont évidemment les principales. Elles sont si nombreuses que, pour les énumérer toutes, nous allons les signaler des organes génitaux externes aux organes profonds et en indiquer rapidement le traitement, d'ailleurs exposé déjà précédemment.

Vulve. — Du côté de la vulve, l'*étroitesse*, l'*imperforation de l'hymen* peuvent suffire à rendre le coït impossible; parfois la verge est reçue dans un diverticule au niveau de la fosse naviculaire, le sperme ne peut entrer dans le vagin. Par contre, avec persistance de l'hymen, quelques fécondations sont possibles, les spermatozoïdes ayant cheminé quand même vers l'utérus.

Vagin. — Les malformations atteignent le vagin comme la vulve : les rétrécissements, le *cloisonnement du vagin* jouent le rôle d'obstacle mécanique ; le cloisonnement oppose une barrière aux spermatozoïdes et, d'autre part, au moment de la puberté, le sang des règles peut s'accumuler derrière la cloison formant une véritable tumeur sanguine qu'il faut inciser ; j'ai rencontré le cas, il y a quelques années.

Le *vaginisme* est une contracture du constricteur de la vulve et il occupe soit le constricteur supérieur, soit plus souvent l'inférieur. Une grande hyperesthésie existe au niveau de la peau de la région vulvaire et parfois une petite plaie. Le moindre attouchement est douloureux et fait jeter des cris. Le coït est impossible et on n'arrive à le rendre supportable qu'en anesthésiant la région. Les pommades à la cocaïne, au laudanum sont utilisées avec avantage, et lorsque l'affection résiste,on passe à la dilatation qui se pratique comme celle du sphincter anal atteint de fissure.

L'utérus fournit la plus grande partie des causes de stérilité.

Congestion utérine. — Comparable à la congestion hémorrhoïdaire, aux congestions viscérales, la congestion utérine, dont les anciens auteurs exagéraient la fréquence, a été niée dans ces derniers temps et aujourd'hui on tend à la réhabiliter; mais il faut se garder d'exagérations dans tous les sens.

Les *congestions secondaires*, observées au cours de maladies infectieuses ou d'affections locales, comme les déviations, les tumeurs, les inflammations, n'ont aucun intérêt. La *congestion primitive*, essentielle, semble sous l'influence de la diathèse neuro-arthritique. Elle apparaît chez des personnes, habituellement fortes et sédentaires, dont les parents sont robustes et rhumatisants ou goutteux. Elle consiste dans des troubles, absolument analogues à ceux de la menstruation, des *douleurs* utérines qui disparaissent dès qu'il y a suintement de sang hors de l'utérus, ou alors, dans la forme dite congestion sèche, ces douleurs durent davantage. L'utérus grossit alors, son col est turgescent et il devient irritable. Ces congestions utérines sont l'apanage des deux âges extrêmes de la vie génitale chez les arthritiques; il s'agit cliniquement de *jeunes filles*, au moment de la puberté, chez lesquelles les règles s'installent avec une abondance démesurée et une très grande irrégularité; ou bien il s'agit de femmes arrivées à la *ménopause*, qui ont des hémorrhagies dues à des congestions trop vives de leur utérus. Toutefois, pour affirmer le *diagnostic* de congestion, il faut constater qu'il n'y a ni antéflexion, ni dysménorrhée véritable, ni métrite, ni tumeur.

Les inconvénients de ces troubles congestifs seraient les névralgies génitales, et même l'infection et une sclérose tardive (Richelot) : ce sont là de pures suppositions. Nous ferons simplement remarquer que ces hypérémies doivent être combattues, parce qu'elles mettent obstacle à la fécondation. Le *repos* dans le moment où elles se produisent et tout au contraire les *exercices corporels* et l'*hydrothérapie* en temps ordinaire chez les arthritiques qui en sont atteintes, voilà surtout ce qu'il faut conseiller, car la sédentarité favorise ces afflux sanguins excessifs.

On pense qu'une *menstruation* trop précoce ou

trop tardive, chez la jeune fille qui se forme, peut amener le trouble fonctionnel dont nous parlons; de même aussi les hémorrhagies supplémentaires qui, au moment des règles, se font dans d'autres organes ; c'est plutôt parce que les organes génitaux sont imparfaits que ces troubles se produisent. La dysménorrhée a plus d'importance. Les *malformations* utérines peuvent être variées : l'utérus fœtal n'atteignant jamais que quatre centimètres de long est toujours impropre à tout fonctionnement; l'utérus infantile est un peu plus long, mais le corps est peu développé et, dans ces deux cas, il n'y a pas de menstrues, il y a *aménorrhée*. L'*utérus double* n'est pas un obstacle absolu, car la grossesse peut se produire dans l'une des deux loges.

Dysménorrhée. — De même que l'aménorrhée et les métrorrhagies, la dysménorrhée est une condition qui favorise la stérilité. Elle consiste dans l'apparition de douleurs au moment des règles, que cette dysménorrhée soit membraneuse ou non.

Elle peut tenir à des lésions génitales, telles que les déplacements, les inflammations, les tumeurs; mais je dirai tantôt qu'elle fait partie d'un syndrome, cause fréquente de stérilité et qui est composé des trois états suivants : *sténose*, *antéflexion*. *dysménorrhée;* elle est donc souvent mécanique. En d'autres cas, elle ressemble à une migraine et se montre chez les neuro-arthritiques, dans les congestions dont je parle plus haut : elle mérite le nom de *migraine abdominale*. La forme *membraneuse*, dans laquelle aux douleurs de la menstruation s'ajoute l'expulsion avec le sang d'une membrane triangulaire ayant la forme de la cavité utérine et parfois difficile à distinguer d'un avortement de quelques semaines, cette forme membraneuse tient à une métrite fort ordinairement et est d'autant plus rebelle qu'on n'en connaît pas bien les causes (métrite exsudative ou métrite exfoliante), attendu que la membrane expulsée est tantôt constituée uniquement par l'épithélium de la muqueuse utérine, tantôt par cette muqueuse en entier.

La dysménorrhée, reliée à l'une de ces trois causes : mécanique, arthritique ou inflammatoire, aboutit fréquemment à la stérilité. Pour plusieurs raisons, elle doit donc être soignée et guérie. Calmer les douleurs est à la fois banal et insuffisant. Il faut appliquer avant tout le *traitement* causal.

S'agit-il d'un obstacle mécanique, sténose, antéflexion, c'est la dilatation utérine qui convient. S'agit-il d'une forme arthritique, d'une sorte de migraine, de congestion utérine exagérée, exercices corporels, hydrothérapie, douches, eaux minérales. S'agit-il d'une forme membraneuse ou d'une dysménorrhée liée à l'inflammation de l'utérus ou des trompes, ce sont ces organes qu'il faut guérir par le curetage, la désinfection utérine et les moyens que nous avons signalés pour chaque lésion en particulier de la sphère génitale.

Sténose du col. — La *sténose du col* est une des causes les plus importantes de la stérilité. Elle atteint l'*orifice externe* plus fréquemment encore que l'orifice interne et, dans ce cas, le col est conique, pointu, effilé; l'orifice du museau de tanche est vraiment tout petit et laisse à peine passer l'hystéromètre, qu'il ne faut manier qu'avec grande réserve. L'*orifice interne* peut être seul sténosé ; dans ce cas, il y a souvent antéflexion et dysménorrhée. Ces trois états se réunissent : *sténose*, *antéflexion*, *dysménorrhée*; s'il faut s'attendre à les trouver réunis, il faut pourtant savoir qu'ils peuvent se dissocier parfois et suffire isolément à produire la stérilité. Parfois la sténose du col est spasmodique, susceptible de se produire et de disparaître tour à tour. Pozzi affirme que la sténose est peu dangereuse par elle-même, mais que, au moment où le sperme pénètre dans le col de l'utérus, le bouchon muqueux qui s'y trouve normalement doit s'échapper pour rendre l'accès de la cavité utérine facile aux spermatozoïdes : or, en cas de sténose, ce bouchon muqueux ne serait pas expulsé, et à cela tiendrait l'obstacle à la pénétration du liquide fécondant. Quoi qu'il en soit de toutes les explications, tous les auteurs s'accordent pour attribuer à la sténose du col une grande importance dans la stérilité. Nous avons déjà dit, et il faut le répéter, que la véritable médication consistera dans l'introduction une ou deux fois par mois de bougies de Hégar dans le col et dans l'isthme. Une antisepsie et une asepsie minutieuses doivent être de mise et, grâce à cette dilatation, la dysménorrhée peut disparaître et le col redevenir perméable. Quand on introduit des bougies de Hégar, quelques heures de repos suffisent à la femme ; quand on introduit des tiges de laminaire, il faut un ou deux jours de décubitus horizontal.

Hypertrophie du col. — C'est un obstacle presque absolu ; c'est un allongemement qui donne au col la forme de museau de tapir, pointu, effilé au niveau de l'orifice externe ; le col peut acquérir une longueur de quatre, cinq et sept centimètres, et, si cela se voit, comme nous l'avons dit, au cours des prolapsus, cela se voit aussi, en dehors de toute lésion, chez des femmes qui n'ont pas eu d'enfants.

Il faut amputer ce col ou, pour mieux dire, le réséquer, et la conception deviendra possible ensuite.

Déviations. — L'*antéflexion de l'utérus* s'accompagne, avons-nous dit, souvent d'aplasie congénitale, de développement un peu incomplet de l'organe ; la dysménorrhée membraneuse et la stérilité en sont la conséquence, et nous avons montré comment la dilatation progressive pouvait peu à peu rendre à cet utérus le calibre, la direction et même la tonicité musculaire dont il a besoin.

La *rétroflexion* n'est pas au même titre une cause de stérilité : il s'agit souvent même de multipares et j'en ai vu devenir enceintes avec des utérus rétrodéviés. Seulement cette grossesse les met en danger ou aboutit à un avortement du deuxième au quatrième mois. Vous parlerai-je des *corps fibreux* qui n'ont d'importance que s'ils sont intra-utérins ? Le polype une fois enlevé, la grossesse redevient possible.

Métrite. — La *métrite* est compatible certainement avec la grossesse, mais cependant on trouve la stérilité très fréquemment. Pour exprimer plus clairement ma pensée, je dirai que je ne pense pas qu'une nullipare atteinte de métrite non soignée puisse devenir enceinte, tandis que je sais parfaitement des multipares atteintes de métrites non soignées qui sont devenues grosses quand même ; malheureusement la femme, atteinte de métrite, qui devient enceinte, avorte le plus souvent. La métrite blennorrhagique est de beaucoup la plus grave, sans doute en raison de ses complications annexielles. Il n'est pas douteux que les personnes qui ont subi un curetage pour métrites deviennent enceintes très fréquemment : on donne la proportion de 30 %. Le curetage favorise la grossesse en guérissant ou en améliorant la lésion utérine.

Annexite. — Les *ovaro-salpingites* ont un fâcheux rôle dans la procréation. Comme elles sont pour la plupart blennorrhagiques, elles sont pour la plupart stérilisantes. La blennorrhagie des trompes est la grande cause de la stérilité dans un certain monde : vous le voyez tous les jours dans mon Service de Gynécologie. Et, cependant, nous évitons le plus possible les hystérectomies pour les affections annexielles ; la plupart du temps je n'enlève qu'une seule trompe malade, qu'un seul ovaire, en conservant le côté opposé le plus souvent possible. Et je n'ai pas à m'en plaindre puisque, cette année-ci, cinq de ces femmes auxquelles je n'ai fait qu'une ovaro-salpingectomie unilatérale sont venues accoucher dans mon Service de Clinique. Gardez la notion de la gravité des salpingites blennorrhagiques au point de vue des grossesses ultérieures, gardez cependant aussi la conviction qu'il faut enlever le moins possible les annexes douloureuses, juste assez pour que les malades ne souffrent plus, pas assez pour les priver trop systématiquement de leurs fonctions génitales ultérieures. La *pelvipéritonite*, les suppurations pelviennes compromettent souvent l'état de ces fonctions, c'est un point sur lequel vous êtes maintenant bien fixés.

Les *kystes de l'ovaire*, les néoplasmes annexiels, n'ont d'action sur ces fonctions sexuelles que lorsqu'ils sont bilatéraux ou volumineux.

Vous concevez que nous en avons à peu près terminé avec les causes de la stérilité. Et cependant, il y a des prolapsus ovariens, tubaires, utérins ; il y a des conditions voisines à la fois de l'état de maladie et de l'état normal que nous ignorons encore et qui sont susceptibles d'entraîner cet état. Voilà pourquoi, à côté des causes connues, il y a quelques causes inconnues dont il faut tenir compte cependant et après avoir essayé les traitements précédemment indiqués à propos de chaque cause, il faudra encore user d'un traitement plus général, du moment où il ne sera pas dangereux.

III. — TRAITEMENT

Comme il y a de nombreuses causes, il y a de nombreux traitements :

1° Le *traitement général* a pour but de relever la santé : grand air, exercices musculaires de toute espèce, existence suffisamment matérielle, grands bains, séjour au bord de la mer et surtout certaines eaux minérales : Saint-Sauveur, Cauterets, Luchon, Aix, Uriage, Salies-de-Béarn, Salins, Bourbonne, Néris, Lamalou, Dax, Évian, Bagnères-de-Bigorre, Ems, Royat, La Bourboule, etc., etc. Il faut remonter l'état général avant tout.

2° Le *traitement local* a été indiqué à propos de chaque lésion spéciale. Vous remarquerez qu'en dehors des véritables lésions, les causes les plus incriminées sont surtout de deux espèces : la *métrite* et la *salpingite*, contre lesquelles vous dirigerez le traitement que je vous ai indiqué, et, d'autre part, ce syndrome composé de l'*antéflexion*, la *sténose* du col et la *dysménorrhée* membraneuse, contre lesquelles la dilatation est le traitement de choix. Lorsqu'il est impossible de trouver la cause de la stérilité ou lorsque toute médication a échoué à ce sujet, alors vous pouvez prescrire les *injections* vaginales *alcalines*, pour neutraliser le milieu vaginal qui est acide et parce qu'on sait que le mucus alcalin de l'utérus est spécialement favorable à la vitalité des spermatozoïdes : on se servira donc de bicarbonate de soude ou de borate de soude, à la dose d'une cuillerée à bouche par litre d'eau de Vichy ou d'eau de Vals. Certains font prendre des grands bains en mettant 200 grammes de sous-carbonate de soude dans le bain, la personne se servant d'un speculum grillagé; je craindrais trop l'infection du conduit vaginal. De Sinéty conseille une injection contenant du bicarbonate de soude et 150 grammes de sucre par litre, afin de donner aux spermatozoïdes un milieu très favorable ; cette injection est prise le soir avant le coucher pour être conservée en partie toute la nuit. Lutaud se sert, dans le même but, d'une solution d'azotate de potasse à 1 °/₀₀.

Quand tout a échoué, pourquoi hésiter à recourir à la *fécondation artificielle* qu'on pratique aujourd'hui si facilement? Le vagin étant alcalinisé depuis quelques jours au moyen des précédentes injections, le médecin arrive quelques minutes après le coït, l'heure étant prise à l'avance, fait mettre la femme dans la position dorsale, introduit son speculum dont les valves ouvertes ramassent le sperme sur leurs faces internes ; il prend une seringue de Braun ou une sonde intra-utérine (fig. 116) avec lesquelles il recueille une petite quantité, quelques gouttes de liquide fécondant, qu'il porte dans la cavité utérine un peu au-dessus de l'isthme. Précautions indispensables : aller vite ; laisser quelques minutes la sonde en place si le liquide tend à refluer hors du col utérin ; avoir dilaté au préalable le col de l'utérus ou bien connaître son degré de perméabilité; étuver ses instruments, mais ne se servir d'aucun liquide antiseptique, car les spermatozoïdes seraient

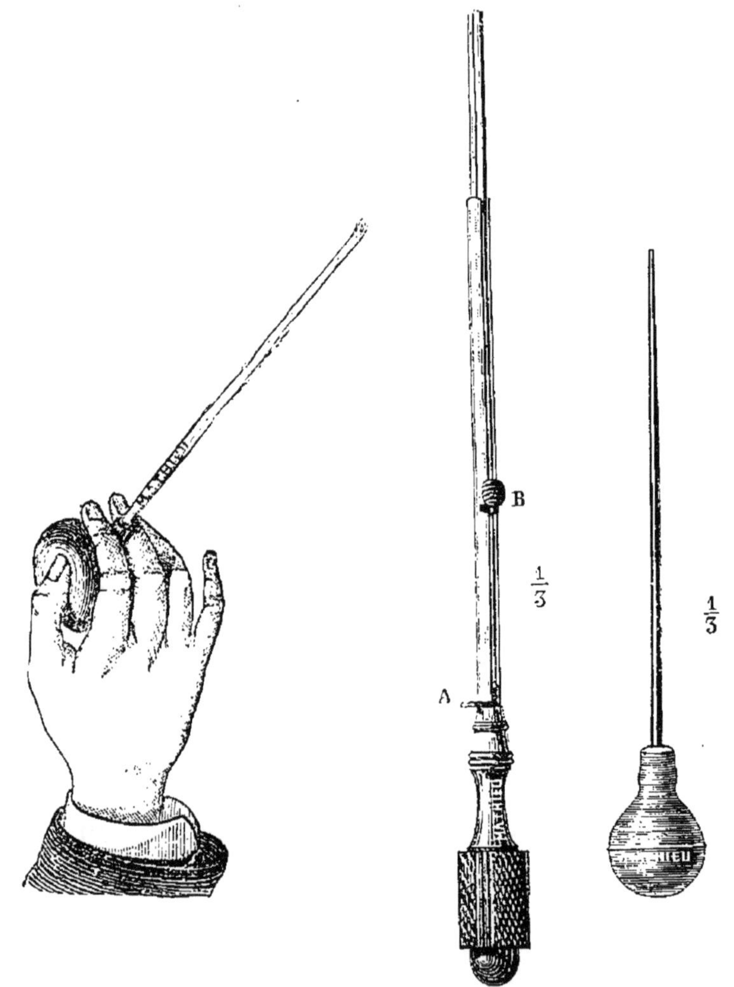

Fig. 116. — Appareil de Pajot pour la fécondation artificielle.

tués sur place. Avec ces précautions, cette petite opération est toujours possible et peut être recommencée en cas d'insuccès, sans inconvénients. Sans parler de moi-même, nombre d'auteurs l'ont réussie; Lutaud l'a employée cinquante-deux fois et réussie seize fois. Le gros écueil, le seul, c'est la répugnance morale des conjoints. Le public n'a pas sur ce sujet les mêmes idées que le médecin, certains médecins même ne l'osent pas. Le but est pourtant un des plus nobles qu'on puisse se proposer: favoriser la création d'un être nouveau. Spallanzani, qui l'a essayé sur un animal, dit bien que cette expérience réussie lui fit un plaisir qu'il n'avait jamais éprouvé dans ses recherches philosophiques. Que dira-t-on lorsqu'il s'agit de l'espèce humaine? Rien de plus moral d'ailleurs, aucune mission plus élevée que celle de favoriser le complet fonctionnement des organes génitaux de la femme. Aujourd'hui surtout que nos ressources médicatrices s'accroissent de plus en plus, il faut bien savoir que le gynécologue, pas plus que le chirurgien, ne sont des destructeurs et ne doivent être considérés comme tels. Nous sommes tout au contraire les meilleurs amis de la machine humaine. Notre rôle n'est pas de détruire, comme on a bien voulu le croire trop longtemps; il est de conserver, de restaurer et de protéger.

TABLE DES MATIÈRES

PARIS. — IMPRIMERIE F. LEVÉ, RUE CASSETTE, 17.

www.ingramcontent.com/pod-product-compliance
Ingram Content Group UK Ltd.
Pitfield, Milton Keynes, MK11 3LW, UK
UKHW020203250726
13967UKWH00003B/1236